U0296606

癫痫动力学与控制

Epileptic Seizure Dynamics and Control

王青云　樊登贵　韩　芳　著

科学出版社

北　京

内 容 简 介

本书以作者近年来有关癫痫的研究成果为基础，介绍基于癫痫定性电生理特征和定量临床数据进行动力学建模分析与调控策略设计的相关非线性理论方法，分析网络拓扑、环路机制、突触连接强度、时滞、可塑性和刺激干扰等因素影响癫痫同步发作及其转迁的动力学机理，为癫痫的临床防诊疗提供重要理论支撑.

本书共六章. 第 1 章是基础知识；第 2 章基于癫痫临床数据进行定量统计建模与动力学机理分析；第 3~5 章基于癫痫定性电生理特征进行癫痫发作的皮质-丘脑环路动力学理论建模分析；第 6 章基于皮质-基底节-丘脑环路，进行癫痫深脑电刺激与非线性控制策略设计及调控机理分析.

本书可供从事非线性动力学与控制、计算神经科学、信息科学与生物控制工程等领域的高年级本科生、研究生、教师和科研人员参考.

图书在版编目（CIP）数据

癫痫动力学与控制/王青云，樊登贵，韩芳芳著. —北京: 科学出版社, 2022.6
ISBN 978-7-03-072436-6

I.①癫… II.①王… ②樊… ③韩… III.①癫痫-动力学 IV.①R742.1

中国版本图书馆 CIP 数据核字（2022）第 094355 号

责任编辑：刘信力 孙翠勤 / 责任校对：彭珍珍
责任印制：吴兆东 / 封面设计：无极书装

科 学 出 版 社 出版
北京东黄城根北街 16 号
邮政编码：100717
http://www.sciencep.com

北京建宏印刷有限公司 印刷
科学出版社发行 各地新华书店经销
*
2022 年 6 月第 一 版 开本：720×1000 B5
2022 年 6 月第一次印刷 印张：16 1/4
字数：323 000
定价：168.00 元
（如有印装质量问题，我社负责调换）

作 者 简 介

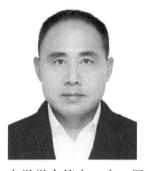

王青云 内蒙古包头人，工学博士，北京航空航天大学教授，国家杰出青年基金获得者，教育部长江学者特聘教授，2011 年入选教育部新世纪人才支持计划. 主要从事神经动力学、网络动力学和智能体动力学等方面的研究工作. 被评为 2020 和 2021 爱思唯尔中国高被引学者，2019 年获得中国力学学会科学技术奖自然科学奖二等奖，2012 年获教育部高等学校科学研究优秀成果自然科学奖二等奖，2009 年获全国百篇优秀博士学位论文提名奖. 任中国力学学会第十、十一届动力学与控制专业委员会副主任; 中国力学学会理性力学专业委员会副主任; 北京力学会理事; 中国振动工程学会非线性振动专业委员会副主任; 国际杂志 *International Journal of Bifurcation and Chaos* 的 Associate Editor*; Applied Mathematics and Mechanics* 特约编委; *Cognitive Neurodynamics* 的 Associate Editor.

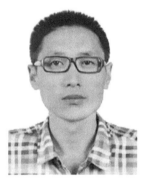

樊登贵 工学博士，北京科技大学副教授，硕士生导师. 研究方向是神经动力学，主要从事数据驱动的癫痫动力学建模分析，神经系统及类脑智能的动力学与控制等. 北京科技大学一般力学博士后，美国得克萨斯大学阿灵顿分校访问学者. 第十届北京力学会青年工作委员会委员. 近年来在癫痫神经系统疾病的发作动力学及其控制等方面，取得了丰富的理论研究成果，在力学、数学以及神经科学的专业杂志和重要会议上发表论文 20 余篇. 主持国家自然科学基金项目 2 项，获 2019 年中国力学学会科学技术奖自然科学奖二等奖.

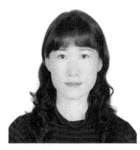

韩芳 工学博士，东华大学教授，博士生导师. 研究方向是神经动力学与智能系统，主要从事神经网络系统动力学建模和调控、类脑智能系统设计等工作. 曾分别赴美国纽约大学神经科学中心和英国阿伯丁大学从事学术访问各一年. 发表 SCI（第一/通讯作者）论文 30 余篇，主持国家自然科学基金面上项目等多项省部级以上课题. 现任中国力学学会动力学与控制专委会神经与随机动力学专业组委员、中国力学学会理性力学专委会委员、《动力学与控制学报》青年编委.

前　　言

大脑神经系统结构、功能及其工作原理是现代神经科学要解决的前沿课题. 随着现代临床医疗手段和实验技术的不断发展, 脑神经系统的电生理结构日渐清晰, 但对其活动机制仍知之甚少. 大脑是由上千亿个神经元通过百万亿级的突触连接构成的高度复杂的神经网络动力系统, 网络局部节点受损就会引起癫痫等脑部神经系统疾病. 目前全球癫痫患者 7000 万左右, 而中国将近 1000 万. 癫痫给患者及其家庭带来了沉重的经济和精神负担. 尽管我国拥有巨大的癫痫临床数据库, 但遗憾的是, 目前对癫痫尤其是难治性癫痫的发病机制知之甚少, 也无有效的临床治疗手段, 我们在健康领域正面临着重大挑战, 因此对癫痫脑疾病的临床预防诊疗研究尤其紧迫.

癫痫是因中枢神经系统功能活动异常引发的顽固性神经系统疾病. 由于癫痫神经疾病种类繁多, 临床表现复杂多变, 因此弄清该疾病发生、发展的病理机制仍是神经科学领域的难点问题. 难治性癫痫的诊断鉴别、病灶定位和干预治疗面临的困难仍然十分艰巨. 众所周知, 脑活动是高度动态化的. 因此, 要深刻理解癫痫患者大脑的活动机理, 破译产生各种癫痫病态功能的神经环路的运行规则就至关重要. 而实验记录的病态电活动是至少数以百万计的神经元集群的动态活动模式的病态表征, 因此需要我们对反映特定病态模式下神经元的集群动态活动进行建模和解析, 才能提出有效抑制癫痫病态活动的早期诊断和早期干预的方法. 癫痫脑疾病研究的关键是要实现对神经元集群病态活动的实时观察, 获得特定神经环路的结构形态及其活动模式, 并基于癫痫临床大数据研究其对癫痫脑疾病病态功能产生的充分性和必要性, 进而建立科学合理的时空网络动力学理论模型, 准确推演特定癫痫患者的病态生理特征, 从而制定相应的预测和临床干预策略. 所以, 构建癫痫数据驱动的统计建模与动力学机理建模相互融合的研究框架, 成为癫痫发作机制研究的潜在途径.

近年来, 国内外神经动力学领域的学者们已经开始关注具体神经疾病相关的非线性理论模型及其网络动力学行为等科学问题的研究, 以便能深入理解神经疾病发作的动力学本质, 寻求有效的非线性控制手段和治疗方案. 本课题组近几年基于近 30 年来我国学者在神经动力学前沿方面的研究成果, 以癫痫脑功能网络的动力学建模分析与发作控制为研究切入点, 开始进入神经系统疾病的网络动力学研究领域. 经过五年多的研究, 本课题组成员已经在癫痫动力学建模分析及其控制方面取得了丰富而新颖的理论研究成果, 为癫痫发病机理的动力学解释和临床治疗方案的设计提供了重要的理论支撑.

目前, 国内不同学科的研究人员和青年学者也对神经疾病网络动力学研究的兴趣越来越浓, 至今已召开过多次以神经动力学为主题的学术会议和研讨班. 但仍有很多青年学者或刚进入科研领域的研究生们对神经疾病动力学的概念比较模糊, 由此或多或少限制了这些有志于从事神经疾病动力学的青年科研工作者的科研热情. 鉴于此, 本书作为初学者的入门书籍, 致力于神经科学和动力学与控制学科的交叉融合, 力图提供一些最基本的癫痫神经疾病的相关知识, 以及与其相关的非线性动力学方面的一些知识, 试图让他们快速熟悉, 进入神经疾病动力学建模的科研工作中来. 本书重视理论分析与实际应用的密切结合, 并给出了较多的癫痫神经疾病的临床数据统计分析和大量的仿真结果, 便于读者理解. 本书可供从事神经科学、非线性科学、信息与控制科学等研究领域的高年级本科生、研究生以及教学和科研人员使用, 向他们提供癫痫神经疾病病态神经网络动力学建模所必需的基础知识与参考资料.

本书主要取材于本课题组近五年来有关癫痫方面的科研成果, 特别是本课题组的硕博士学位论文以及国内外重要刊物上发表的论文, 同时参考了大量国内外相关期刊论文和专著等文献资料. 本书注重内容的真实性、基础性、系统性和先进性, 基于癫痫的定性和定量临床医学数据, 从介观水平上建立癫痫的神经元群模型及其网络, 在网络拓扑、突触连接强度、时滞、可塑性和刺激干扰因素等方面探索癫痫病态同步发作及其状态转迁的动力学本质与相应的非线性动力学控制手段. 为了便于理解和重复本书的研究结果, 本书配备了较多的临床实验数据统计结果、数值仿真结果和相应的参数取值列表.

作者们衷心感谢本研究领域的众多专家学者多年来的合作、指导与交流. 在本书写作过程中, 王青云教授统领组稿, 樊登贵副教授主要负责完成本书第 3、4、6 章的初稿工作, 韩芳教授负责完成本书第 2 章 (除 2.3 节) 和第 5 章的初稿工作, 全部作者共同完成第 1 章的初稿工作. 另外, 北京航空航天大学的杨传做博士提供了 2.3 节的初稿, 北京科技大学杨泽澄同学在本书的写作过程中给予了很多帮助, 北京航空航天大学的赵晋祎博士对全书进行了校对, 还有课题组成员刘苏雨博士和张丽媛博士对本书初稿的前期准备工作给予了大力支持. 同时在我们的课题研究过程中, 首都医科大学三博脑科医院的神经外科主任栾国明教授及其团队成员提供了大量的癫痫临床医疗数据. 在此一并向他们表示衷心的感谢.

本书的工作是在国家自然科学基金重点项目 (编号: 11932003), 国家自然基金面上项目 (编号: 11972115, 12072021), 国家自然科学基金青年基金项目 (编号: 11702018) 以及北京科技大学基本科研业务费项目 (编号: FRF-TP-20-013A3) 的大力支持下完成的. 在此对国家自然科学基金委员会和北京科技大学的资助表示由衷感谢.

　　由于癫痫神经疾病的相关研究发展很快, 加上作者的水平有限, 书中难免存在表述不恰当和疏漏之处, 敬请本领域相关专家学者批评指正.

作　者

2021 年 10 月

目　　录

第 1 章　基 础 知 识

1.1　癫痫网络研究的意义

癫痫是人群中发病率较高的一种慢性神经系统疾病. 全球目前癫痫患者人数高达 7000 万左右, 其中我国约有 1000 万, 而且发病率呈现逐渐上升的趋势, 给患者及其家庭带来了沉重的精神和经济负担, 因此在我国对于癫痫疾病的早期诊断、干预和精准治疗显得尤其紧迫.

癫痫主要以大脑神经元异常猝发性过度同步放电为特征. 大脑皮质主要由兴奋性神经元和抑制性神经元组成, 类似于汽车的 "油门" 和 "刹车", 正常情况下两者会相互制衡从而保持平衡状态. 一旦 "刹车" 功能丧失或削弱, 皮质内兴奋和抑制神经环路就会失衡, 从而导致大脑异常放电, 诱发癫痫发作. 当然, 这只是作了一个简单且较易理解的比喻. 实际上, 癫痫的病理机制非常复杂, 目前仍是世界性顽疾, 其发作预测和临床调控的病理机制和动力学机理仍是国内外相关领域的关键性科学问题.

脑活动是高度动态化的, 弄清脑病态功能的神经环路运行规则是理解癫痫发病机理的关键一步. 然而, 癫痫的病态电活动特征是至少数以百万计的神经元集群网络病态活动模式整体表达的结果. 因此, 需要对癫痫临床电生理实验数据进行深入的统计分析和网络动力学建模, 才能深刻理解癫痫的网络特征和动力学本质, 从而制定出有价值的癫痫早期诊断和有效干预的临床策略. 病灶切除和深脑刺激术等现已被证实是控制癫痫的有效临床策略, 但是通过对局部脑区进行控制干预可能不足以完全抑制癫痫的病理活动. 这是因为癫痫发作活动被认为是一种网络事件, 其发作可能涉及多个脑区的并发性异常活动. 因此, 对癫痫致痫网络的深入分析有助于理解癫痫发作的脑网络机制.

大脑神经系统是复杂的非线性网络动力系统, 其电生理行为、信息和认知活动都具有高度的非线性、复杂性和随机性. 癫痫神经疾病紧密关联于神经系统的复杂电生理活动及其本身的非线性动力学行为, 是非线性动力学和神经科学的跨学科交叉研究领域. 随着神经科学和临床医疗实践的迅猛发展, 已经积累了海量的临床癫痫数据. 为了深入理解癫痫神经疾病发作的动力学本质和为癫痫精准的临床预防诊治提供可靠的理论指导, 本书基于癫痫临床数据, 通过对癫痫脑电的特征分析发展控制癫痫的有效的统计方法和理论模型, 确定癫痫网络发作时病态信息的演化规律, 准确识别和定位致痫网络和致痫灶, 提出科学的定量化癫痫发作预警及干预措施评估, 形成高效系统的临床精准医疗解决方案. 同时利用动力系统的知识, 弄清癫痫神经疾病动态演化深层的动力学机制. 因此癫痫神经系统的动力学建模与控制方法研究具有重要的科学意义和临床应用价值.

1.2   癫痫全面性发作和局灶性发作

1.2.1   癫痫失神发作与强直–阵挛性发作

癫痫的失神发作 (Absence Seizures) 与强直–阵挛性发作 (Tonic-Clonic Oscillations) 是两种全面性的癫痫发作形式[1-4]. 其中癫痫失神发作常见于儿童和青少年 [5-11], 是一种小发作类型. 癫痫失神发作时, 在临床癫痫患者大脑双侧半球的脑电图 (Electroencephalogram, EEG) 上呈现异常同步化的 2~4Hz 的棘慢波振荡 (Spike and Wave Discharges, SWD)(图 1.1(a))[5,12-14], 同时伴随着突发性的意识短暂缺失 (突然发生和突然终止的意识障碍). 在失神癫痫遗传大鼠 (Genetic Absence Epilepsy Rats from Strasbourg, GAERS) 模型上观测到了更快频率 5~10Hz 的 SWD(图 1.1(b))[15-17]. 研究表明, 这种频率的改变主要依赖于丘脑中继神经元的氨基丁酸能的传导率水平[18-21].

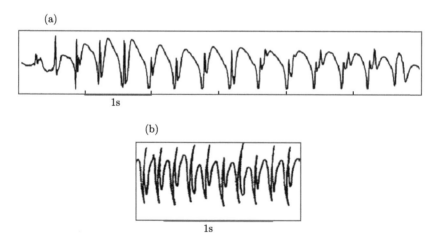

图 1.1   (a) 失神癫痫患者 2~4Hz 棘慢波振荡 (SWD); (b) 失神癫痫遗传大鼠 (GAERS)5~10Hz 棘慢波振荡 (SWD)

强直–阵挛性发作是癫痫大发作类型. 强直–阵挛性大发作可分为强直期、阵挛期和发作后抑制期三个时期. 其中, 强直期的 EEG[3] 呈现大于等于 13Hz 的高频低幅的神经阵发性快速电活动, 此时癫痫患者表现出肌紧张[22], 同时伴随着发作前意识清楚[23] 和发作后意识缺失[24] 等临床特征. 特别地, 通过脑电图观察可见, 癫痫大发作过程中处于强直期的快速电活动会逐渐演化成阵挛期的低频高幅的同步化的简单慢波振荡[2-3].

1.2.2　局灶性癫痫发作

　　局灶性癫痫发作是由大脑皮质局部病灶引起的. 致病灶的形成通常与结构异常的脑区相关, 通过脑部影像学和脑电图检查都可以定位到致痫区域. 颞叶癫痫是最常见的局灶性癫痫, 颞叶癫痫发作时神经元异常放电会影响到部分或整个颞叶脑区. 图 1.2 给出了局灶性癫痫发作前和发作过程中一段由多个通道记录的脑电图信息 (其中蓝色的竖直线指示癫痫发作开始时刻). 可以看到在癫痫发作之前各通道信号分布不均匀且关联性不强; 而开始发作的前半段时程中, 在少数几个通道的脑电图中开始出现异常节律 (虚线), 为可能的致痫灶区域; 进而在发作的较后半段时程中大部分通道数据序列发放节律分布开始均匀, 并出现了一致性强同步振荡节律.

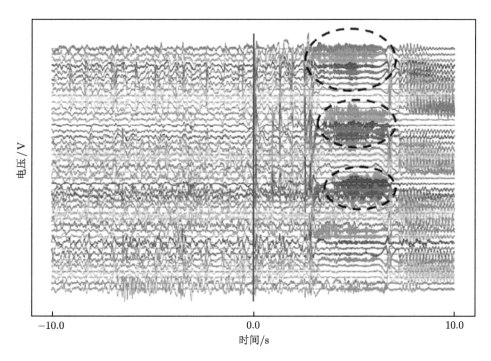

图 1.2　局灶性癫痫发作, 脑电图中的异常节律被限制在少数几个通道中. 中间的蓝线表示根据临床分析癫痫发作开始的时间点. 在癫痫发作之前信号分布不均匀, 开始发作的前半时程放电节律有显著异常变化 (3~7s, 黑色虚线), 之后放电节律分布开始均匀, 并出现一致性强同步振荡节律

1.2.3　致痫灶定位

局灶性难治性癫痫患者的临床候选方案是手术切除, 但是需要进行术前评估, 从而对癫痫病灶位置及其波及范围进行精确定位. 通常都是联合多种临床手段进行病灶定位, 例如通过头皮视频脑电图 (Video-EEG, VEEG) 与皮质脑电图 (Electrocorticogram, ECoG) 的联合应用来诊治难治性癫痫. 临床上, 立体脑电图 (Stereo-EEG, SEEG) 联合同步视频中的临床病症来确定癫痫灶. SEEG 可以同时记录皮质、皮下及脑深部核团组织的电活动, 从而可以构建三维视角来观察和分析癫痫发作的起源与分布情况.

通过癫痫临床数据的统计分析, 可以揭示癫痫发作时不同脑区之间 EEG 信号的因果关联及其异常同步机制. 格兰杰因果分析方法和有向传递函数可以实时估计多通道信号之间信息流的有向传递强度, 基于此可以构建癫痫发作的有向复杂网络, 从而有助于辨识癫痫发作的起始位置和传播模式. 复杂网络中的度中心性与致痫网络区域之间有着密切的联系. 研究者通过图论方法观察到, 癫痫脑网络连接中存在高度互连的中心节点, 这些节点极有可能参与了癫痫发作活动的起始和传播. 此外, 文献报道[25-27] 高频振荡波 (High-frequency Oscillations, HFOs) 有助于定位难治性癫痫的致痫灶, 并有望成为致痫灶的一种特异性新型电生理标志.

1.3　癫痫的生理解剖基础

癫痫主要发生在脑皮质. 但是组织病理学、电生理学及脑影像学证实, 脑皮质及皮下结构存在大量而广泛的突触联系, 它们通过不同方式参与到癫痫的全面性和部分性发作活动中[28,29]. 皮质和皮下结构的交互作用在癫痫发作中的调控机制至今还是神经科学领域研究的重点和热点. 皮下结构主要为基底节和丘脑等核团, 它们是构成锥体运动系统环路的重要组成部分. 实验证实皮下丘脑和基底节分别对皮质癫痫发作起着起搏器的驱动作用和调节作用, 弄清它们的驱动机制和调节机理, 将为理解癫痫神经疾病的发病原理和设计临床可行的调控策略提供必要的理论证据和临床指导.

皮质、基底节和丘脑及其之间的相互作用构成了锥外系统主要的神经纤维联系. 事实上, 锥体系统的皮质–基底节–丘脑环路网络系统 (图 1.3(a) 和图 1.3(d)) 紧密关联于癫痫的发作和控制. 具体研究中, 皮质、丘脑和基底节的功能具有可分离性, 可具体分为:

(1) 皮质子环路 (图 1.3(b)): 这是癫痫发作的主要位置分布;

(2) 皮质–丘脑子环路 (图 1.3(c)): 研究表明癫痫是由于皮质和丘脑环路信息交换异常所致[5,18,22,30-35], 因此皮质–丘脑环路模型也是解释癫痫脑电产生机理的

最常用的模型[36];

(3) 皮质–基底节–丘脑环路 (图 1.3(a) 和 (d)): 研究证实基底节核团对癫痫神经疾病的发作具有重要的调节作用[37-40], 已经提出的皮质–基底节–丘脑环路网络动力学模型也证实了基底节对癫痫[37,38,41] 发作的调节作用. 特别地, 基底节是通过对皮质–丘脑环路网络平衡的调节来实现对癫痫棘慢波放电的调节[37,38].

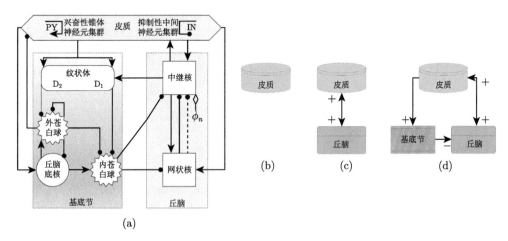

图 1.3　(a) 皮质–基底节–丘脑环路示意图: 皮质 (Cortex) 包括兴奋性锥体神经元 (PY) 和抑制性中间神经元 (IN); 基底节 (Basal Ganglia) 包括纹状体 (Striatum)、内苍白球 (GPi)、外苍白球 (GPe) 和丘脑底核 (STN) 等; 丘脑 (Thalamus) 包括丘脑网状核 (TRN) 和中继核 (SRN); 不同核团之间的兴奋性连接用箭头表示, 而抑制性连接用实心点来表示. 由皮质–基底节–丘脑环路简化的皮质 (b)、皮质–丘脑 (c)、皮质–基底节–丘脑环路 (d) 示意图. 其中 +, − 代表不同核团神经元之间的兴奋性与抑制性突触作用

在皮质–基底节–丘脑环路中, 相互作用的不同核团之间存在重要的被称为 "微回路基元" 的连接模式[43-45], 来支撑神经信息的传播与整合, 在执行神经动力学的调控方面具有关键作用[43-47]. 具体地, 如图 1.4 所示, 皮质–基底节–丘脑环路中可以归纳出五种类型的神经微回路, 即 (a) 前馈抑制性 (Feedforward Inhibition, FFI) 回路, 其可描述为局部抑制性网络接收来自外部兴奋性输入并调节输出信号强度和形式的回路[37,38,43]; (b) 反馈抑制性 (Feedback Inhibition) 回路, 通常源于局部回路中的兴奋性激发; (c) 对等抑制性 (Counter Inhibition) 回路和 (d) 递归兴奋性 (Recurrent Excitation) 回路, 分别反映两个抑制性集群或兴奋性集群之间的相互调节机制; (e) 去抑制 (Disinhibition) 回路, 这个回路的提出受到文献 [42] 实验的启发, 这一实验发现了大脑皮质中一种称为 VIP 中间神经元的抑制性神经元, 它专门负责抑制其他的抑制性神经元, 因此当它被激活时会解除对主神经元细胞的抑制, 即通过 VIP 神经元抑制抑制性神经元来达到解除抑制性神经元对其

他神经元的抑制作用, 由此提高它们的反应.

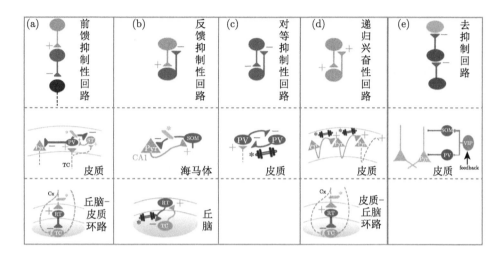

图 1.4 神经微环路: (a) 前馈抑制性回路, 通常存在于皮质网络内部或丘脑–皮质环路之间; (b) 反馈抑制性回路, 通常存在于海马体和丘脑内部环路; (c) 对等抑制性回路, 存在于皮质; (d) 递归兴奋性回路, 存在于皮质内部自突触与皮质–丘脑环路; (e) 去抑制回路, 通过 VIP 神经元来介导[42]

本书主要基于复杂网络和非线性动力学建模理论与方法, 剖析皮质–基底节–丘脑环路系统中神经微回路连接模式在癫痫发作与终止过程中的作用原理. 脑深部电刺激 (DBS) 作为临床治疗癫痫的新选择, 通过刺激脑内特定的神经微回路来达到调控癫痫发作的目的. 因此, 本书还同时探索电刺激扰动对癫痫皮质–基底节–丘脑环路网络发作动力学的调控机理, 并发展合理有效的临床控制策略, 调控病态网络向正常的电活动状态转迁.

1.4 癫痫动力学计算模型

神经元集群编码是神经信息的重要编码方式. 神经疾病患者大脑皮质神经元会出现异常的集群放电模式, 这说明神经信息的编码异常会导致特定的神经系统疾病, 比如在失神癫痫患者大脑双侧皮质区域观察到超同步化的 2~4Hz 的 SWD 放电. 神经信息编码的过程中会使集群神经元之间产生机械、电磁和化学等作用, 从而信息的产生和传递过程中会出现时滞、同步和分岔等丰富的非线性动力学行为特征. 近年来, 很多神经动力学领域的学者们已经开始应用非线性动力学理论来对癫痫神经疾病进行建模分析, 以便能深入理解癫痫发作的动力学本质, 同时设计癫痫发作的非线性控制手段, 为制定癫痫临床诊治方案提供理论指导.

1.4.1 神经元网络模型

癫痫发作关联于神经元集群的异常同步化节律. 网络科学为研究神经元网络的复杂特性及同步化水平提供了理论手段. 研究已经证实大脑功能神经网络的小世界特性是诱发癫痫传播的关键因素. Netoff 等[48] 用不同类型的神经元网络计算模型模拟了癫痫的小世界特性, 并分析了网络拓扑结构改变对癫痫发作状态演化的影响机制. Beverlin 等[49,50] 采用兴奋性 Morris-Lecar(ML) 神经元网络[51] 模拟了癫痫强直–阵挛性发作 (Tonic-clonic Oscillations), 特别地, 实现了从强直期高频去同步到阵挛期低频一致性振荡 (同步) 的转迁过程, 并通过电刺激改变网络同步的转迁速度. van Drongelen 等[52] 通过弱耦合连接构建了一个皮质神经元网络模型, 模拟了细胞的同步活动节律以及癫痫样的簇放电活动. 研究表明 HFOs 紧密关联于难治性癫痫的致痫灶, 因而具有重要的理论研究价值. Taxidis 等[53] 对大鼠的 CA3 区和 CA1 区通过快化学突触连接建立神经元网络, 用以揭示化学突触在 HFOs 产生过程中的作用. Zhang 等基于海马齿状回–CA3 区的神经元网络模型, 研究了抑制性连接对颞叶癫痫转迁及 HFOs 的影响[54].

1.4.2 神经元群模型

用于分析的 EEG 序列信号是电极触点周围神经元集群整体作用的结果. 所以基于 EEG 信号统计分析构建动力学模型需要能够反映神经元集群的整体行为特征. 最先对神经元集群的动力学行为进行模拟表征的是 Wilson 和 Cowan 在 1972 年基于局部相互作用的兴奋性与抑制性神经元集群构建的 Wilson-Cowan 方程[55]. Lopes da Sliva 等[56] 在 1974 年发展了 Wilson-Cowan 方程并首先提出了神经元群模型. Jansen 等[57] 进一步发展了此模型, 并用此模型再现了自发脑电节律, 同时证实了脑电信号主要源于锥体神经元的突触后电位. 2002 年, Wendling 等[58] 又进一步改进了神经元群模型, 成功模拟了电生理实验观测到的癫痫发作期和发作间期的脑电活动节律. 2004 年, Suffczynski 等[59] 引入了丘脑模块, 建立了皮质–丘脑网络神经元群模型, 理论研究了遗传大鼠的失神发作. 在此皮质–丘脑网络神经元群模型中, 皮质模块由皮质锥体兴奋性神经元群和抑制性中间神经元群组成, 皮下丘脑模块由丘脑中继核神经元群和丘脑网状核神经元群组成. 近年来, 基于神经元群模型, Taylor 等[60-62] 进一步提出了一个抽象的简单振子模型, 来模拟和分析癫痫失神发作 SWD 节律振荡的动力学行为. 此外, Goodfellow 等[63] 通过耦合多个皮质柱神经元群模型, 构建了一个空间拓展的网络模型, 理论分析显示空间耦合的异质性能够诱发网络系统从正常态向同步棘慢波振荡状态的自发转迁. Wang 等[64] 构建了一个多尺度的时空扩展的皮质柱神经元群网络模型, 并与实验和临床结果联系起来, 在统一框架内提出了三类引起局灶性癫痫发作的动力学机制.

下面给出神经元群模型的两种动力学建模方法和具体表达式.

1. 集总参数模型

集总参数模型 (Lumped-Parameter Model) 是对特定的神经元细胞组成的集群整体特性的建模, 它反映了不同神经元子群以及神经元子群内部之间的相互联系. 集总参数模型主要由三种神经元子群组成, 如图 1.5 所示, 即兴奋性锥体神经元子集群、抑制性和兴奋性中间神经元子集群. 每种神经元集群都是通过微分方程来表达的.

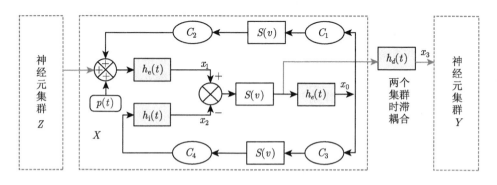

图 1.5   单功能柱神经元群模型结构

在图 1.5 中, $h_e(t)$, $h_i(t)$ 是线性模块, 分别表示将动作电位的平均脉冲密度转换为平均突触后兴奋性细胞膜电位 (EPSP) 和抑制性细胞膜电位 (IPSP) 的转换函数, 具体形式为

$$h_e(t) = \begin{cases} Aate^{-at}, & t \geqslant 0 \\ 0, & t < 0 \end{cases} \tag{1-1}$$

$$h_i(t) = \begin{cases} Bbte^{-bt}, & t \geqslant 0 \\ 0, & t < 0 \end{cases} \tag{1-2}$$

式 (1-1) 和 (1-2) 中 A, B 分别表示平均兴奋性突触增益和平均抑制性突触增益, 也就是兴奋性突触后电位和抑制性突触后电位的振幅, 可以用来调节兴奋和抑制突触的强度. a, b 是集成参数, $\frac{1}{a}, \frac{1}{b}$ 分别对应膜平均时间常数和树突平均时间常数.

$S(v)$ 是非线性模块, 它将一个神经元集群的平均膜电位转换为动作电位的平均脉冲密度 (平均放电率), $S(v)$ 具体用 Sigmoid 函数来描述, 其表达式

如下:

$$S(v) = \frac{2e_0}{1 + \mathrm{e}^{r(v_0 - v)}} \tag{1-3}$$

式 (1-3) 中, $2e_0$ 是转化后的最大放电率, 即最大平均脉冲密度. v_0 是对应于放电率为 e_0 的突触后电位, r 是 Sigmoid 转化函数的陡峭度, 它能够决定转化函数的弯曲程度. $p(t)$ 表示远处或邻近神经元集群对该神经元集群的兴奋性输入, 具体模拟时采用的是兴奋性输入噪声, 即高斯白噪声.

C_1, C_2, C_3, C_4 表示神经元集群的平均突触连接数, 其中 C_1, C_2 表示兴奋性回馈环上的平均突触连接数, C_3, C_4 表示抑制性回馈环路上的平均突触数. 由文献 [65-70] 可得, C_1 表示前馈神经元到兴奋反馈环中的树突的突触数目; C_2 与兴奋反馈环到前馈神经元的树突之间的突触数目成比例, 即 $C_2 = 0.8C_1$; C_3 为前馈神经元到抑制反馈环中的树突的突触数目, 与 C_1 成比例, 即 $C_3 = 0.25C_1$; C_4 与抑制反馈环到前馈神经元的树突之间的突触数目成比例, 有 $C_4 = C_3$.

注意, 每个转换函数 $h_e(t)$ 和 $h_i(t)$ 都可以引出一个如下形式的二阶常微分方程:

$$\frac{\mathrm{d}^2 O(t)}{\mathrm{d}t^2} = GgI(t) - 2g\frac{\mathrm{d}O(t)}{\mathrm{d}t} - g^2 O(t) \tag{1-4}$$

其中 $I(t)$ 是输入信号, $O(t)$ 是输出信号, 对于兴奋性和抑制性集群, G 分别取 A 和 B, g 分别取 a 和 b, 因此, 神经元群模型集总参数的动态特征由以下三个二阶微分方程表示:

$$\begin{cases} \dfrac{\mathrm{d}^2 x_0}{\mathrm{d}t^2} = AaS(x_1 - x_2) - 2a\dfrac{\mathrm{d}x_0}{\mathrm{d}t} - a^2 x_0 \\[2mm] \dfrac{\mathrm{d}^2 x_1}{\mathrm{d}t^2} = Aa\left[p(t) + C_2 S(C_1 x_0)\right] - 2a\dfrac{\mathrm{d}x_1}{\mathrm{d}t} - a^2 x_1 \\[2mm] \dfrac{\mathrm{d}^2 x_2}{\mathrm{d}t^2} = Bb\left[C_4 S(C_3 x_0)\right] - 2b\dfrac{\mathrm{d}x_2}{\mathrm{d}t} - b^2 x_2 \end{cases} \tag{1-5}$$

x_0, x_1, x_2 是图 1.5 中 3 个模块 (阴影) 的输出.

当两个神经元群模型耦合连接时, 如果考虑时滞, 可以用下面的脉冲响应滤波器来表示:

$$h_d(t) = \begin{cases} Aa_d t e^{-a_d t}, & t \geqslant 0 \\[2mm] 0, & t < 0 \end{cases} \tag{1-6}$$

其中 $\dfrac{1}{a_d}$ 是神经元集群在信号传出时的平均时滞. 时滞耦合的动力学特征可以

表示为

$$\frac{\mathrm{d}^2 x_3}{\mathrm{d}t^2} = Aa_d S\left(x_1 - x_2\right) - 2a_d \frac{\mathrm{d}x_3}{\mathrm{d}t} - a_d^2 x_3 \tag{1-7}$$

本书第 2 章内容主要基于集总参数模型开展研究.

2. 简单振子模型

接着, 再给出一个具有单一非线性的表征神经元集群活动的简单振荡器模型, 它可以呈现癫痫发作中观测到的复合节律的复杂振荡活动. 基于兴奋性神经元集群和抑制性神经元集群活动之间的典型反馈回路, 可以得到如图 1.6 所示的简单振子模型.

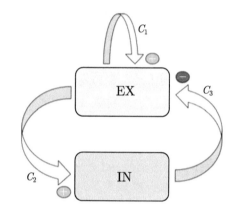

图 1.6　单个振子模型, EX 表示兴奋性神经元集群, IN 表示抑制性神经元集群, C_1, C_2, C_3 是两个神经元集群之间的相互作用强度, "+" 和 "−" 分别表示兴奋性和抑制性突触作用

单个振子模型由一个兴奋性神经元集群 (EX) 和一个抑制性神经元集群 (IN) 组成[71]. 每个兴奋性集群都有自突触兴奋性, 同时兴奋性集群与抑制性集群之间相互作用, 即 EX 兴奋 IN, IN 反过来抑制 EX. 单个振子模型的动力学方程表示如下:

$$\begin{cases} \dfrac{\mathrm{dEX}}{\mathrm{d}t} = \tau_{\mathrm{EX}}\left(h_{\mathrm{EX}} - \mathrm{EX} + C_1 f\left[\mathrm{EX}\right] - C_3 f\left[\mathrm{IN}\right]\right) \\[2mm] \dfrac{\mathrm{dIN}}{\mathrm{d}t} = \tau_{\mathrm{IN}}\left(h_{\mathrm{IN}} - \mathrm{IN} + C_2 \mathrm{EX}\right) \end{cases} \tag{1-8}$$

其中, C_1, C_2, C_3 是相互连接参数, h_{EX} 和 h_{IN} 是来自外部源的非特定输入常数, τ_{EX} 和 τ_{IN} 是时间尺度常数, $f(x)$ 是 Sigmoid 激活函数, 其表达式如下:

$$f(x) = \frac{1}{1 + \varepsilon^{-x}}, \quad x = \mathrm{EX}, \mathrm{IN} \tag{1-9}$$

基于简单振子模型, 文献 [72,73] 建立了皮质–丘脑环路神经场网络模型, 来探索丘脑在癫痫发作中的激励机制. 本书第 3~5 章的内容主要分别基于单功能柱皮质–丘脑环路神经场网络模型、两皮质–丘脑功能柱耦合网络模型以及时空扩展的皮质–丘脑多功能柱耦合网络模型开展研究.

1.4.3 平均场模型

平均场模型基于空间的平均化, 能够把高维复杂的非线性网络动力系统简化为简单的低维系统来处理以减少计算成本, 为大尺度网络动力学建模分析提供潜在途径. 神经系统的平均场模型可以用于描述大脑神经元集群的平均化特性, 如平均放电率和平均膜电压等. 利用平均场模型预测的皮质脑电波的基本特征以及脑电和空间结构的相干特征等, 都已在实验上得到了证实[74-79]. 平均场模型可以给出实验中观察到的皮质节律行为的生物物理机制的合理阐释[80], 也可以解释皮质–丘脑环路作用诱发异常节律, 如癫痫失神发作节律[81-84] 的电生理机制和动力学特征. 基底节作为大脑的深部核团, 直接或者间接地中继皮质信号到丘脑来调节皮质与丘脑间的信息交互. 研究指出全面性癫痫患者失神发作时基底节网络中核团的功能连接性显著增强. Chen 等[85,86] 建立了一个皮质–基底节–丘脑环路平均场网络动力学模型, 理论证实基底节对失神癫痫的发作具有双向的调控作用.

在本书第 6 章中, 我们将主要采用平均场模型来描述网络中不同神经元群的动力学行为. 这里, 用平均场模型主要刻画神经元集群的平均膜电压、平均放电率和突触前神经活动之间的动态变化关系. 假设给定的神经元群 a, 其平均放电率 R_a 与对应的平均膜电压 V_a 之间满足 Sigmoid 递增函数关系[75,82,87], 定义如下:

$$R_a(\boldsymbol{r}, t) = \Gamma\left[V_a(\boldsymbol{r}, t)\right] = \frac{R_a^{\max}}{1 + \exp\left[-\dfrac{\pi\left(V_a(\boldsymbol{r}, t) - \Theta_a\right)}{\sqrt{3}\sigma_a}\right]} \quad (1\text{-}10)$$

这里 $a \in \Lambda$ 代表不同的神经元集群, $R_a^{\max}$ 是最大放电率, 平均放电率 R_a 满足 Sigmoid 函数关系以确保其不会超出最大放电率 $R_a^{\max}$, Θ_a 是平均放电阈值, σ_a 是放电率阈值的标准方差. 当 V_a 大于 Θ_a 时, 神经元群以放电率 R_a 发放动作电位. $\boldsymbol{r}$ 表示神经元集群在大脑内的空间位置, 当接收来自其他神经元集群输入的突触后电压时, 此处的平均膜电压 V_a 的改变通过以下公式进行建模[75,82,87-89]:

$$D_{a\beta}V_a(\boldsymbol{r}, t) = \sum_{b \in \Lambda} v_{ab}\phi_b(\boldsymbol{r}, t) \quad (1\text{-}11)$$

这里, $D_{\alpha\beta}$ 是具有如下形式的微分算子:

$$D_{\alpha\beta} = \frac{1}{\alpha\beta} \left[\frac{\partial^2}{\partial t^2} + (\alpha + \beta) \frac{\partial}{\partial t} + \alpha\beta \right] \tag{1-12}$$

可以理解为输入信号的突触和树突滤波. $\frac{1}{\alpha}$ 和 $\frac{1}{\beta}$ 分别表示细胞体对输入信号响应的衰减和上升的时间常数. v_{ab} 是神经元集群 b 到神经元集群 a 投射通路的耦合强度. $\phi_b(\boldsymbol{r}, t)$ 表示由神经元集群 b 到神经元集群 a 的输入脉冲率. 需要注意的是, 建模的过程中忽略了不同神经元集群之间的传递延迟, 这样可以简化模型. 但是, 如果针对特定的神经元集群在考虑 $GABA_B$ 的作用时, 由于其通过第二信使行使功能, 延迟参数 τ 需要被引进到相关的输入脉冲率, 即 $\phi_b(\boldsymbol{r}, t - \tau)$ 来模拟表征慢突触动力学.

每个神经元集群 a 的脉冲会以平均传导速率 v_a 传播到其他神经元集群, 传播时会引起场 ϕ_a, 这种传播近似于衰减的波动方程[75,82,87-89]:

$$\frac{1}{\gamma_a^2} \left[\frac{\partial^2}{\partial t^2} + 2\gamma_a \frac{\partial}{\partial t} + \gamma_a^2 - v_a^2 \nabla^2 \right] \phi_a(\boldsymbol{r}, t) = R_a(\boldsymbol{r}, t) = \Gamma\left[V_a(\boldsymbol{r}, t)\right] \tag{1-13}$$

这里 ∇^2 表示拉普拉斯算子, r_a 表示神经元集群 a 的轴突的特征范围, $\gamma_a = v_a/r_a$ 控制脉冲的时间衰减率.

1.5 癫痫发作的动力学机制

分岔现象是指动力学系统的定性行为随着系统控制参数的改变而发生质的变化[91,92]. 具体来讲, 当动力学系统的控制参量跨越临界值 (分岔值) 时, 其相图发生拓扑结构的突然改变, 即发生着系统稳定定常状态的定性变化, 如随着控制参量由大到小或由小到大时系统从稳定平衡态 (周期态) 转迁到周期态 (平衡态). 所以, 分岔会使系统产生振荡节律转迁, 致使其呈现丰富的非线性动力学行为. 神经系统通过分岔使得神经元及其集群呈现丰富的放电模式及转迁, 例如脑神经系统从正常态向癫痫态以及癫痫不同发作状态之间的转迁. 文献 [93,94] 发现了癫痫失神 (Absence) 发作和强直–阵挛性 (Tonic-clonic) 发作行为之间的转迁. Robinson 等[95] 构建了皮质–丘脑网络平均场模型, 通过调节模型关键参数模拟了正常态和癫痫状态之间的转迁.

尽管如此, 癫痫发作转迁尤其是自发发作转迁的动力学机制至今还是一个开放性的问题. 普遍认为癫痫发作转迁的动力学机制可总结为四种类型[96], 如图 1.7 所示.

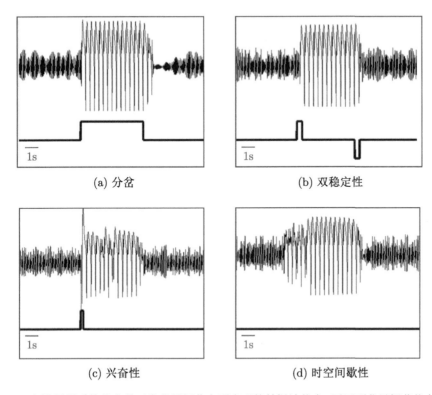

(a) 分岔   (b) 双稳定性

(c) 兴奋性   (d) 时空间歇性

图 1.7 定性解释系统状态从正常背景振荡态到病理的棘慢波状态, 再回到背景振荡状态的转变[90]. (a) 分岔: 改变控制参数使其跨过临界点 (分岔点); (b) 双稳定性: 使用两个单脉冲刺激扰动来激发和终止癫痫发作; (c) 兴奋性: 采用单一脉冲扰动诱发癫痫, 继而自发终止; (d) 时空间歇性: 设置参数使得癫痫发作节律自发转换. 每个图上轨迹为模型输出, 下轨迹为参数设置协议

(1) 分岔机制 (图 1.7(a)), 即由于控制参数发生改变产生的分岔现象, 当控制参数跨越临界值 (分岔值) 时系统发生的定性状态改变. 如 Chen 等[85,86] 建立的皮质–基底节–丘脑平均场网络模型, 考虑了不同核团之间相互作用的耦合参数改变时对癫痫失神发作的调控效果.

(2) 双稳定性机制 (图 1.7(b)), 即针对特定固定控制参数系统呈现由背景正常状态 (平衡态) 和癫痫发作状态 (周期态) 构成的双稳定状态, 此时特定强度的单脉冲刺激扰动促使系统从平衡态 (周期态) 到周期态 (平衡态) 的转迁, 从而诱发癫痫发作 (终止). Suffczynski 等[90] 发现失神癫痫发作中的 SWD 是双稳定态神经网络系统中动力学分岔的一种表现, 对系统施加特定刺激能够诱发系统在发作和非发作状态间转换. 图 1.8 给出了正常态和癫痫态时的双稳定态 (正常态吸引子和癫痫态吸引子) 共存情形. 在这两种情况下, 正常态吸引子附近活动是内部轨

迹, 癫痫态吸引子周围活动状态是外部轨迹 (活动幅度更高). 注意, 癫痫态吸引子
也存在于正常系统模型中, 这意味着, 任何正常人在诸如发热、低血糖或失眠等各
种应激条件下都可能发生癫痫. 但是, 在正常系统中吸引子被很好地分离, 随机扰
动不容易导致向癫痫态跃迁, 即需要大量的随机活动 (噪声) 来将系统从它的正常
态吸引子转移到病理态吸引子. 而在癫痫模型中, 参数的改变 (例如外部驱动的增
加或固有时间常数的改变) 会使吸引子变形, 吸引子更接近, 降低它们之间的能量
势垒, 吸引子之间的随机跃迁将更频繁地发生, 导致癫痫发作[97,98].

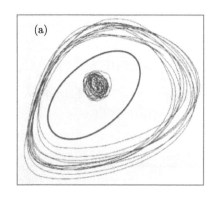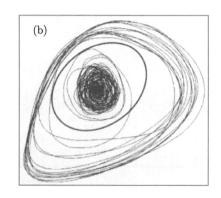

图 1.8   双稳定态即正常态吸引子 (内部轨迹) 和癫痫态吸引子 (外部轨迹) 共存: 蓝色线表
示系统 (a) 处于正常活动状态和 (b) 癫痫活动状态时两种吸引子附近的活动轨迹 [99], 红线把
两个状态区域 (两个吸引子所在吸引域, 其中吸引子没有明确地表示出来, 但可以从轨迹推断出
来) 很好地隔离开来

(3) 兴奋性机制 (图 1.7(c)), 兴奋性机制理论上可以解释癫痫的自发发作终
止. 单功能柱兴奋性动力系统受到特定强度的刺激扰动后开始出现较长时程的大
幅振荡, 并最终趋于稳定状态, 对应癫痫受到刺激扰动激发发作之后的自发终止,
可以用单稳定态 (平衡态) 来解释, 也可以在多功能柱耦合的时空扩展的兴奋性系
统网络中观察到癫痫状态从激发、传播到自发终止的转换.

注意对于这三种机制, 可以分别看作是参数在慢 (1) 或快 (2, 3) 时间尺度上
的随机波动. (2) 和 (3) 两种机制中的刺激扰动可以被看作是神经细胞环境噪声
引起的波动行为.

(4) 时空间歇性机制 (图 1.7(d)), 可能与癫痫网络模型的拓扑结构密切相关.
此时系统未受到任何刺激扰动或参数改变, 癫痫波的发生、发展和终止都是基于
网络拓扑异质性连接而形成的自发行为. 例如 Goodfellow 等[100] 构建了由多个皮
层柱神经元群模型通过空间拓展得到的神经元群网络模型, 发现空间耦合的异质
性能够导致皮质在正常背景振荡状态和同步棘慢波振荡间间歇性自发转迁.

1.6 癫痫的神经调控策略与优化

1.6.1 癫痫的电刺激神经调控

神经调控是一种通过植入或非植入性技术, 采用物理性 (如电、磁、光等) 或化学性作用方式, 实现对神经系统中神经信号转导的调节作用, 同时不改变脑神经组织可逆性的神经外科疗法. 从癫痫发作的动力学机理分析可以推断, 由噪声扰动引起的癫痫发作可以通过系统外部人为施加电脉冲刺激扰动来抑制, 即可以通过单脉冲电刺激扰动使系统从癫痫态转迁到正常状态[61,101-103]. 事实上, 脑深部刺激技术 (Deep Brain Stimulation, DBS) 因其高度靶向性、可逆性以及可持久性治疗等特点得到迅速发展. 电刺激神经调控已经成为难治性癫痫研究的热点[104]. 大量的电生理实验和临床证据表明特定的电刺激能够成功地控制或终止癫痫发作[105-109]. 实验证据表明丘脑的高频刺激能够有效地抑制癫痫发作[110,111]. 研究证实对于难治性癫痫患者, 通过刺激基底节中的丘脑底核, 可以直接抑制丘脑底核和间接调控皮质–丘脑网络来实现对癫痫的发作控制[68]. Taylor 等[112,113] 建立的皮质–丘脑神经元群模型可以模拟刺激扰动引起的癫痫发作, 并根据失神癫痫发作的扰动因素给出了控制策略.

1.6.2 刺激模式设计

基于癫痫发作的皮质–基底节–丘脑环路生理基础, 刺激模式的设计也分为单目标刺激和多目标刺激两种情形.

1. 单目标刺激: 单相和双相脉冲刺激波形

临床 DBS 最常见的刺激波形是单相脉冲刺激 (如图 1.9(a)), 包括 (i) 正相单脉冲和 (ii) 负相单脉冲. 电位不平衡的单相脉冲刺激电流会损伤神经组织, 从而产生严重的副作用. 在实际的外科手术中通常采用具有平衡电位的双相电极

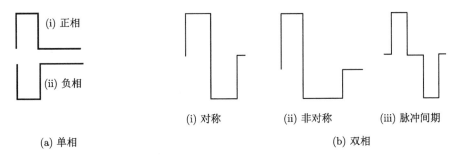

图 1.9　单相 (a) 和双相 (b) 刺激脉冲. 单相分为正相脉冲 (ai) 和负相脉冲 (aii), 双相又分为 (bi) 对称、(bii) 非对称以及 (biii) 具有脉冲间期的双相脉冲等

(Charge-Balanced Biphasic Pulse, CBBP) 来进行电流输入. 图 1.9(b) 分别给出了对称双相 (bi)、非对称双相 (bii) 和具有脉冲间期的对称双相 (biii) 脉冲刺激波形示意图.

图 1.9 的单相和双相脉冲刺激波形可以用下面的公式来建模:

$$
\begin{aligned}
S\left(t\right) =& A_0 \left\{ H\left(\sin\left(\frac{2\pi t}{T_0}\right)\right) \times \left[1 - H\left(\sin\left(\frac{2\pi\left(t + \delta_0\right)}{T_0}\right)\right)\right] \right\} \\
& - C_0 \left\{ H\left(\sin\left(\frac{2\pi\left(t - \mathrm{IPG} - \delta_0\right)}{T_0}\right)\right) \right. \\
& \left. \times \left[1 - H\left(\sin\left(\frac{2\pi\left(t - \mathrm{IPG} - \delta_0 + \delta_1\right)}{T_0}\right)\right)\right] \right\}
\end{aligned} \tag{1-14}
$$

其中 T_0, δ_0 和 δ_1 分别是刺激周期、正相脉宽和负相脉宽, A_0 和 C_0 是正脉冲 (电极阳极) 和负脉冲 (电极阴极) 振幅, 即刺激强度. 首先考虑脉冲间期 (IPG) 为 0, 其中 ($A_0 > 0$, $C_0 = 0$) 对应单相正脉冲刺激; ($A_0 = 0$, $C_0 > 0$) 对应单相负脉冲刺激. ($A_0 > 0, C_0 > 0$) 对应电荷平衡的双相脉冲刺激, 并且具有适当的正负脉冲间期 (IPG), 其中 $\mathrm{IPG} = T_0 - \delta_0 - \delta_1$, $\dfrac{A_0}{C_0} = \dfrac{\delta_1}{\delta_0}$, $\delta_0 = \delta_1(\delta_0 \neq \delta_1)$ 对应对称 (非对称) 的电荷平衡的双相脉冲刺激. H 是 Heaviside 双值阶跃函数, 即

$$
H\left(x\right) = \begin{cases} 1, & x > 0 \\ 0, & x \leqslant 0 \end{cases} \tag{1-15}
$$

2. 多目标核团或多脑区协调重置刺激

除了单目标刺激外 (图 1.10(a)), 进行 DBS 刺激时也可以考虑多核团或多脑区并行 (图 1.10(b)) 或重置刺激 (图 1.10(c) 和 (d))(Coordinated Resetting Stimulation, CRS). 重置刺激又分为协调重置 (图 1.10(c)) 和随机重置 (图 1.10(d)) 刺激. 特别地, 每经过 m 个周期的协调重置刺激之后, 如果伴随 n 个周期的刺激间歇期, 可以得到 $m:n$ 开–关协调重置刺激 (图 1.10(e) 给出了 $m:n=3:2$ 的情形). 多目标刺激模式可以用下面公式描述:

$$
S_{模态}\left(t\right) = \sum_{目标x=x_1,x_2,\cdots,x_n} \xi_x\left(t\right) S_x\left(t\right) \tag{1-16}
$$

其中 $\xi_x\left(t\right)$ 是示性函数, 当对应 x 的电极在时刻 t 处于激活状态时, $\xi_x\left(t\right)=1$; 反之, 当对应 x 的电极在时刻 t 处于失活状态时, $\xi_x\left(t\right)=0$. $x = x_1, x_2, \cdots, x_n$ 代表不同目标刺激核团.

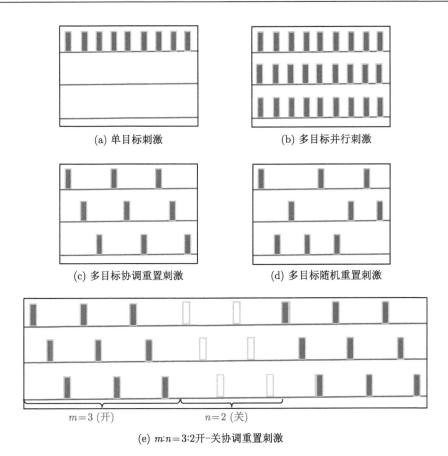

(a) 单目标刺激　　　　　　　　　　(b) 多目标并行刺激

(c) 多目标协调重置刺激　　　　　　(d) 多目标随机重置刺激

$m=3$ (开)　　　$n=2$ (关)

(e) $m{:}n=3{:}2$开-关协调重置刺激

图 1.10　　(a) 单目标刺激; (b) 多目标并行刺激; (c) 多目标协调重置刺激; (d) 多目标随机重置刺激; (e)$m{:}n=3{:}2$ 开-关协调重置刺激, 即每经过 $m=3$ 个周期的协调重置刺激之后, 伴随 $n=2$ 个周期的刺激间歇期

　　显然, 通过调节示性函数 $\xi_x(t)$, $S_{模态}(t)$ 可以表示①单目标刺激 (x_1, 即 $n=1$) 和多目标核团刺激 (即 $n>1$); ②多目标并行刺激、多目标随机重置刺激和多目标协调重置刺激等; ③连续性刺激和间歇性刺激, 如 $m{:}n$ 开-关协调刺激, 其中 $n=0$ 为连续性, $n>0$ 为间歇性.

1.6.3　双相电刺激调控的物理方法

1. 双极同心双相刺激电极

　　双相脉冲分为先正相后负相和先负相后正相两种. 图 1.11(a) 展示了一种双极同心刺激电极[114,115], 其中内芯端输出波形为正相, 电极外端极性为负相. 不同极性电刺激的作用效果与刺激目标靠近哪个电极端有关. 当被刺激的轴突更靠近刺激电极的内芯端时, 该端输出正脉冲比负脉冲更容易激活轴突[116].

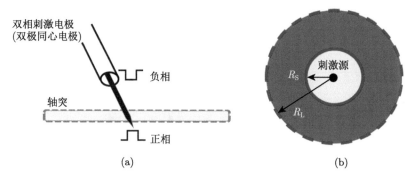

图 1.11　(a) 双相刺激电极采用双极同心电极; (b) 电极用短 (R_S, 实线) 和长 (R_L, 虚线) 脉冲刺激的激活半径

2. 刺激阈值 S_th 与电极距离神经元 D 的关系

电极附近的神经元比远处的神经元更容易被激活. 研究表明, 刺激阈值 S_th 与电极距离神经元距离 D 之间的关系可以估计为[117]

$$S_\mathrm{th} = S_0 + aD^2 \tag{1-17}$$

其中, S_th 为阈值电流, D 为到电极的距离, S_0 为电极与神经元直接接触时 ($D = 0$) 的刺激阈值, a 为尺度因子[118], 它与电极大小、脉冲宽度、阻抗、神经纤维大小以及神经膜特性等都有关系.

3. 刺激阈值 S_th 与脉冲宽度 PW 的依赖关系

刺激阈值 S_th 与脉冲宽度 PW 的依赖关系可以用 Weiss 方程[119] 描述:

$$S_\mathrm{th} = S_\mathrm{rh} \left(1 + \frac{T_\mathrm{ch}}{\mathrm{PW}} \right) \tag{1-18}$$

其中 S_th 为刺激阈值, S_rh 为基强度, PW 为脉宽, T_ch 为时值 (以两倍基强度的刺激作用于组织引起兴奋所需的最短作用时间作为衡量兴奋性高低的指标). 刺激神经元的阈值强度随着脉冲宽度的增加而减小. 所以, 脉宽越大, 电极的激活半径也越大, 如图 1.11(b) 所示.

1.6.4　自适应控制基本思想

近年来, 神经动力学领域的学者们开始关注癫痫的非线性动力学建模分析及其控制策略的研究, 以便能深入理解癫痫发作的动力学本质, 寻求有效的癫痫非线性控制手段. 这里给出控制系统使其渐近稳定的非线性自适应方法, 并将其应用于癫痫的非线性控制策略研究中.

自适应控制所讨论的对象一般是指对象的结构已知而参数未知. 下面给出自适应控制的基本原理.

自适应控制器的设计主要有三个步骤: ①选定适当的未知参数; ②设计未知参数的自适应率及自适应控制器; ③(应用 Barbalat 引理) 分析闭环控制系统的稳定性和收敛性.

考虑一个简单的非线性系统如下:

$$\dot{x} = -cx^2 + u \tag{1-19}$$

其中 c 是未知参数, u 是控制输入.

再考虑参考信号 $r(t)$, 要求设计合理的控制器 $u(t)$ 使系统状态 $x(t)$ 渐近跟踪上参考信号 $r(t)$, 即

$$e(t) = x(t) - r(t) \to 0 \, (t \to +\infty) \tag{1-20}$$

求导可得误差动力系统为

$$\dot{e}(t) = -cx^2(t) + u - \dot{r}(t) \tag{1-21}$$

由于未知参数与控制信号处于同一方程中, 则可设计控制器, 使其同时包含耦合抵消项和线性负反馈项, 且用参数估计值来代替未知参数, 所以控制器可设计为如下形式:

$$u = \bar{c}x^2 + \dot{r} - Ke \tag{1-22}$$

其中 $K > 0$ 是控制器参数, $\bar{c}$ 是参数 c 的估计值, 需要设计其更新律, 这里利用 Lyapunov 稳定性来进行, 为此先令

$$\bar{\bar{c}} = \bar{c} - c \tag{1-23}$$

代入 (1-22) 可使控制器变为

$$u = (\bar{\bar{c}}x^2 - Ke) + (cx^2 + \dot{r}) \tag{1-24}$$

再将 u 代入 (1-21) 得

$$\dot{e}(t) = \bar{\bar{c}}x^2(t) - Ke \tag{1-25}$$

接下来利用 Lyapunov 稳定性理论设计 $\bar{c}$ 的更新律. 首先定义一个正定 Lyapunov 函数为

$$V(e, \bar{\bar{c}}) = \frac{1}{2}e^2 + \frac{1}{2\eta}\bar{\bar{c}}^2 \geq 0 \tag{1-26}$$

求导, 得

$$
\begin{aligned}
\dot{V}(e,\overline{\overline{c}}) &= e\dot{e} + \frac{1}{\eta}\overline{\overline{c}} \cdot \dot{\overline{\overline{c}}} \\
&= e\dot{e} + \frac{1}{\eta}\overline{\overline{c}} \cdot \dot{\overline{\overline{c}}} \\
&= e\left(\overline{\overline{c}}x^2 - Ke\right) + \frac{1}{\eta}\overline{\overline{c}} \cdot \dot{\overline{c}} \\
&= -Ke^2 + \overline{\overline{c}}\left(ex^2 + \frac{1}{\eta}\dot{\overline{c}}\right)
\end{aligned}
\tag{1-27}
$$

为了使系统稳定, 则要求

$$
\dot{V}\left(e,\overline{\overline{c}}\right) \leqslant 0 \tag{1-28}
$$

所以由 (1-27) 可以简单设计 $\overline{c}$ 的更新律为

$$
\dot{\overline{c}} = -\eta \cdot e \cdot x^2 \tag{1-29}
$$

注 1　由 (1-28) 可知 (1-26) 有界, 即 e 和 $\overline{c}$ 也有界, 且 e 平方可积. 如果假设参考信号 $r(t)$ 是解析有界的, 其微分 $\dot{r}(t)$ 连续有界, 则由 (1-20) 和 (1-23) 可知, x 与 $\overline{c}$ 也是有界的, 因此由 (1-24) 可知控制信号 $u(t)$ 有界和由 (1-25) 得到 $\dot{e}(t)$ 有界.

注 2　当 V 正定, $\dot{V}$ 半负定时, 运用 Lyapunov 理论只能确定系统是有界稳定的, 而不能保证它的渐近稳定性. Barbalat 引理在判断自适应控制系统的渐近稳定性分析中得到了广泛的应用, 接下来我们利用 Barbalat 引理来证明系统的渐近稳定性.

Barbalat 引理及其变形可以由引理 1.1 和引理 1.2 给出.

引理 1.1[120]　若 $x(t) : [0,\infty) \to \mathbf{R}$ 一致连续, 且存在 $p \in [1,\infty)$, 使得 $x \in L_p$, 那么 $\lim\limits_{t\to\infty} x(t) = 0$. 其中,

$$
L_p = \left\{ x \,\middle|\, x : [0,\infty) \to \mathbf{R}, \text{且} \left(\int_0^\infty \left|x(t)\right|^p \mathrm{d}t\right)^{\frac{1}{p}} < \infty \right\}, \quad p \in [1,\infty) \tag{1-30}
$$

由引理 1.1 可得如下引理 1.2.

引理 1.2[121]　设 $x : [0,\infty] \to \mathbf{R}$ 平方可积, 即 $\lim\limits_{t\to\infty}\int_0^t x^2(s)\,\mathrm{d}s < \infty$, 则如果 $\dot{x}(t), t \in [0,\infty]$ 存在且有界, 那么 $\lim\limits_{t\to\infty} x(t) = 0$.

从式 (1-27) 和 (1-29) 可得到

$$Ke^2 = -\dot{V} \tag{1-31}$$

那么,

$$K \int_0^t e^2(s)\,\mathrm{d}s = -\int_0^t \dot{V}(s)\,\mathrm{d}s = V(0) - V(t) \leqslant V(0) \tag{1-32}$$

从而有

$$\int_0^t e^2(s)\,\mathrm{d}s \leqslant \frac{V(0)}{K} \tag{1-33}$$

因此, 由式 (1-33)、注 1、引理 1.1 和引理 1.2, 可得 $\lim\limits_{t\to\infty} e(t) = 0$, 从而证得系统渐近稳定.

注 3　我们设计参数的更新律时, 是从系统的角度来设计的. 所以, 以上自适应渐近稳定过程只能确保系统的跟踪误差渐近收敛到 0, 但是参数估计误差并不一定收敛到 0.

1.7　网络可控性理论

1.7.1　经典的可控性理论

给定一个线性定常控制系统:

$$\dot{x} = Ax + Bu, \quad x \in \mathbf{R}^N, \quad u \in \mathbf{R}^M \tag{1-34}$$

其中 $A = (a_{ij})_{N\times N}$ 和 $B = (b_{ij})_{N\times M}$ 分别称为系统矩阵和输入矩阵 $(M \leqslant N)$, 则系统可记为 (A, B). 如果对于任意给定的初态 $x(0) = x_0$ 和期望终态 $x(T) = x_f$, 都存在控制输入 u 使得系统到达终态的时间有限 $(T < \infty)$, 即输入对系统状态具有控制能力, 称系统 (1-34) 是可控的. 系统 (1-34) 可控的充要判据是对应的可控性矩阵 $C = (B, AB, A^2B, \cdots, A^{N-1}B)$ 满秩[122-124], 即

$$r(C) \overset{\triangle}{=} r(B, AB, A^2B, \cdots, A^{N-1}B) = N \tag{1-35}$$

系统 (1-34) 可视为由 N 个节点组成的有向网络的状态方程, $a_{ij} \neq 0$(待定参数) 表示存在从节点 j 指向节点 i 的有向边, 反映了节点 j 对节点 i 的作用权重. 节点 i 的状态方程可表示如下:

$$\dot{x}_i = \sum_{j=1}^N a_{ij}x_j + \sum_{j=1}^M b_{ij}u_j \tag{1-36}$$

记原始的状态网络为 $G(A)$，$V_A = \{x_1, \cdots, x_N\} := \{v_1, \cdots, v_N\}$ 为原网络中的 N 个节点，称为状态节点. 如果把 M 个控制输入称作输入节点，即 $V_B = \{u_1, \cdots, u_M\} := \{v_{N+1}, \cdots, v_{N+M}\}$，则 (1-34) 可看作是基于 $G(A)$ 构造的包含 $N + M$ 个节点的控制网络，记作 $G(A, B) = (V, E)$，其中 $V = V_A \cup V_B$ 为节点集合. 相应地，$E = E_A \cup E_B$ 称作连边集合，其中 $E_A = \{(x_j, x_i) \,|\, a_{ij} \neq 0\}$ 是原始网络中 N 个节点之间的连边集合，$E_B = \{(u_j, x_i) \,|\, b_{ij} \neq 0\}$ 是输入节点和状态节点之间的连边集合. 在 E_B 中，(u_j, x_i) 为输入节点 u_j 指向状态节点 x_i 的边，这个状态节点也被称为控制节点. 这里假定一个输入节点可以控制多个状态节点，所以控制节点的数目位于区间 $[M, N]$. 特别地，把不共享输入节点的控制节点称为驱动节点，则显然驱动节点与输入节点数相同，即为 M.

1.7.2 结构可控性定理

结构可控性概念是由 Lin 在 20 世纪 70 年代[123] 首次提出的. (1-34) 中矩阵 A 和 B 被认为是结构化矩阵，即它们的元素要么是固定为零，要么是独立的自由参数. 这反映了这样一个事实，即在现实中，除了表示系统各分量之间没有连接的零之外，系统参数通常是无法精确获得的. 根据可控充要判据 (1-35)，如果存在矩阵 A 和 B 中的一组非零元素取值，使得系统的可控性矩阵 C 是满秩的 (即可控的)，则称系统 (A, B) 是结构可控的. 此时，几乎任意非零的待定参数取值都不会破坏系统的可控性. 粗略地说，一个结构可控的系统要么是可控的，要么是在某些互连线的权值发生轻微变化后变为可控的，而在链路权值可能发生较大变化时仍然是可控的. 如果对非零待定参数的所有取值系统 (A, B) 都是可控的，则称系统是强结构可控的.

图 1.12 给出了两个包含 3 个状态节点 X_1, X_2, X_3 和 1 个输入节点 u_1 的有向控制网络的例子，且假设状态节点不共享控制输入，即输入只作用在单个状态节点上. (1-37) 和 (1-38) 是分别对应两个有向控制网络的状态方程和可控性矩阵 $C = [B, AB, A^2 B]$.

$$
\begin{pmatrix} \dot{X}_1 \\ \dot{X}_2 \\ \dot{X}_3 \end{pmatrix} = \begin{pmatrix} 0 & 0 & 0 \\ a_{21} & 0 & 0 \\ a_{31} & 0 & 0 \end{pmatrix} \begin{pmatrix} X_1 \\ X_2 \\ X_3 \end{pmatrix} + \begin{pmatrix} b_1 \\ 0 \\ 0 \end{pmatrix} u, \quad C = b_1 \begin{pmatrix} 1 & 0 & 0 \\ 0 & a_{21} & 0 \\ 0 & a_{31} & 0 \end{pmatrix}
$$

$$(1\text{-}37)$$

$$
\begin{pmatrix} \dot{X}_1 \\ \dot{X}_2 \\ \dot{X}_3 \end{pmatrix} = \begin{pmatrix} 0 & 0 & 0 \\ a_{21} & 0 & 0 \\ a_{31} & 0 & a_{33} \end{pmatrix} \begin{pmatrix} X_1 \\ X_2 \\ X_3 \end{pmatrix} + \begin{pmatrix} b_1 \\ 0 \\ 0 \end{pmatrix} u,
$$

$$C = b_1 \begin{pmatrix} 1 & 0 & 0 \\ 0 & a_{21} & 0 \\ 0 & a_{31} & a_{33}a_{31} \end{pmatrix} \tag{1-38}$$

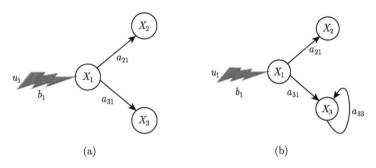

图 1.12　3 个状态节点 X_1, X_2, X_3 和 1 个输入节点 u_1 的简单的例子: (a) 结构不可控; (b) 强结构可控

从 (1-37) 和 (1-38) 以及图 1.12 易知, 不管参数如何选取, 系统 (a) 的可控性矩阵的秩都为 2, 因此是不可控的. 而对于系统 (b), 任意给定的非零参数, 其可控性矩阵都满秩, 所以是强结构可控的.

注意, 系统 (b) 只比系统 (a) 在状态节点 X_3 处多了一个自环, 从而导致系统可控性的改变. 另外, 对于一般的系统, 只有参数取得恰当时系统才是结构可控的.

下面将给出结构可控性定理, 为此首先引入两个概念:

(1) 对于有向图 $G(A, B)$ 中的一个状态节点 X_i, 如果不存在从输入节点到达它的有向路径, 则称它是不可达的;

(2) 称有边指向集合 S 的所有节点的点的集合 $T(S) = \{v_j | \exists (v_j \to v_i) \in E(G), \forall v_i \in S \subset V_A\}$ 为子集 S 的邻居集合. 定义 $|Z|$ 为集合 Z 中的节点数目. 如果存在子集及其邻居集合 $T(S)$ 满足 $|T(S)| < |S|$, 则称有向图 $G(A, B)$ 包含一个扩张. 注意, 这里要求输入节点可以属于集合 $T(S)$, 但不允许属于集合 S.

定理 1.1(结构可控性定理)　线性控制系统 (A, B) 是结构可控的当且仅当有向图 $G(A, B)$ 既不包含不可达节点也不包含扩张.

注　①如果线性控制系统 (A, B) 存在不可达节点, 说明外界输入无法影响到这些节点, 因此系统是不可控的; ②如果线性控制系统 (A, B) 存在扩张, 说明存在由相对较少的其他节点所控制的包含相对较多节点的子图. 如图 1.12(a) 所示, X_2, X_3 两个节点共享一个上级节点 (可以是输入节点, 也可以是状态节点), 因此就无法独立地控制这两个节点, 所以是不可控的. 所以, 只有系统 (A, B) 中的所有状态节点有且仅有一个独立的上级节点时, 系统才是可控的.

1.7.3 最少输入定理

我们称不共享 (具有独立) 输入节点的控制节点为驱动节点, 所以驱动节点数与输入节点数 M 相同. 如果所有状态节点都是驱动节点 (即 $M = N$), 系统必然是可控的. 在考察巨大型网络系统的可控性问题时, 对所有节点进行控制显然是行不通和不切实际的. 人们往往更倾向于寻找最少量的关键驱动节点 (记为 N_D, 也就是最小的输入节点数) 来达到对整个网络的控制. 但是, 即使理论上存在最少驱动节点, 如何通过有效算法来确定驱动节点[122-124] 也是一个比较困难的科学问题. 尤其对于大规模网络来说, 也不太容易通过尝试每一种控制方案来分析网络可控性.

最少的驱动 (输入) 节点数可以通过最大匹配来决定, 这里匹配定义为有向网络 $G(A)$ 的边的子集 M, 其中 M 中的任意两条边都既没有公共的始点也没有公共的终点. M 中的每条边的终点称为匹配节点. 匹配节点数最多的匹配称为最大匹配.

为了确定最少的驱动节点数, 需要求出有向网络 $G(A)$ 的最大匹配. 有向网络 $G(A)$ 的最大匹配可以转化为二分图的最大匹配问题来求解. 二分图的最大匹配可以采用经典的 Hopcroft-Karp 算法来进行, 该算法由 J. E. Hopcroft 和 R. M. Karp 于 1973 年提出. 有向网络 $G(A)$ 的二分图表示 $H(A)$ 定义如下[122]:

$$H(A) = \left(V_A^+ \cup V_A^-, \Gamma\right) \tag{1-39}$$

其中, $V_A^+ = \{X_1^+, \cdots, X_N^+\}$ 和 $V_A^- = \{X_1^-, \cdots, X_N^-\}$ 分别为对应于系统矩阵 A 的 N 列和 N 行的状态节点, $\Gamma = \{(X_j^+, X_i^-)\,|\,a_{ij} \neq 0\}$ 是状态节点连边. 为了直观理解二分图方法, 图 1.13 给出了一个包含 3 个节点的有向网络 (图 1.13(a)) 及其对应的二分网络 (图 1.13(b)), 从中可以清楚判断最大匹配为 $X_1^+ - X_2^-$ 和 $X_3^+ - X_3^-$. 如果把 "+"/"−" 号节点作为连边的始点/终点, 就可以得到对应的原始网络的最大匹配为 $X_1 \rightarrow X_2$ 和 $X_3 \rightarrow X_3$, 其中 X_2 和 X_3 为匹配节点.

接下来给出控制网络的最少输入定理.

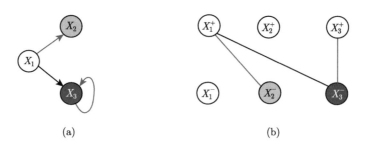

(a)   (b)

图 1.13   有向网络的二分图表示

定理 1.2(最少输入定理) 完全控制网络 $G(A)$ 所需的驱动节点为任一最大匹配所对应的未匹配节点, 驱动节点数为

$$N_D = \max\{N - |M^*|, 1\} \tag{1-40}$$

其中 $|M^*|$ 为 $G(A)$ 的任一最大匹配所对应的匹配节点数.

注 ①如果网络 $G(A)$ 中所有的节点都是匹配节点, 则可取任一状态节点为驱动节点, 即 $N_D = 1$; ②如果网络 $G(A)$ 中不是所有节点都是匹配节点, 则驱动节点为网络的任一最大匹配所对应的未匹配节点, 数量为 $N_D = N - |M^*|$; ③由②可推断网络的驱动节点数量固定, 但驱动节点可能不唯一; ④整个系统的驱动节点集合就是未匹配节点集合, 因为匹配节点都有上级节点, 只需对每一个未匹配节点进行控制.

1.8 相空间重构

重构相空间, 包括吸引子及其动态特性, 是对脑电时间序列进行动力学分析的关键环节[125,126]. 重构的相空间与原系统的相空间是等价的. Takens 时滞嵌入定理[127] 给出了从一组观测数据重构光滑吸引子的条件, 重构保持了该吸引子在时滞嵌入空间中的拓扑特性[128]. 相空间重构是从一个均匀采样的时间序列出发, 应用时滞嵌入定理在相空间中形成 m 维状态向量序列, 从而将一维数据重构为多维数据. 多维向量表示一种特定的状态, 相空间中向量的连续表示代表系统随时间的演化.

动力学系统在 t 时刻的状态可以由 $\mathbf{R}^m$ 中的点 χ 来描述. 系统状态根据映射 $\chi(t_0) \to \chi(t)$ 随时间演化. 这里, 我们考察的是大脑动力系统, 由于脑活动的混沌动力学本质[129], 大脑动力系统的状态及其演化映射关系不容易获取, 所以需视其为一个黑匣子. 尽管如此, 通过系统的某些性质, 我们可以观察到描述系统状态的可测函数 $\phi(\chi)$, 其中 $\phi: \mathbf{R}^m \to \mathbf{R}$, 所以系统的演化可以由 $\phi(\chi(t))$ 所产生的时间序列 ϕ_n 来描述, 即 EEG 信号.

由时滞嵌入定理可知, 存在一个嵌入维数 m 和嵌入时滞 τ, 可以把 ϕ_n 映射到相空间中特定的有限 m 维向量 $y_i = [\phi_i, \phi_{i+\tau}, \cdots, \phi_{i+(m-1)\tau}]$, 并重构状态空间和原系统的动力学性质. 相空间向量 y_i 形成相空间图节点, 重构的相空间为 m 维欧几里得空间的子集. 这些向量在重构的相空间中用线条连接起来会形成一个连续的轨迹, 被称为相图, 相图的几何形状反映了未知系统的吸引子特征.

相空间重构时, 关键是对嵌入时滞 τ 和嵌入维数 m 的确定. 选择 τ 时要避免出现两种极端, 既不能太小也不能太大. τ 太小会导致相空间状态向量非常接近, 出现信息冗余; τ 太大会导致相空间状态向量不相关而出现信息丢失, 重构的相空

间不能反映系统的运动特征. 类似地, 相空间的嵌入维数 m 也不能太小, 否则会使原始系统的吸引子流形无法在相空间中完全描述出来; 同时也不能太大, 否则会使非线性分析的性能下降, 增大计算吸引子动力学性质时的计算量.

针对相空间向量 (相空间图节点或顶点) y_i, 引入局部状态转迁时滞 M, 可得到状态时滞转迁的过程流 $y_i \leftrightarrow y_{i+M}$, 表示连接相空间图节点的无向边. 所有的相空间图顶点 y_i 和连接 $y_i \leftrightarrow y_{i+M}$ 形成了图 G:

$$G = (Y, B) \tag{1-41}$$

其中顶点 $Y = \{y_1, y_2, \cdots, y_n\}$ 即为相空间中的节点, $B = \{b_1, b_2, \cdots, b_m\}$ 为边的集合.

1.9 本书内容安排

本书主要基于非线性动力学和网络科学的相关知识, 结合癫痫的解剖和电生理实验发现, 构建皮质–基底节–丘脑环路系统网络动力学模型, 从非线性动力学的角度来分析和探索癫痫神经疾病发作的动力学本质, 同时设计合理有效的控制方法来研究癫痫神经疾病的内在调控机理和外在临床干扰机制. 具体研究内容如下:

第 1 章: 基础知识. 首先, 简要概括癫痫网络研究的背景和意义. 其次, 给出了癫痫全面性发作和局灶性发作的几种主要类型, 介绍了癫痫产生的生理解剖基础. 接着, 给出了癫痫的几种非线性动力学模型, 并简要分析了癫痫发作的动力学机制. 同时, 介绍了癫痫的神经刺激调控策略与优化方案. 最后, 简单介绍了本书在癫痫网络控制策略设计中用到的网络可控性理论, 以及通过癫痫 EEG 数据进行相空间重构的基本知识.

第 2 章: 基于难治性局灶癫痫患者临床 EEG 数据, 首先给出癫痫发作的新的生物标志物, 为理解癫痫的发作机理提供新的见解. 接着, 运用因果关系理论构建了癫痫的有向发作网络, 分析了其复杂网络特性, 提出了确定癫痫致痫灶和调控癫痫发作的新机制, 同时用神经元集群模型对癫痫脑致痫网络进行了模拟验证. 另外, 癫痫发作伴随着病态信息流的传播, 为了更准确地确定病态信息流的方向和强度, 本章最后还将给出精确辨识癫痫病态信息流方向的统计分析方法, 并对其进行理论验证.

第 3 章: 研究皮质–丘脑环路中丘脑中继核激励皮质癫痫失神发作与强直–阵挛性发作的转迁动力学机制. 首先将考虑丘脑中继核与皮质锥体神经元递归兴奋环路的作用机制, 同时分析皮质去抑制作用对失神癫痫发作的激励作用. 接着, 考虑丘脑中继核通过皮质前馈抑制性回路对癫痫失神发作的控制效果, 主要综合分析丘脑中继核调控皮质癫痫发作尤其是失神癫痫的多棘慢波发放的动力学机理.

第 4 章：研究皮质–丘脑环路中丘脑网状核激发皮质癫痫失神发作的动力学机制. 首先考虑丘脑网状核调节下刺激皮质诱导的癫痫失神发作与睡眠纺锤波的转迁行为. 接着分析失神发作与睡眠纺锤波时空演化对网络拓扑的依赖关系, 并给出不同发作波形转迁的多稳态共存机制. 最后, 介绍刺激丘脑网状核对癫痫失神发作的起搏器作用, 来分析激励丘脑网状核对癫痫发作及其时空演化的作用效果.

第 5 章：分析皮质–丘脑环路时滞对癫痫自发发作及其同步转迁的动力学原理. 具体地, 基于皮质–丘脑环路计算模型, 通过在丘脑内部及与皮质间引入信息传递时滞, 来综合分析不同时滞对癫痫自发发作及同步转迁的影响机制. 最后给出两皮质–丘脑功能柱时滞耦合模型的自适应反馈控制策略.

第 6 章：研究基底节与皮质–丘脑环路反馈抑制性对癫痫失神发作的控制效果. 具体地, 首先介绍刺激基底节及其自突触动力学对癫痫失神发作的控制效果, 并将分析不同刺激调控模态对癫痫失神发作的双向调控策略. 其次, 受基底节的调节作用启发, 研究皮质–丘脑环路闭环刺激对癫痫失神发作的控制效果. 最后, 给出了刺激调控癫痫发作的动力学解释.

本书的内容结构如图 1.14 所示.

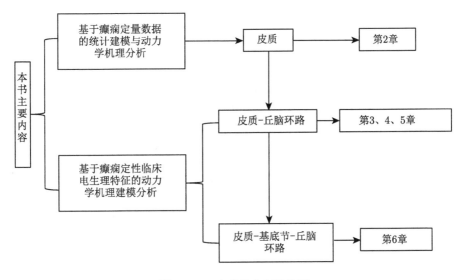

图 1.14　本书的内容结构图

这里作统一说明：本书中所有的图片都来自于本课题组发表的期刊文献、硕博士论文, 另外还有已公开发表的文献 (已注明).

参 考 文 献

[1] Paige A L, Cavanna A E. Generalized Tonic-Clonic Seizures[M]. Neuroimaging of Consciousness. Heidelberg, Berlin: Springer, 2013, 81-97.

[2] Engel J, Pedley T A, Aicardi J, et al. Epilepsy: A Comprehensive Textbook [M]. Philadelphia: Lippincott Williams & Wilkins, 2008, 3.

[3] Ji G J, Zhang Z, Xu Q, et al. Generalized tonic-clonic seizures: aberrant interhemispheric functional and anatomical connectivity[J]. Radiology, 2014, 271(3): 839-847.

[4] van Luijtelaar G, Sitnikova E. Global and focal aspects of absence epilepsy: The contribution of genetic models[J]. Neuroscience and Biobehavioral Reviews, 2006, 30(7): 983-1003.

[5] Crunelli V, Leresche N. Childhood absence epilepsy: genes, channels, neurons and networks[J]. Nature Reviews Neuroscience, 2002, 3(5): 371-382.

[6] Holmes G L, McKeever M, Adamson M. Absence seizures in children: clinical and electroencephalographic features[J]. Annals of Neurology, 1987, 21(3): 268-273.

[7] Bai X, Vestal M, Berman R, et al. Dynamic time course of typical childhood absence seizures: EEG, behavior, and functional magnetic resonance imaging[J]. Journal of Neuroscience, 2010, 30(17): 5884-5893.

[8] Sadleir L G, Farrell K, Smith S, et al. Electroclinical features of absence seizures in childhood absence epilepsy[J]. Neurology, 2006, 67(3): 413-418.

[9] Berman R, Negishi M, Vestal M, et al. Simultaneous EEG, fMRI, and behavior in typical childhood absence seizures[J]. Epilepsia, 2010, 51(10): 2011-2022.

[10] Snead O C. Basic mechanisms of generalized absence seizures[J]. Annals of Neurology, 1995, 37(2): 146-157.

[11] Salek-Haddadi A, Lemieux L, Merschhemke M, et al. Functional magnetic resonance imaging of human absence seizures[J]. Annals of Neurology: Official Journal of the American Neurological Association and the Child Neurology Society, 2003, 53(5): 663-667.

[12] Fong G C Y, Shah P U, Gee M N, et al. Childhood absence epilepsy with tonic-clonic seizures and electroencephalogram 3-4-Hz spike and multispike-slow wave complexes: linkage to chromosome 8q24[J]. American Journal of Human Biology, 1998, 63(4): 1117-1129.

[13] Chang B S, Lowenstein D H. Epilepsy[J]. New England Journal of Medicine, 2003, 349(13): 1257-1266.

[14] Moshe S L, Perucca E, Ryvlin P, et al. Epilepsy: new advances[J]. The Lancet, 2015, 385(9971): 884-898.

[15] Destexhe A. Can GABAA conductances explain the fast oscillation frequency of absence seizures in rodents?[J] Journal of Neuroscience, 1999, 11(6): 2175-2181.

[16] Depaulis A, David O, Charpier S. The genetic absence epilepsy rat from Strasbourg as a model to decipher the neuronal and network mechanisms of generalized idiopathic epilepsies[J]. Journal of Neuroscience Methods, 2016, 260: 159-174.

[17] Danober L, Deransart C, Depaulis A, et al. Pathophysiological mechanisms of genetic absence epilepsy in the rat[J]. Progress in Neurobiology, 1998, 55(1): 27-57.

[18] Hosford D A, Clark S, Cao Z, et al. The role of GABA$_B$ receptor activation in absence seizures of lethargic (lh/lh) mice[J]. Science, 1992, 257(5068): 398-401.

[19] Liu Z, Vergnes M, Depaulis A, et al. Involvement of intrathalamic GABA$_B$ neuro-transmission in the control of absence seizures in the rat[J]. Neuroscience, 1992, 48(1): 87-93.

[20] Snead O C. Evidence for GABAB-mediated mechanisms in experimental generalized absence seizures[J]. European Journal of Pharmacology, 1992, 213(3): 343-349.

[21] Liu Z, Vergnes M, Depaulis A, et al. Evidence for a critical role of GABAergic trans-mission within the thalamus in the genesis and control of absence seizures in the rat[J]. Behavioural Brain Research, 1991, 545(1-2): 1-7.

[22] Quiroga R Q, Blanco S, Rosso O A, et al. Searching for hidden information with Gabor transform in generalized tonic-clonic seizures[J]. Electroencephal. Clin. Neurophysiol, 1997, 103(4): 434-439.

[23] Blumenfeld H, Meador K J. Consciousness as a useful concept in epilepsy classification[J]. Epilepsia, 2014, 55(8): 1145-1150.

[24] Breakspear M, Roberts J A, Terry J R, et al. A unifying explanation of primary gener-alized seizures through nonlinear brain modeling and bifurcation analysis[J]. Cerebral Cortex, 2006, 16(9): 1296-1313.

[25] 王刚, 蒋涛, 但炜, 等. 难治性症状性癫痫患者头皮高频振荡波与棘尖波的关系研究 [J]. 第三军医大学学报, 2015, 37(20): 2072-2075.

[26] Jacobs J, LeVan P, Chander R, et al. Interictal high-frequency oscillations (80-500 Hz) are an indicator of seizure onset areas in dependent of spikes in the human epileptic brain[J]. Epilepsia, 2008, 49(11): 1893-1907.

[27] Andrade-Valenca L, Mari F, Jacobs J, et al. Interictal high frequency oscillations (HFOs) in patients with focal epilepsy and normal MRI[J]. Clin Neurophysiol, 2012, 123 (1): 100-105.

[28] Badawy R A B, Lai A, Vogrin S J, et al. Subcortical epilepsy[J]. Neurology, 2013, 80(20): 1901-1907.

[29] Verghese J, Rapin I. Subcortical epilepsy[J]. Neurology, 2014, 82(4): 373-373.

[30] Tenney J R, Duong T Q, King J A, et al. Corticothalamic modulation during absence seizures in rats: a functional MRI assessment[J]. Epilepsia, 2003, 44(9): 1133-1140.

[31] Marescaux C, Vergnes M. Genetic absence epilepsy in rats from strasbourg (GAERS)[J]. The Italian Journal of Neurological Sciences, 1995, 16(1): 113-118.

[32] Snead O C. Basic mechanisms of generalized absence seizures[J]. Annals of Neurology: Official Journal of the American Neurological Association and the Child Neurology Society, 1995, 37(2): 146-157.

[33] Futatsugi Y, Riviello, Jr J. J. Mechanisms of generalized absence epilepsy[J]. Brain and Development, 1998, 20(2): 75-79.

[34]　Coenen A M L, Van Luijtelaar E. Genetic animal models for absence epilepsy: a review of the WAG/Rij strain of rats[J]. Behavior Genetics, 2003, 33(6): 635-655.

[35]　Timofeev I, Steriade M. Neocortical seizures: initiation, development and cessation[J]. Neuroscience, 2004, 123(2): 299-336.

[36]　Luttjohann A, Schoffelen J M, Van Luijtelaar G. Termination of ongoing spike-wave discharges investigated by cortico-thalamic network analyses[J]. Neurobiology of Disease, 2014, 70: 127-137.

[37]　Chen M, Guo D, Li M, et al. Critical roles of the direct GABAergic pallido-cortical pathway in controlling absence seizures[J]. PLoS Computational Biology, 2015, 1(10): e1004539.

[38]　Chen M, Guo D, Wang T, et al. Bidirectional control of absence seizures by the basal ganglia: a computational evidence[J]. PLoS Computational Biology, 2014, 10(3): e1003495.

[39]　Liu J, Khalil H K, Oweiss K G. Model-based analysis and control of a network of basal ganglia spiking neurons in the normal and Parkinsonian states[J]. Journal of Neural Engineering, 2011, 8(4): 045002.

[40]　Jones C R G, Jahanshahi M. Contributions of the basal ganglia to temporal processing: evidence from Parkinson's disease[J]. Timing & Time Perception, 2014, 2(1): 87-127.

[41]　Deransart C, Vercueil L, Marescaux C, et al. The role of basal ganglia in the control of generalized absence seizures[J]. Epilepsy Research, 1998, 32(1-2): 213-223.

[42]　Pi H J, Hangya B, Kvitsiani D, et al. Cortical interneurons that specialize in disinhibitory control[J]. Nature, 2013, 503(7477): 521-524.

[43]　Paz J T, Huguenard J R. Microcircuits and their interactions in epilepsy: is the focus out of focus?[J]. Nature Neuroscience, 2015, 18(3):351-359.

[44]　Sporns O, Kotter R, Friston K J. Motifs in brain networks[J]. PLoS Biology, 2004, 2(11): e369.

[45]　Womelsdorf T, Valiante T A, Sahin N T, et al. Dynamic circuit motifs underlying rhythmic gain control, gating and integration[J]. Nature Neuroscience, 2014, 17(8): 1031-1039.

[46]　Guo D, Li C. Stochastic and coherence resonance in feed-forward-loop neuronal network motifs[J]. Physical Review E, 2009, 79(5): 051921.

[47]　Li C. Functions of neuronal network motifs[J]. Physical Review E, 2008, 78(3): 037101.

[48]　Netoff T I, Clewley R, Arno S, et al. Epilepsy in small-world networks[J]. The Journal of Neuroscience, 2004, 24(37): 8075-8083.

[49]　Beverlin B, Kakalios J, Nykamp D, et al. Dynamical changes in neurons during seizures determine tonic to clonic shift[J]. Journal of Computational Neuroscience, 2012, 33(1): 41-51.

[50]　Beverlin B, Netoff T I. Dynamic control of modeled tonic-clonic seizure states with closed-loop stimulation[J]. Frontiers in Neural Circuits, 2013, 6: 126.

[51]　Morris C, Lecar H. Voltage oscillations in the barnacle giant muscle fiber[J]. Biophysical

Journal, 1981, 35(1): 193-213.

[52] Van Drongelen W, Lee H C, Hereld M, et al. Emergent epileptiform activity in neural networks with weak excitatory synapses[J]. IEEE Transactions on Neural Systems and Rehabilitation Engineering, 2005, 13(2): 236-241.

[53] Taxidis J, Coombes S, Mason R, et al. Modeling sharp wave-ripple complexes through a CA3-CA1 network model with chemical synapses.[J]. Hippocampus, 2012, 22(5): 995.

[54] Zhang L, Fan D, Wang Q. Synchronous high-frequency oscillations in inhibitory-dominant network motifs consisting of three dentate gyrus-CA3 systems[J]. Chaos: An Interdisciplinary Journal of Nonlinear Science, 2018, 28(6): 063101.

[55] Wilson H R, Cowan J D. Excitatory and inhibitory interactions in localized populations of model neurons[J]. Biophysical Journal, 1972, 12(1): 1-24.

[56] Lopes da Silva F H, Hoeks A, Smits H, et al. Model of brain rhythmic activity[J]. Kybernetik, 1974, 15(1): 27-37.

[57] Jansen B H, Rit V G. Electroencephalogram and visual evoked potential generation in a mathematical model of coupled cortical columns[J]. Biological Cybernetics, 1995, 73(4): 357-366.

[58] Wendling F, Bartolomei F, Bellanger J J, et al. Epileptic fast activity can be explained by a model of impaired GABAergic dendritic inhibition[J]. European Journal of Neuroscience, 2002, 15(9): 1499-1508.

[59] Suffczynski P, Kalitzin S, Da Silva F L. Dynamics of non-convulsive epileptic phenomena modeled by a bistable neuronal network[J]. Neuroscience, 2004, 126(2): 467-484.

[60] Taylor P N, Baier G. A spatially extended model for macroscopic spike-wave discharges[J]. Journal of Computational Neuroscience, 2011, 31(3): 679-684.

[61] Taylor P N, Wang Y, Goodfellow M, et al. A computational study of stimulus driven epileptic seizure abatement[J]. PLoS ONE, 2014, 9(12): e114316.

[62] Taylor P N, Thomas J, Sinha N, et al. Optimal control based seizure abatement using patient derived connectivity[J]. Frontiers in Neuroscience, 2015, 9: 202.

[63] Goodfellow M, Schindler K, Baier G. Intermittent spike–wave dynamics in a heterogeneous, spatially extended neural mass model[J]. NeuroImage, 2011, 55(3): 920-932.

[64] Wang Y, Goodfellow M, Taylor P N, Baier G. Dynamic mechanisms of neocortical focal seizure onset[J]. PLoS Computational Biology, 2014, 10(8): e1003787.

[65] Braitenberg V, Schfiz A. Anatomy of the Cortex: Statistics and Geometry[M]. Berlin, Heidelberg, New York: Springer, 1991.

[66] Elhanany E, White E L. Intrinsic circuitry: synapses involving the local axon collaterals of corticocortical projection neurons in the mouse primary somatosensory cortex[J]. Journal of Comparative Neurology, 1990, 291(1): 43-54.

[67] White E L, Keller A. Cortical Circuits: Synaptic Organization of the Cerebral Cortex–Structure, Function, and Theory[M]. Boston: Birkhauser, 1989.

[68] Liu X B, Zheng Z H, Xi M C, et al. Distribution of synapses on an intracellularly labeled small pyramidal neuron in the cat motor cortex[J]. Anatomy and Embryology,

1991, 184(3): 313-318.

[69] Larkman A U. Dendritic morphology of pyramidal neurones of the visual cortex of the rat: III. Spine distributions[J]. Journal of Comparative Neurology, 1991, 306(2): 332-343.

[70] White E L. Termination of thalamic afferents in the cerebral cortex[J]. Sensory-Motor Areas and Aspects of Cortical Connectivity, 1986: 271-289.

[71] Baier G, Rosch R, Taylor P N, et al. Design Principle for a Population-based Model of Epileptic Dynamics[M]// Complexity and Synergetics. Cham: Springer, 2018: 333-347.

[72] Baier G, Taylor P N, Wang Y. Understanding epileptiform after-discharges as rhythmic oscillatory transients[J]. Frontiers in Computational Neuroscience, 2017, 11: 25.

[73] Taylor P N, Thomas J, Sinha N, et al. Optimal control based seizure abatement using patient derived connectivity[J]. Frontiers in Neuroscience, 2015, 9: 202.

[74] Rodrigues S, Barton D, Szalai R, et al. Transitions to spike-wave oscillations and epileptic dynamics in a human cortico-thalamic mean-field model[J]. Journal of Computational Neuroscience, 2009, 27(3): 507-526.

[75] Robinson P A, Rennie C J, Wright J J. Propagation and stability of waves of electrical activity in the cerebral cortex[J]. Physical Review E, 1997, 56(1): 826-840.

[76] Rennie C J, Robinson P A, Wright J J. Unified neurophysical model of EEG spectra and evoked potentials[J]. Biological Cybernetics, 2002, 86(6): 457-471.

[77] Robinson P A, Whitehouse R W, Rennie C J. Nonuniform corticothalamic continuum model of electroencephalographic spectra with application to split-alpha peaks[J]. Physical Review E, 2003, 68(2): 021922.

[78] Jirsa V K, Haken H. Field theory of electromagnetic brain activity[J]. Physical Review Letters, 1996, 77(5): 960-963.

[79] Wright J J, Liley D T J. Dynamics of the brain at global and microscopic scales: neural networks and the EEG[J]. Behavioral and Brain Sciences, 1996, 19(2): 285-295.

[80] Freyer F, Roberts J A, Becker R, et al. Biophysical mechanisms of multistability in resting-state cortical rhythms[J]. The Journal of Neuroscience, 2011, 31(17): 6353-6361.

[81] Marten F, Rodrigues S, Benjamin O, et al. Onset of polyspike complexes in a mean-field model of human electroencephalography and its application to absence epilepsy[J]. Philosophical Transactions of the Royal Society of London A: Mathematical, Physical and Engineering Sciences, 2009, 367(1891): 1145-1161.

[82] Robinson P, Rennie C, Rowe D. Dynamics of large-scale brain activity in normal arousal states and epileptic seizures[J]. Physical Review E, 2002, 65(4): 041924.

[83] Rodrigues S, Terry J R, Breakspear M. On the genesis of spike-wave oscillations in a mean-field model of human thalamic and corticothalamic dynamics[J]. Physics Letters A, 2006, 355(4-5): 352-357.

[84] Roberts J A, Robinson P A. Modeling absence seizure dynamics: implications for basic mechanisms and measurement of thalamocortical and corticothalamic latencies[J]. Journal of Theoretical Biology, 2008, 253(1): 189-201.

[85] Chen M, Guo D, Wang T, et al. Bidirectional control of absence seizures by the basal ganglia: a computational evidence[J]. PLoS Computational Biology, 2014, 10(3): e1003495.

[86] Chen M, Guo D, Li M, et al. Critical roles of the direct GABAergic pallido-cortical pathway in controlling absence seizures[J]. PLoS Computational Biology, 2015, 11(10): e1004539.

[87] Robinson P A, Rennie C J, Wright J J, et al. Steady states and global dynamics of electrical activity in the cerebral cortex[J]. Physical Review E, 1998, 58(3): 3557-3571.

[88] Robinson P A, Rennie C, Rowe D, et al. Estimation of multiscale neurophysiologic parameters by electroencephalographic means[J]. Human Brain Mapping, 2004, 23(1): 53-72.

[89] Robinson P A, Rennie C J, Wright J J, et al. Prediction of electroencephalographic spectra from neurophysiology[J]. Physical Review E, 2001, 63(2): 021903.

[90] Suffczynski P, Kalitzin S, Da Silva F L. Dynamics of non-convulsive epileptic phenomena modeled by a bistable neuronal network[J]. Neuroscience, 2004, 126(2): 467-484.

[91] 陆启韶, 彭临平, 杨卓琴. 常微分方程与动力系统 [M]. 北京: 北京航空航天大学出版社, 2010.

[92] Izhikevich E M, Moehlis J. Dynamical Systems in Neuroscience: The geometry of excitability and bursting[J]. SIAM Review, 2008, 50(2): 397.

[93] Mayville C, Fakhoury T, Abou-Khalil B. Absence seizures with evolution into generalized tonic-clonic activity: clinical and EEG features[J]. Epilepsia, 2000, 41: 391-394.

[94] Shih T T, Hirsch L J. Tonic-Absence Seizures: An Underrecognized Seizure Type[J]. Epilepsia, 2003, 44(3): 461-465.

[95] Robinson P A, Rennie C J, Rowe D L Dynamics of large-scale brain activity in normal arousal states and epileptic seizures[J]. Physical Review E, 2002, 65(4): 041924.

[96] Baier G, Goodfellow M, Taylor P N, et al. The importance of modeling epileptic seizure dynamics as spatio-temporal patterns[J]. Frontiers in Physiology, 2012, 3: 281.

[97] da Silva F H L, Blanes W, Kalitzin S N, et al. Dynamical diseases of brain systems: different routes to epileptic seizures[J]. IEEE Transactions on Biomedical Engineering, 2003, 50(5): 540-548.

[98] Suffczynski P, Da Silva F H L, Parra J, et al. Dynamics of epileptic phenomena determined from statistics of ictal transitions[J]. IEEE Transactions on Biomedical Engineering, 2006, 53(3): 524-532.

[99] Lytton W. Computer modelling of epilepsy[J]. Nature Reviews Neuroscience, 2008, 9(8): 626-637.

[100] Goodfellow M, Schindler K, Baier G. Intermittent spike-wave dynamics in a heterogeneous, spatially extended neural mass model[J]. NeuroImage, 2011, 55(3): 920-932.

[101] Xiang H B, Liu T T, Tian X B, et al. Therapeutic mechanism of subthalamic nucleus stimulation for refractory epilepsy involved in melanocortin-4 receptor signaling[J]. Molecular & Cellular Epilepsy, 2014, 1: 13-18.

[102] Kim J W, Robinson P A. Controlling limit-cycle behaviors of brain activity[J]. Physical Review E, 2008, 77(5): 051914.

[103] Suffczynski P, Kalitzin S,Da Silva F L, et al. Active paradigms of seizure anticipation: computer model evidence for necessity of stimulation[J]. Physical Review E, 2008, 78(5): 051917.

[104] Cukiert A, Lehtimaki K. Deep brain stimulation targeting in refractory epilepsy[J]. Epilepsia, 2017, 58(1): 80-84.

[105] Kile K B, Tian N., Durand D M. Low frequency stimulation decreases seizure activity in a mutation model of epilepsy[J]. Epilepsia, 2010, 51(9): 1745-1753.

[106] Bikson M, Lian J, Hahn P J, et al. Suppression of epileptiform activity by high frequency sinusoidal fields in rat hippocampal slices[J]. Journal of Neurophysiology, 2001, 531(1): 181-191.

[107] Chiang C C, Lin C C, Ju M S, et al. High frequency stimulation can suppress globally seizures induced by 4-AP in the rat hippocampus: an acute in vivo study[J]. Brain Stimulation, 2013, 6(2): 180-189.

[108] Yamamoto J, Ikeda A, Satow T, et al. Low-frequency electric cortical stimulation has an inhibitory effect on epileptic focus in mesial temporal lobe epilepsy[J]. Epilepsia, 2002, 43(5): 491-495.

[109] Yu T, Wang X, Li Y, et al. High-frequency stimulation of anterior nucleus of thalamus desynchronizes epileptic network in humans[J]. Brain, 2018, 141(9): 2631-2643.

[110] Luttjohann A, van Luijtelaar G. Thalamic stimulation in absence epilepsy[J]. Epilepsy Research, 2013, 106(1-2): 136-145.

[111] Paz J T, Davidson T J, Frechette E S, et al. Closed-loop optogenetic control of thalamus as a tool for interrupting seizures after cortical injury[J]. Nature Neuroscience, 2013, 16(1): 64-70.

[112] Taylor P N, Baier G, Cash S S, et al. A model of stimulus induced epileptic spike-wave discharges[C]. 2013 IEEE Symposium on Computational Intelligence, Cognitive Algorithms, Mind, and Brain (CCMB). IEEE, 2013: 53-59.

[113] Taylor P N, Goodfellow M, Wang Y, et al. Towards a large-scale model of patient-specific epileptic spike-wave discharges[J]. Biological Cybernetics, 2013, 107(1): 83-94.

[114] 胡娜, 封洲燕, 郭哲杉, 等. 深部脑刺激中单相脉冲与双相脉冲的作用比较 [J]. 中国生物医学工程学报, 2015, 34(5): 548-557.

[115] Merrill D R, Bikson M, Jefferys J G R. Electrical stimulation of excitable tissue: design of efficacious and safe protocols [J]. Journal of Neuroseienee Methods, 2005, 141 (2): 171-198.

[116] Shepherd R K, Javel E. Electrical stimulation of the auditory nerve: II. Effect of stimulus waveshape on single fibre response properties[J]. Hearing Research, 1999, 130(1-2): 171-188.

[117] Bagshaw E V, Evans M H. Measurement of current spread from microelectrodes when stimulating within the nervous system[J]. Experimental Brain Research, 1976, 25(4):

391-400.

[118] Tehovnik E J. Electrical stimulation of neural tissue to evoke behavioral responses[J]. Journal of Neuroscience Methods, 1996, 65(1): 1-17.

[119] Weiss G. Sur la possibilité de rendre comparables entre eux les appareils servant à l'excitation électrique[J]. Archives Italiennes de Biologie, 1901, 35(1): 413-445.

[120] Slotine J J E, Li W. Applied nonlinear control[M]. Englewood Cliffs, NJ: Prentice Hall, 1991.

[121] Tao G. A simple alternative to the Barbalat lemma[J]. IEEE Transactions on Automatic Control, 1997, 42(5): 698.

[122] 汪小帆, 李翔, 陈关荣. 网络科学导论 [M]. 北京: 高等教育出版社, 2012.

[123] Lin C T. Structural controllability[J]. IEEE Transactions on Automatic Control, 1974, 19(3): 201-208.

[124] Liu Y Y, Slotine J J, Barabasi A L. Controllability of complex networks[J]. Nature, 2011, 473(7346): 167-173.

[125] Henry B, Lovell N, Camacho F. Nonlinear dynamics time series analysis[J]. Nonlinear Biomedical Signal Processing: Dynamic Analysis and Modeling, 2001, 2: 1-39.

[126] 陈滨, 唐军. 相空间的结构与自相关 [M]. 西安: 西安电子科技大学出版社, 2019.

[127] Takens F. Detecting Strange Attractors in Turbulence[M]// Dynamical Systems and Turbulence, Warwick 1980. Berlin, Heidelberg: Springer, 1981: 366-381.

[128] Kannathal N, Choo M L, Acharya U R, et al. Entropies for detection of epilepsy in EEG[J]. Computer Methods and Programs in Biomedicine, 2005, 80(3): 187-194.

[129] Carney P R, Myers S, Geyer J D. Seizure prediction: methods[J]. Epilepsy & Behavior, 2011, 22: S94-S101.

第 2 章 局灶性癫痫数据统计建模及动力学机理分析

2.1 引　言

局灶性癫痫在临床上表现为局部脑区阵发性异常放电. 大部分患者的病情可以通过服用抗癫痫药物进行控制, 但是仍然有 30％的患者表现出抗药性[1,2]. 当两种及以上抗癫痫药物不能有效减少癫痫的发作频次或者暂时缓解后复发, 该类癫痫称为难治性癫痫[3,4]. 对于这些患者而言, 手术治疗可能是实现良好治疗效果的最有效手段. 病灶的定位是手术干预的前提, 然而较高的手术失败率表明病灶的精准定位仍然是相当棘手的问题.

随着神经科学和临床实践的巨大发展, 业已积累了海量临床癫痫数据. 发展难治性癫痫合理有效的统计方法和理论模型, 建立癫痫有效的早期检测方法, 提出定量的癫痫发作临床预警机制与干预措施评估, 形成高效精准的临床解决方案, 已经成为计算和实验神经科学的当务之急. 但癫痫发作传播的机理仍不完全明确, 难治性癫痫发作时病态信息流方向和同步信息流的辨识仍缺乏充分的理论证据, 不易构建有效的致痫网络, 导致癫痫的病灶溯源定位困难、预测准确性低以及调控效果差等, 成为控制和根治癫痫的一个基础性科学问题.

本章基于难治性癫痫立体定向脑电 (SEEG) 数据, 结合复杂网络、控制理论和动力系统建模方法, 探索难治性局灶癫痫病态信息流方向辨识、病灶准确定位与病态模式演化的统计特性及其动力学机理, 并尝试设计具有临床可行性的电刺激调控策略[5]. 具体地, 本章进行了大量的数据预处理工作, 并利用相空间重构、方向传递函数、互信息熵等方法分析了单通道脑电信号数据的特征和不同信号间的同步与因果关联, 构建了癫痫功能效用网络模型. 同时, 借助由皮质兴奋–抑制性神经元集群多功能柱耦合的空间扩展的网络动力学模型, 模拟了癫痫病态信息流方向的演化、病灶定位与电刺激调控等, 取得了丰富的理论成果.

本章内容安排如下: 2.2 节给出癫痫发作的新的生物标志物, 即相空间重构图的拉普拉斯矩阵秩下降. 局灶性癫痫发作伴随着病态信息流的发生、发展和终止, 把握病态信息流方向和强度的准确性, 决定了癫痫致痫网络构建的合理性, 进而影响癫痫病灶定位的精确性; 2.3 节和 2.4 节分别通过分析不同记录位点之间信息流状态演化确定动态效应网络模型, 并通过复杂网络度与结构可控性理论对癫痫临床病灶定位提出新的研究思路和临床策略; 2.5 节给出癫痫病态信息流方向精确辨识的改进方法, 即深层模式化方法.

2.2 癫痫发作的生物标志物——拉普拉斯矩阵秩下降

2.2.1 引言

基于 EEG 信号的癫痫发作检测研究起源于 1960 年. 此后, 通过大量研究阐明了癫痫发作前期和发作期的特征, 并对两者加以区分. 现在已经有大量用于癫痫发作检测的模型[6-19], 这些模型都使用了合适的特征来作为发作前兆, 并尝试用这个特征来预测癫痫发作. 目前用于癫痫预测的统计指标都是在发作前足够长的时刻 (一般情况下要大于临床能够对患者采取有效控制手段的时间) 计算的. 临床研究表明癫痫发作可能在临床发作的前几个小时就开始了[20]. 这也就意味着, 癫痫发作的预测时长可以达到几十分钟甚至几个小时的长度. 往后的研究也不断证实了这个推测, 例如 Luckett 等[21] 将相空间图谱的距离作为发作前兆特征, 实现了对癫痫发作提前两个小时的预测.

尽管如此, 癫痫预测的参考目标主要还是基于患者的临床表现. 因而缺乏对癫痫发作的定量化描述或对照. 本研究旨在从定量化角度寻找癫痫发作的新的生物标志物, 这样可以通过发作前的统计指标和发作时刻的定量统计指标进行对照和量化处理, 从而对癫痫发作做出更准确的预测, 同时能够为控制癫痫发作或延迟癫痫发作提供理论上的解释和指导. 本研究将同时利用神经元群模型从动力学角度为癫痫生理特性提供理论解释, 这可能为理解癫痫潜在的动力学机制提供新的见解.

2.2.2 数据与方法

1. 立体定向脑电图

(立体定向脑电图, Stereo-EEG, SEEG) 技术[22-24] 是向大脑植入深部电极来探测脑电活动、定位癫痫灶以及功能区. 通过 SEEG 技术可以精准定位癫痫灶, 从而可以精准切除或神经调控癫痫灶. 随着近代神经影像和计算机技术的进步, SEEG 技术在临床上得到了极大发展, 它可以接触到大脑深部结构, 为癫痫的定位诊断提供了非常有力的证据.

本研究所使用的 SEEG 数据来自于首都医科大学三博脑科医院. 研究人员使用 SEEG 技术, 通过最先进的手术机器人, 将深层电极立体定向地植入到难治性局灶性癫痫患者大脑中, 并且在经过手术后两年内患者都未复发癫痫. 关于这些癫痫患者的详细信息最早在 [9] 中呈现, 表 2.1 中只展示了与本研究有关的信息, 并对各个患者的顺序进行了调整. 其中为了保护参与者隐私, 我们用年龄区间替代了患者具体的年龄.

表 2.1　　研究对象的相关信息

患者编号	年龄	性别	患病持续时间/年	产生癫痫样放电的通道数量	总通道数量
1	⩽ 6	女	3	20	108
2	15~20	男	12	28	124
3	5~10	男	1	19	120
4	5~10	男	5	11	116
5	⩽ 6	男	7/12	16	122
6	25~30	女	12	30	108
7	15~20	男	3	10	119
8	10~15	女	9	10	117
9	30~35	女	22	33	126
10	5~10	女	5	22	126

如表 2.1 所示, 每个电极都有许多个触点, 每个触点都可以被视作一个 EEG 信号监测通道. 我们根据信号的高频振荡情况来决定预发作期. 如果患者数据中没有确定的预发作阶段, 我们将取临床发作前的 120s 的时间序列数据作为预发作期.

2. SEEG 数据的预处理算法

为了统计分析方便, 首先将数据进行预处理. 根据临床脑电报告的结果, 将所有通道划分为致痫通道和非致痫通道. 致痫通道的数量和所有通道总数已经在表 2.1 中展示出来, 我们将产生于非致痫通道的信号称为非致痫信号, 将产生于致痫通道的信号称为致痫信号.

对于每一位患者来说, SEEG 技术都监测到了癫痫多个周期的发作[25]. 这里选取一个发作周期包含发作间期、预发作期、发作期和发作后期等在内的一段大约半小时时长的数据, 数据采样频率为 512Hz. 把该原始数据集记为

$$X = \left\{ u_i^k, i = 1, \cdots, L | k = 1, \cdots, n_p \right\} \tag{2-1}$$

其中 n_p 为该患者的监测通道的总数量, L 为单条时间序列所有数据点总数. 譬如 30 分钟的监测数据有 $L = 30 \times 60 \times 512 = 921600$ 个数据点.

原始数据集可被划分为两个子集: 致痫信号集 X_1 和非致痫信号集 X_2, 满足关系:

$$X_1 \cap X_2 = \varnothing, \quad X_1 \cup X_2 = X \tag{2-2}$$

任取两条时间序列 $x, y \in X$, 令 $\omega = x - y$, 则会产生三种不同类型的时间序列, 由此构成三个不同的数据集:

$$\begin{cases} Y_1 = \{\omega = x - y | x \in X_1, y \in X_1\} \\ Y_2 = \{\omega = x - y | x \in X_1, y \in X_2 \text{或} \in X_2, y \in X_1\} \\ Y_3 = \{\omega = x - y | x \in X_2, y \in X_2\} \end{cases} \tag{2-3}$$

分别称为致痫–致痫数据集、致痫–非致痫数据集和非致痫–非致痫数据集. 我们的癫痫发作检测算法将对这三个集合中的时间序列分别作随机计算. 这样处理主要是基于以下两点考虑.

(i) 在癫痫发作期, 致痫网络的病态信息流会从致痫通道所在区域流向附近的非致痫通道所在区域, 因此对癫痫发作的检测不仅仅要检测致痫区域, 还要同时检测非致痫区域.

(ii) 我们将两个时间序列信号相减, 将在一定程度上抵消两条时间序列中的噪声, 同时从本节的研究结果来看两条随机时间序列的差信号有可能会表征出增强的致痫特征, 使得癫痫发作更容易被检测到, 从而达到更高的信噪比.

值得注意的是, 将两条时间序列相减也有可能会使得其中潜在的重要信息被移除. 因此, 上述做法的合理性仍需进一步的验证. 但是正是由于这种相减的处理, 我们的算法在应用时才能够达到很好的癫痫发作特征检测效果.

接着, 我们对三个集合中的信号进行时间窗划分处理. 对于任意一条时间序列 $\{\omega_i\}_{i=1}^L$, 以无重叠的方式进行时间窗分割, 我们使用的时间窗大小固定为 N, 从而产生一系列长度为 N 的时间序列 $\{g_i\}_{i=1}^N$. 时间窗的大小不应过小, 否则其产生的相空间图无法捕捉到系统在一个完整周期内的特征. 同时为了计算更多次的癫痫发作特征从而能够显示癫痫发作演化过程中的特征转迁行为, 时间窗也不宜设置过大. 这里所使用的时间窗大小为 20676 个数据点, 这一数值沿用了 Luckett 等[21] 的研究成果.

然后, 我们对 $\{g_i\}_{i=1}^N$ 进行符号化处理[26]. 符号化处理有利于减少低噪声对信号的干扰, 并且将相空间中癫痫发作状态转变放大. 同时它也是为重构出有限维相空间做准备. 我们将符号的个数记为 S, 每个时间窗和每条时间序列的符号个数都是相同的. 所有数据点都可以由 S 个不同的整数所替代 (即 $0, 1, \cdots, S-1$), 具体符号化过程可以描述如下:

$$s_i = \text{INT}\left[\frac{S(g_i - g_{\min})}{g_{\max} - g_{\min}}\right], \quad i = 1, 2, \cdots, N \tag{2-4}$$

其中 INT 为向下取整函数, $g_{\min}$ 和 $g_{\max}$ 分别表示序列 $\{\omega_i\}_{i=1}^L$ 中首个时间窗内数据点的最小值和最大值. 当上式计算所得的 $s_i \geqslant S-1$ 时, 则令 $s_i = S-1$; 当通过上式计算出的 $s_i < 0$ 时, 则令 $s_i = 0$.

通过上述预处理过程, $Y_i\,(i = 1, 2, 3)$ 中的任意一条时间序列 $\{\omega_i\}_{i=1}^L$ 都被转化成了一系列由 0 到 $S-1$ 的整数构成的长度为 N 的时间序列 $\{s_i\}_{i=1}^N$, 其中 $s_i \in \{0, 1, \cdots, S-1\}$.

3. 相空间重构

信号重建已经进行了广泛的研究[27-30]. 相空间重构是研究非线性动力系统结构的一种成熟方法. 该方法基于有限数据集重构吸引子来研究系统的行为[31,32]. Takens 时滞嵌入定理[33] 表明, 给定一个时间序列 $\{s_i\}_{i=1}^N$ 和时滞 τ, 只要嵌入维数 m 足够大, 所重构的相空间就和原状态空间在拓扑意义上等价. 确定嵌入维数和时滞是有效重建的关键[34-36]. 对于给定窗口的时间序列 $\{s_i\}_{i=1}^N$, 重构的相空间中的状态向量可以被表示为

$$u_i = (s_i, s_{i+\tau}, s_{i+2\tau}, \cdots, s_{i+(m-1)\tau}) \tag{2-5}$$

该状态向量也代表了相空间图的各个节点. 在 m 维的相空间图中, 至多有 $n_0 = S^m$ 个节点, 也就是至多有 n_0 种不同的状态向量. 对于混沌状态的时间序列而言, 相空间图的节点数量往往十分接近最大值 n_0. 然而, 随着癫痫的演化, 相空间图中的节点数量将会小于甚至显著小于 n_0. 在这里采用的方法中, 我们假设所有可能节点都存在于相空间图中. 当它不能被 u_i 表示时, 就成了相空间图中的孤立点, 即没有任何节点和它相连. 如果某个节点被 u_i 表示, 则会与一个其他可被 u_i 表示的节点相连接. 这里假设所有可能节点都存在于相空间图中, 是为了便于在节点数相同的相空间图内观察节点之间的连接随时间窗的演化. 我们假设相空间图中的节点集合为

$$V = \{v_1, v_2, \cdots, v_{n_0}\} \tag{2-6}$$

我们通过状态转移时滞 T 来定义局部的状态转移. 用连接 $(u_i \leftrightarrow u_{i+T})$ 来定义状态 u_i 和状态 u_{i+T} 之间的边, 即代表了信息流的转移过程. 令

$$E = \{e_i = (v_i^1, v_i^2) \,|\, \exists j = 1, \cdots, N - T, u_j = v_i^1 且 u_{j+T} = v_i^2\} \tag{2-7}$$

表示相空间中所有边的集合, 那么节点集 V 和边集 E 就构成了单个窗口所对应的相空间图 $G(V, E)$.

4. 邻接矩阵和拉普拉斯矩阵

图提供了一种用抽象的点和线表示各种实际网络的统一方法, 图论研究包括图的拓扑结构和表示节点之间连接关系的相关矩阵的特征属性. 最常见的能描述这种连接关系的便是邻接矩阵和拉普拉斯矩阵. 本节中所使用的图 $G(V, E)$ 为简单无向图, 它的邻接矩阵记为 $A = (a_{ij})_{n_0 \times n_0}$, 其中,

$$a_{ij} = \begin{cases} 1, & i \neq j 且 (v_i, v_j) \in E \\ 0, & i = j 且 (v_i, v_j) \in E \end{cases} \tag{2-8}$$

则 $d_i = \sum_{j=1}^{n} a_{ij}$ 为节点 v_i 的度. 令 D 为每个节点度组成的对角矩阵:

$$D = \begin{pmatrix} d_1 & & \\ & \ddots & \\ & & d_n \end{pmatrix} \tag{2-9}$$

则拉普拉斯矩阵为 $L = D - A$, 它有以下两点性质:

(a) L 是一个半正定的矩阵. 它的特征值都是非负数, 且最小特征值为 0.

(b) 若 L 的秩为 r, 则其所对应的图中独立集个数为 $n_0 - r$.

由性质 (b) 可推知, 如果 L 的秩随时间窗向前演化而增大, 则其对应相空间图的独立集个数减少, 可能意味着节点间连通性越好, 网络的信息交流更加频繁. 反过来, 如果 L 的秩随着时间窗向前演化而减小, 则其对应相空间图的连通性越差, 网络信息交流在一定程度上受阻. 所以拉普拉斯矩阵的秩有可能作为癫痫发作的检测特征, 进而可以对癫痫网络特征做定性的推测和分析.

为了更好地理解本节处理癫痫数据提取癫痫发作检测特征的过程, 具体算法流程总结如下 (针对单条时间序列 $\{\omega_i\}_{i=1}^{L}$):

(i) 通过原始数据 X 处理得到三类不同的数据集 Y_1, Y_2, Y_3;

(ii) 从任一数据集 $Y_i\,(i = 1, 2, 3)$ 中任取一条时间序列 $\{\omega_i\}_{i=1}^{L}$ 进行无重叠时间窗划分, 并对所有时间窗内的数据进行符号化处理, 即将数据转化为由 $\{0, 1, \cdots, S-1\}$ 中整数组成的序列;

(iii) 针对每个时间窗, 通过重构产生一个能够表征该时间窗内系统特性的相空间图;

(iv) 求相空间图对应的拉普拉斯矩阵的秩.

最后观察秩在各个连续时间窗内的演化情况, 如果秩出现显著上升或下降, 则代表癫痫发作风险的增大或减小.

注意上述算法是定性的方法, 因为实际临床不同患者数据重构相空间图的平均秩水平可能存在显著差异, 所以该算法分析结果可能只能对癫痫发作提供定性的参考. 尽管如此, 这里提出的统计算法及结果对探索癫痫的发作动力学机制仍然具有一定的参考价值.

5. 神经元群耦合模型及其癫痫 EEG 模拟信号

人们提出了各种模型来研究癫痫活动及其与观察到的脑电图的关系[37-39]. 本章主要采用的是利用集总参数方法得到的神经元群模型, 如图 2.1 所示. 这个模型最先由 Lopes da Silva 等[40] 建立, 后经 Jansen[41,42] 和 Wendling 等[43] 进行了改进. 这一模型用于理论上模拟癫痫 EEG 信号, 并通过对模型参数的调整理论上实现对癫痫 EEG 信号的调控. 皮质神经元群模型包括了兴奋性锥体神经元子集群、抑制性和兴奋性中间神经元子集群三个部分. h_e 和 h_i 分别表示将动作电位的平均脉冲密度转换为平均突触后兴奋性细胞膜电位 (EPSP) 和抑制性细胞膜电位 (IPSP) 的转换函数. x_0 表示中间神经元 EPSP 转迁函数 h_e 的输出, x_1 和 x_2 分别表示锥体神经元 EPSP 转迁函数 h_e 的输出和 IPSP 转迁函数 h_i 的输出. $S(v) = 2e_0/\left(1 + e^{r(v_0-v)}\right)$ 是一个将神经元群的平均膜电位转换为动作电位的平均脉冲密度 (平均放电率) 的非线性转换函数, 其中 $2e_0$ 是最大放电率, v_0 是对应于放电率 e_0 的突触后电位, r 是 Sigmoid 函数的陡峭度 (决定函数弯曲程度). $p(t)$ 从整体上衡量了相邻的或较远的集群放电的影响, 通过正均值的高斯白噪声来建模. 这里 $p(t) = \mu + \sigma\xi(t)$, 其中 μ 是噪声的偏置电流, σ 是噪声强度, $\xi(t)$ 是均值为 0、方差为 1 的标准高斯白噪声. C_1, C_2, C_3, C_4 表示神经元集群的平均突触连接数, 具体解释可参考 1.4.2 节.

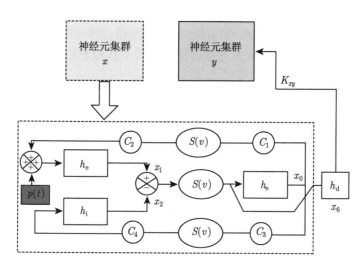

图 2.1　从神经元群模型 x 到神经元群模型 y 的单向耦合模型示意图. 虚线矩形框展示了单个神经元群模型 x 的内在动力学机理, y 与之类似. h_e, h_i 和 h_d 分别是兴奋性突触后电位 EPSP 和抑制性突触后电位 IPSP 的线性转迁函数, $S(v)$ 是非线性转迁函数, C_1, C_2, C_3, C_4 表示关联突触的平均数量. $p(t)$ 是高斯白噪声, 是对环境影响的建模. x_0 表示中间神经元转迁函数 h_e 的输出, x_1 表示锥体神经元 EPSP 转迁函数 h_e 的输出, x_2 表示锥体神经元 IPSP 转迁函数 h_i 的输出, x_6 表示 EPSP 转迁函数 h_d 的输出. K_{xy} 是输出耦合强度

接着, 引入一个增益常数 K_{xy} 来定义从神经元集群 x 到神经元集群 y 的耦合强度, 从而建立一个单向耦合的神经元群耦合模型, 即 $K_{xy} \geqslant 0, K_{yx} = 0$. EPSP 转迁函数 h_d 反映了耦合连接的延迟脉冲响应, x_6 表示 h_d 的输出. 这里考虑的单

向耦合模型可以通过下面 14 个常微分方程来描述:

$$\begin{cases} \dot{x}_0(t) = x_3(t) \\ \dot{x}_3(t) = A_x(t)aS[x_1(t) - x_2(t)] - 2ax_3(t) - a^2 x_0(t) \\ \dot{x}_1(t) = x_4(t) \\ \dot{x}_4(t) = A_x(t)a\{p(t) + C_2 S[C_1 x_0(t)]\} - 2ax_4(t) - a^2 x_1(t) \\ \dot{x}_2(t) = x_5(t) \\ \dot{x}_5(t) = BbC_4 S[C_3 x_0(t)] - 2bx_5(t) - b^2 x_2(t) \\ \dot{x}_6(t) = x_7(t) \\ \dot{x}_7(t) = A_x(t)a_d S[x_1(t) - x_2(t)] - 2a_d x_7(t) - a_d^2 x_6(t) \\ \dot{y}_0(t) = y_3(t) \\ \dot{y}_3(t) = A_y(t)aS[y_1(t) - y_2(t)] - 2ay_3(t) - a^2 y_0(t) \\ \dot{y}_1(t) = y_4(t) \\ \dot{y}_4(t) = A_y(t)a\{p(t) + C_2 S[C_1 y_0(t) + K_{xy} x_6(t)]\} - 2ay_4(t) - a^2 y_1(t) \\ \dot{y}_2(t) = y_5(t) \\ \dot{y}_5(t) = BbC_4 S[C_3 y_0(t)] - 2by_5(t) - b^2 y_2(t) \end{cases} \tag{2-10}$$

模型中所有参数的解释及模拟时使用的标准值可参考表 2.2. 神经元群 x 产生的癫痫模拟信号振荡频率可以通过兴奋性平均突触增益 A_x 来调控. 如图 2.3 所示, 当 $3.25 \leqslant A_x \leqslant 3.70$ 时, 该神经元集群处于正常状态; 当 $A_x > 3.70$ 时, 就会潜在地引起癫痫波振荡行为; A_x 越大, 癫痫波振荡行为出现的可能性越大. 所以致痫信号 (包括发作前和发作过程中) 可以通过逐渐增大 A_x 来实现. 我们使用线性函数来控制 A_x 随时间演化, 即

$$A_x(t) = A_0 + kt \tag{2-11}$$

其中 $A_0 = A = 3.25\text{mV}, k > 0$.

表 2.2   模型参数的含义及其标准值

参数名	参数含义	标准值
A	平均兴奋性突触增益	3.25mV/可调整
B	平均抑制性突触增益	22mV
$1/a$	细胞膜平均时间常数	$a = 100\text{s}^{-1}$
$1/b$	树突的平均时间常数	$b = 50\text{s}^{-1}$
$1/a_d$	神经元集群在信号传出时的平均时滞	$a_d = 33\text{s}^{-1}$
v_0, e_0, r	非线性 Sigmoid 函数的参数 (平均膜电位到动作电位的平均密度)	$v_0 = 6\text{mV}$ $e_0 = 2.5\text{s}^{-1}$ $r = 0.56\text{mV}^{-1}$
C_1, C_2	兴奋性反馈环路中关联突触的平均数量	$C_1 = 135$ $C_2 = 0.8C_1$
C_3, C_4	抑制性反馈环路中关联突触的平均数量	$C_3 = C_4 = 0.25C_1$

特别地, 选取 $K_{xy} = 200, k = \dfrac{1.70\text{mV}}{N}$ 进行癫痫 EEG 信号模拟. 模拟时长为 50s, 步长为 1/(512s)(即采样频率为 512Hz, 总数据点个数为 $50 \times 512 = 25600$ 个). 假设时间序列 $x_0(t), y_0(t)$ 分别代表神经元集群 x, y 产生的 EEG 模拟信号, $\omega(t) = x_0(t) - y_0(t)$ 是它们的信号差:

(1) 当 $k_x = \dfrac{1.70\text{mV}}{N}, k_y = 0$ 时, $\omega(t)$ 模拟致痫–非致痫信号;

(2) 当 $k_x = k_y = 0$ 时, $\omega(t)$ 模拟非致痫–非致痫信号;

(3) 当 $k_x = k_y = \dfrac{1.70\text{mV}}{N}$ 时, $\omega(t)$ 模拟致痫–致痫信号.

图 2.2 给出了致痫–非致痫信号的时间序列图, 其中非致痫信号以一种随机波动的形式不断演化. 而对于致痫信号, 刚开始低幅度随机波动没有出现棘峰, 但随着时间演化 $A_x(t)$ 的值不断增大, 诱发高幅度棘峰振荡. 图 2.3 给出了 A_x 增大与癫痫波振荡频率的关系. 结果显示, 当 A_x 接近 4.5 时, 模拟信号开始出现棘峰; 当 $A_x > 5.2$ 时, 模拟信号的棘峰数量逐渐稳定并且振荡频率逐渐增大.

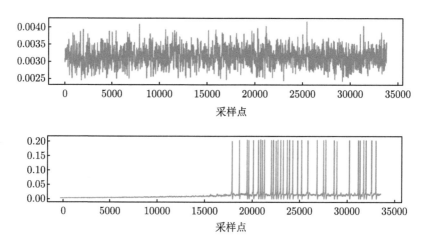

图 2.2　用神经元群模型模拟的非致痫 (上) 和致痫信号 (下)

接着我们模拟癫痫发作各个时期的 EEG 信号. 如果 A_x 恒定, 则对应非致痫区域的信号, 它只受致痫区域信号的耦合作用. 对于致痫区域的信号, 根据 A_x 与癫痫波振荡频率的关系, 我们做如下假设, 后续工作也将遵循这个规则:

(1) 当 $A_x < 4.2$ 时, 模拟序列不会产生棘峰, 此时模拟的致痫区域信号处于发作间期;

(2) 当 $4.2 \leqslant A_x \leqslant 4.5$ 时, 模拟序列只会随机零星产生棘峰且十分不稳定, 此时模拟的致痫区域信号处于预发作期;

(3) 当 $A_x > 5.2$ 时, 模拟序列会产生稳定的棘峰, 此时我们认为所模拟的致痫区域信号处于癫痫发作期.

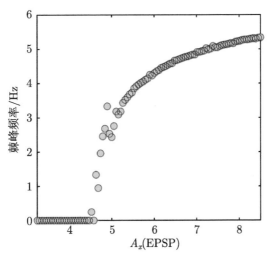

图 2.3   模拟信号的棘峰频率和 A_x 值大小的关系

2.2.3   结果与分析

1. 发作检测算法结果

首先依据癫痫临床报告将癫痫数据分类成致痫 (Epilepsy, E) 通道信号集 X_1 和非致痫 (Non-epilepsy, N) 通道信号集 X_2. 接着从两个集合中各随机选取 10 条通道信号, 共二十条信号数据组成新的数据集 X, 基于 X 构建集合 $\{Y_1, Y_2, Y_3\}$, 进而开始构建相空间图并计算图拉普拉斯矩阵秩. 注意, 遵从先前的研究结果[21], 重构相空间图时使用的参数值为 $S = 3, N = 20676, \tau = 50, m = 3, T = 46$, 其中嵌入时滞 τ 和嵌入维数 m 为了分析方便会做适当调整. 为了使得结果具有统计学意义, 以 Y_1 为例, 首先从中进行二十次无重复随机采样, 计算这二十个样本在各个窗口的相空间图秩的平均值, 得到与 Y_1 对应的平均秩随时间演化的序列. 对 Y_2, Y_3 也做类似操作.

图 2.4(a) 和 (b) 给出了 3 号患者的一条致痫区域原始时间序列 (a) 和一条非致痫区域原始时间序列 (b). 图中窗口序数 11~17 对应发作间期, 窗口序数 18~20 对应预发作期, 窗口序数 21~24 对应癫痫发作期. 图 2.4(c) 给出了每个窗口对应的相空间图拉普拉斯矩阵秩的演化过程, 图中每个数据点是二十次计算结果的平均值, 因此平均秩的值可能为小数.

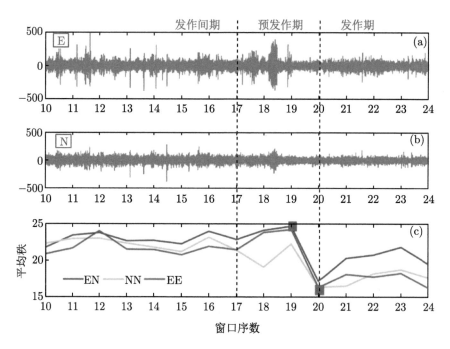

图 2.4　癫痫患者致痫 (E) 与非致痫 (N)SEEG 演化图及对应拉普拉斯矩阵秩的变化折线图.
(a) 致痫区域一条通道信号时间序列. (b) 非致痫区域一条通道信号时间序列. 两条竖直虚线分
割信号为癫痫不同发作时期. 同时将数据分割成不同的窗口, 横轴对应窗口序数, 为了便于观
察发作时刻平均秩的演化情况, 图中只显示了窗口序数 10~24 的变化情况. (c) 三种信号 EN、
NN 和 EE 的平均秩演化趋势: EN 为致痫–非致痫信号, NN 为非致痫–非致痫信号, EE 为致
痫–致痫信号

　　从图 2.4(c) 中可以看出, 发作间期时致痫-非致痫信号 (EN) 的平均秩比较稳
定且维持在较高的水平, 意味着发作间期在致痫区域和非致痫区域间存在较频繁
的信息交流. 在预发作期时, 秩先有较小幅度上升, 这可能是由于系统在不断积累
病态信息而触发其内部反馈调节机制所导致的. 紧接着在窗口序数 20 的位置出
现了显著的下降现象, 则意味着癫痫网络中某些信息流发生断裂使得系统出现异
常, 从而诱发癫痫发作. 对于致痫-致痫信号 (EE) 和非致痫-非致痫信号 (NN) 也
有类似情况.

　　但相比之下, 致痫–致痫信号下降量最为显著, 而非致痫区域的信号的秩下降
较弱.整体看来, 致痫–致痫信号的秩演变具有更高的特异性, 从而可以根据其秩的
演化划分出癫痫发作的各个时期, 因此可以用作癫痫发作的生物标志物来探测和
预测癫痫发作, 甚至有助于确定癫痫发作病灶的位置, 因此, 我们接下来对致痫–
致痫信号的秩下降情况进行量化, 定义致痫–致痫信号的最大秩下降量 (Maximum
Rank Difference, MRD), 即癫痫发作各时期如间期 (inter)、预发作期 (pre) 和发

作期 (ictal) 中最大秩和最小秩的差值, 反映了秩波动范围的绝对大小. 例如定义预发作期 MRD 为

$$\text{MRD}_{\text{pre}} = r_{\max} - r_{\min} \tag{2-12}$$

其中 $r_{\max}$ 和 $r_{\min}$ 表示致痫-致痫信号在预发作期的最大秩和最小秩. $\text{MRD}_{\text{inter}}$, $\text{MRD}_{\text{ictal}}$ 的定义类似. 为了观察方便, 将 MRD 归一化到区间 $[0,1]$:

$$\text{NMRD}_i = \frac{\text{MRD}_i}{\max\left\{\text{MRD}_{\text{inter}}, \text{MRD}_{\text{pre}}, \text{MRD}_{\text{ictal}}\right\}} \tag{2-13}$$

其中 $i \in \{\text{inter}, \text{pre}, \text{ictal}\}$, max 表示求最大值. NMRD 反映了秩波动的相对水平, 当 MRD_i 等于 $\max\{\text{MRD}_{\text{inter}}, \text{MRD}_{\text{pre}}, \text{MRD}_{\text{ictal}}\}$ 时, NMRD_i 等于 1, 表明在阶段 i 秩振荡最为剧烈.

表 2.3　癫痫发作各个时期的 MRD(NMRD) 值

患者序号	发作间期	预发作期	发作期
1	7.05(0.97)	7.25(1)	1.3(0.18)
2	17.1(1)	12.25(0.72)	2.95(0.17)
3	3.3(0.35)	9.4(1)	3.25(0.35)
4	3.25(0.60)	5.45(1)	0.4(0.07)
5	2.15(0.22)	10(1)	6.1(0.61)
6	3.35(0.63)	5.35(1)	1.95(0.36)
7	0.5(0.83)	0.6(1)	0.2(0.33)
8	1.8(1)	1.45(0.81)	0.35(0.19)
9	2.8(0.63)	4.45(1)	0.1(0.02)
10	0.3(0.13)	2.25(1)	0.6(0.27)

表 2.3 中计算了每位患者在癫痫发作各个时期的 MRD 和 NMRD 值. 从表中可看出, 不同癫痫患者的 MRD 和 NMRD 差异较大, 这可能关联于每个患者的致痫程度及临床特异性. 整体看来, 在发作间期有 70% 患者的 NMRD 值大于 0.6, 表明大部分患者脑电图存在较显著的秩下降现象, 作为潜在的癫痫发作预测生物标志物具有一定的统计学意义. 在预发作期, 有 8 位患者的 $\text{NMRD}_{\text{pre}} = 1$, 其余患者的 $\text{NMRD}_{\text{pre}} = 0.72, 0.81$, 都远大于癫痫发作期的值 $\text{NMRD}_{\text{ictal}}$, 这些表明拉普拉斯矩阵秩在预发作期发生显著性下降是一个较为普遍的现象. 另外, 系统在癫痫发作期的秩水平保持稳定.

2. 算法的参数分析

这一部分讨论相空间重构参数作为控制变量对计算的平均秩下降的影响, 从而确定出最优的重构参数以便应用于理论建模分析.

确定嵌入维数是癫痫动力系统相空间重构的关键. 如果嵌入维数过低, 低维相空间中系统的吸引子无法充分展开, 可能会掩盖许多系统特性. 由图 2.5 可知,

当 $m = 3$ 时, 平均秩下降已经呈现显著性, 因此后面的理论分析也选取 $m = 3$ 来进行相空间重构.

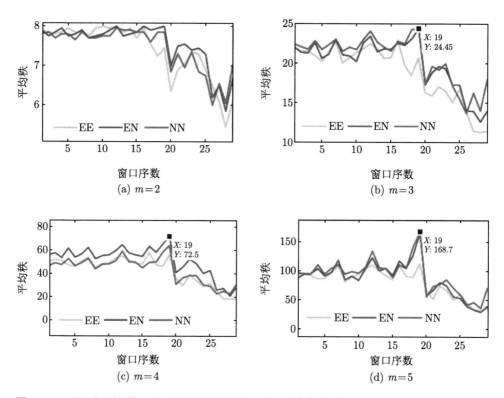

图 2.5　不同嵌入维数下所对应的拉普拉斯矩阵平均秩大小的变化 (a) $m = 2$, (b) $m = 3$, (c) $m = 4$, (d) $m = 5$, 其他参数值和记号 EE, EN 和 NN 的含义都与图 2.4 相同 (下同)

　　类似地, 图 2.6 给出了不同时滞 τ 对平均秩演化情况的影响. 如果相空间重构时滞太小, 相空间向量各维度数据点间可能会因为太过接近而缺乏区分度; 反之, 如果相空间重构时滞太大, 相空间向量各维度数据点间也可能因为距离过大而缺少关联性. 从图 2.6 可以看出, 在 $\tau = 50$ 时平均秩下降最大, 所以后面选择 $\tau = 50$ 来进行理论分析.

　　局部状态转迁时滞 T 与相空间重构时滞类似, 也需要选择适当 (这里采用 $T = 46$) 以保障相空间状态 u_i 和 u_{i+T} 间存在特定程度的关联性. 只要患者数据采样频率相同, 本章参数 m, τ, T 值的选取, 都能保障癫痫发作检测算法的有效性.

　　另外, 研究表明, 不同的符号化处理方法在对时间序列的研究中起着十分重要的作用. 理论分析发现, S 值的大小几乎不影响秩的下降水平, 因此为了减少计算成本且不失一般性, 这里选取 $S = 3$.

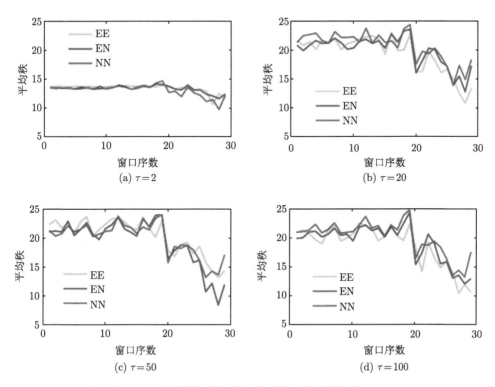

图 2.6 不同嵌入时滞下所对应的拉普拉斯矩阵平均秩大小的变化 (a) $\tau = 2$, (b) $\tau = 20$, (c) $\tau = 50$, (d) $\tau = 100$

3. 监测算法在模型上的应用

根据 2.2.2 节的 5. 中的假设说明, 可以通过调节兴奋性突触增益 A 来使神经元耦合模型模拟非致痫信号和致痫信号, 以及致痫信号的各个发作时期, 包括发作间期、预发作期和发作期. 图 2.7 中的不同 EEG 信号都是按照此假设规则模拟的, 图中用粉色竖线将发作的不同时期进行了划分. 在图 2.7(a)、(b)、(c) 的最下方给出了秩的演化情况, 可以看出在癫痫预发作期平均秩有明显下降现象, 理论和临床结果定性一致, 从而从计算角度给出了理论验证.

在图 2.7 对 EEG 信号进行模拟时, 模型 (2-10) 中的噪声的偏置电流和强度经过了合适的调整. 特别地, 取 $\mu = 75, \sigma = 25$, 以便对特定水平的 A_x, 能够成功模拟癫痫发作的棘峰波动. 尽管如此, 噪声的偏置电流和强度的改变有可能对棘峰产生的具体时刻产生影响. 研究表明, 即使在 EEG 信号中观察到了棘峰振荡行为, 临床癫痫症状的出现可能相对棘峰出现时刻有一定程度的延迟. 这说明, 棘峰出现时刻并不能看作是癫痫发作时刻的特定生物标志物. 因此, 本节设计的算法在建立癫痫发作生物标志物方面具有潜在的科学价值.

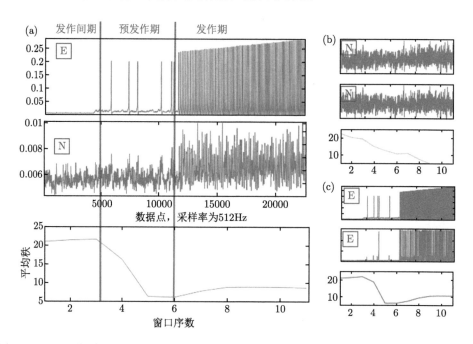

图 2.7 通过模型模拟得到的致痫 (E)-非致痫 (N) 信号、非致痫 (N)-非致痫 (N) 信号和致痫 (E)-致痫 (E) 信号及其所对应的平均秩随时间窗移动的演变图. 该平均秩的计算使用的参数为 $S = 3$, $N = 2000$, $\tau = 50$, $m = 3, T = 46$. (a) 上方的时间序列模拟的是来自致痫区域的信号, 发作间期 $A_x = 3.7$, 预发作期 $A_x = 4.5$, 发作期 $A_x \geqslant 5.2$. 中间的时间序列模拟了非致痫区域的信号, 其中 $A_y = 3.5, K_{xy} = 50$. 下方的图展示了上方两条时间序列相减后的相空间图秩演化结果. (b) 非致痫–非致痫信号的模拟信号及其平均秩的演化, 其中 $A_x = 3.7 + \dfrac{t}{25600}, A_y = 3.5, K_{xy} = 50$. (c) 致痫–致痫信号的模拟信号及其平均秩的演化, 其中除了 $K_{xy} = 200$ 外, 其他参数和 (a) 相同

图 2.8(c) 给出了噪声偏置电流 μ 改变时, 癫痫模拟信号的时间演化图. 我们需要考虑的问题是偏置电流改变时棘峰出现位置发生相应变化的同时基于本算法计算的秩下降位置是否也会随之而改变, 也就是探索分析癫痫发作时相空间图秩下降与信号中棘峰出现是否存在必然的关联性. 如果答案是否定的, 由于信号模拟中只有参数 A_x 发生了改变, 所以秩下降就是由兴奋性突触增益 A_x 决定的. 图 2.8(a) 对应的是 $\mu = 47$ 的情形, 这里作为对照, 在图 2.8(c) 中分别模拟了 $\mu = 75$, $\mu = 45$, $\mu = 35$ 等三种情形. 可以发现, 随着 μ 的减小, 信号棘峰出现的时刻也相应延迟. 但是需要注意的是, 相空间图秩下降的位置都位于同一个时间窗内, 这说明秩下降不是由模拟信号的棘峰出现引起的, 而是由模型的兴奋性突触增益 A_x 来决定的. 这意味着秩下降确实是由神经集群电生理活动的本质决定的, 因而可

以作为探测和预测癫痫发作的一种可能的生物标志物.

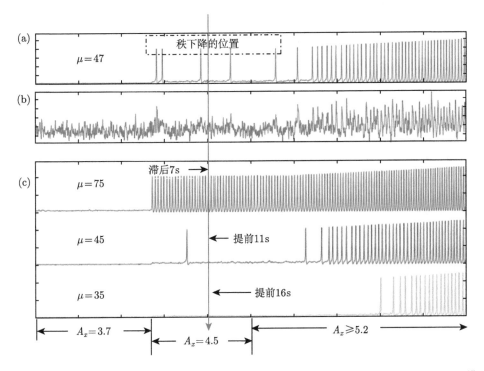

图 2.8 (a) 除了参数 $\mu = 47$ 以外, 其余参数和图 2.7(a) 中模拟的致痫区域信号相同. (b) 模型模拟的另一条时间序列, 对应于非致痫区域信号, 其中 $A_y = 3.5, K_{xy} = 50$. (c) 上、中和下三条时间序列分别对应于偏滞电流 μ 等于 75, 45 和 35 的情况. 粉色箭头标出了信号平均秩下降的时间点. 黑色箭头指示秩下降时间点与时间序列中出现棘峰的时间点之间的时间延迟

本节我们着重探索了发作前和发作期癫痫发作信号相空间重构图的拉普拉斯矩阵秩的降低现象, 提出秩下降现象可以作为癫痫的潜在生物标志物, 并通过模拟数据进一步验证了秩下降的必然性, 这可能会对癫痫发作监测和预测提供新的见解[44-46]. 尽管如此, 本节提出的方法仍需要对更多不同年龄组不同临床条件下的癫痫患者进行综合测试, 以确定其整体表现.

2.3 局灶性癫痫病灶定位及术后效果预测 (一)

2.3.1 问题描述

难治性癫痫的患者通常会做很多常规性影像检查, 如长时程头皮脑电、核磁共振、脑磁图等等[47]. 这些影像资料是术前评估极其重要的一环, 也是临床诊断的重要依据. 当诸多影像不能对癫痫病灶给出统一结论时, 侵入性的监测手段将会被采用, 代表性的就是立体脑电 (SEEG). SEEG 凭借其能采集颅内高信噪比脑电信号且直达任意解剖区域而被视作病灶定位的 "金标准"[48]. 但是, 病灶的识别主要依靠电生理医师的视觉分析, 缺乏量化标准, 不可避免地存在主观性和不确定性[49]. 因此, 本节的主要目的是建立长时程立体脑电的分析框架, 对癫痫病灶进行准确定位. 另一方面, 癫痫被认为是网络异常的结果, 近年来国内外学者已经提出了许多脑连接的计算方法, 旨在从网络的角度去认识和理解大脑功能性活动[50,51]. 研究病灶的切除对病态网络的改良作用也是目的之一.

2.3.2　数据与方法

1. SEEG 数据说明

SEEG 数据也是来自于首都医科大学三博脑科医院的 10 名癫痫患者 (参见表 2.4). 每名患者需要植入 8~15 根数量不等的电极, 而且每根电极上有近二十个触点. 这些触点会根据临床需要灵活选取, 被选取的触点被视作一个信号通道, 记录局部的脑电信号. 在 ROSA 系统的辅助下, 电极被准确植入到疑似病灶的区域, 这些区域是根据非侵入性影像数据确定的. 监测周期是由住院医师根据发作情况和患者及家属意愿决定的, 数天到数周不等.

表 2.4　癫痫患者的基本信息

编号	年龄	患病时间/年	半球	电极/触点	监测期间发作次数	病理
1	17	12	右	15/124	4	FCD Ia
2	9	5	左	11/116	6	FCD Ib
3	4	7/12	右	13/122	9	FCD IIa
4	7	1	左	10/120	101	FCD IIb+FCD Ic
5	5	3	右	10/108	2	FCD Ib
6	16	3	左 & 右	15/119	4	FCD Ib+FCD IIb
7	32	22	左 & 右	9/126	9	HS.
8	7	5	左	13/116	1	FCD Ib
9	27	12	左	8/108	5	HS.
10	15	9	右	8/117	17	FCD Ib+GMH

注: FCD, 皮质发育不良; HS., 海马硬化; GMH, 灰质异位.

对于每名患者, 我们随机选取两段 (8 号患者只有一段) 包含临床发作的 SEEG 记录. 这些片段包含 60s 的发作间期、发作前期和 30~60s 的发作期. 值得一提的是, 发作前期是依据低幅快波的出现而划分的[52]. 如果临床上没有观察到明显的发作前期, 那么片段中将只会包含发作间期和发作期的记录.

2. 方向传递函数

格兰杰因果是计算不同通道信号之间依赖关系的经典方法, 其概念最早由维纳提出, 但经由格兰杰通过多元自回归模型将其量化并推广开来[53]. 一般来说, SEEG 记录的脑活动是动态变化的, 因此格兰杰因果的计算需要借助时变的自回归模型:

$$X(n) = \sum_{i=1}^{p} A_i(n) X(n-i) + E(n) \qquad (2\text{-}14)$$

其中向量 $X(n) = [x_1(n), x_2(n), \cdots, x_K(n)]^{\mathrm{T}}$, 表示 K 个通道在时刻 n 记录的脑电信号, $A_i(n)$ 是相对于时刻 n 延迟 i 的系数矩阵, $E(n)$ 是预测误差, 且假定为白噪声, p 是模型的阶次, 一般可根据赤池信息量准则 (AIC) 进行估计[54].

从本质上来说, 时变的系数矩阵的估计是不适定的数学问题. 传统的辨识方法 (最小二乘法、极大似然法等) 只能在引入短时平稳假设的情况下使用, 但这样可能破坏脑电信号的非平稳性. 基于状态空间模型的卡尔曼滤波算法则完全不同, 其能很好地估计任意时刻的系数矩阵. 具体的算法原理和实现过程可以参考 Arnold 等的论述[55].

方向传递函数 (Directed Transfer Function, DTF) 是在自回归模型的基础上发展的, 其主要的思想是将时域上的计算转移到频域上[56]. DTF 方法最早由 Kamiński 等于 1991 年提出, 该方法能够很好地揭示多变量之间的因果关系[55,57,58]. 针对病灶定位的问题, 该方法具有良好的适用性. Wilke 等利用该方法分析发作间期的棘波段脑电数据, 研究异常放电的起始区域[59]. Mierlo 等选取癫痫发作阶段最初 20s 的数据, 对连接模式及动态变化进行细致阐述[60].

DTF 方法既便于多变量分析, 又能够选取感兴趣的特定频带, 减少噪声对结果的干扰. 时变形式的方向传递函数 (Adaptive DTF, ADTF) 计算式如下:

$$\begin{cases} A(f,n) = I - \sum_{i=1}^{p} A_i(n)\, \mathrm{e}^{-\mathrm{u}\cdot 2\pi f \cdot i} \\ \mathrm{ADTF}_{ij}(f,n) = |H_{ij}(f,n)|^2 \end{cases} \qquad (2\text{-}15)$$

其中 u 是虚数单位, $A(f,n)$ 是系数矩阵傅里叶变换后的结果, $H(f,n)$ 是 $A(f,n)$ 的逆矩阵.

事实上, 在利用方向传递函数计算格兰杰因果时, 会不可避免地引入 "虚假因果", 其产生的主要原因是方向传递函数方法不能很好地区分直接因果和间接因果. 间接因果的产生主要有两种形式: 时滞形式和传递形式. 如图 2.9 所示, DTF 方法能避免第一类间接因果的影响, 但是容易引入第二类 "虚假因果"[61]. 虽然如此, 本研究的目的是对癫痫病灶进行准确定位, 并不关心实际的传播路径. 癫痫病灶被认为是异常放电的起始区, 也是引起其他脑区产生癫痫样放电的原因. DTF

方法本身的 "瑕疵" 不会对病灶的定位造成负面影响, 甚至可能具有更好地突出病灶位置的作用.

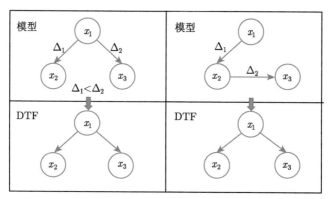

图 2.9　DTF 对不同形式间接因果的辨识仿真. 第一行代表两种形式的间接因果模型, 分别是时滞形式的模型和传递形式的模型. 第二行代表 DTF 方法辨识的结果, 可以看出其不受第一类间接因果的影响, 但是会引入第二类 "虚假因果"

格兰杰因果表示的是不同变量之间的方向性作用, 因此对于每个变量来说, 会存在外部输入的作用和对外输出的作用. 通常我们会参照输入对 ADTF 的计算结果进行归一化 [62]:

$$
\mathrm{swADTF}_{ij}(n) = \sum_{f=f_1}^{f_2} \frac{|H_{ij}(f,n)|^2 \sum_{l=1}^{K} |H_{jl}(f,n)|^2}{\sum_{k=1}^{K} \sum_{f=f_1}^{f_2} \left(|H_{ik}(f,n)|^2 \sum_{s=1}^{K} |H_{ks}(f,n)|^2 \right)} \tag{2-16}
$$

其中 f_1 和 f_2 为感兴趣频段的上下界限. 本研究选用的频段是 3~45Hz, 这样既能排除低频背景噪声的干扰, 同时能突出低 γ 频段的重要地位. 考虑到即使是平稳信号, swADTF 的值也会存在波动, 因此每隔 0.5s 取平均值来衡量对应时段的格兰杰因果.

3. 动态效应网络

不同于功能连接, 效应连接具有方向性, 表示一个变量对另一个变量施加作用或者向其传递信息. 癫痫发作的初始时刻, 癫痫病灶率先产生异常的超同步放电, 并向周围脑区传递. 因此, 病灶同其他区域之间保持着很强的因果关系. 通过设置动态阈值 th(n), 我们选取因果作用最强的 K 条连接, 其对应的连接矩阵为

$$
\begin{cases}
\mathrm{swADTF}_{ij}(n) \geqslant \mathrm{th}(n) \text{ 且} i \neq j \Rightarrow L_{ij}(n) = 1 \\
\mathrm{swADTF}_{ij}(n) < \mathrm{th}(n) \text{ 或} i = j \Rightarrow L_{ij}(n) = 0
\end{cases} \tag{2-17}
$$

其中 $L_{ij}(n) = 1$ 表示存在一条由节点 j 指向节点 i 的连接. 如图 2.10 左分支所示, 动态因果网络的构建过程就是在格兰杰因果计算的基础上筛选出强因果连接.

出度 (从某个节点出发指向其他节点的连接边的数量) 是效应网络的重要拓扑特征之一, 出度较大的节点在网络中所起的作用被证实同癫痫病灶在癫痫发作中起到的作用极其相似[63]. 因此, 我们选取出度作为分析效应网络的主要指标. 但是, 不同阶段包括发作间期、发作前期和发作期的网络的演化及差异没有系统性地揭示. 我们利用包含各个阶段的长时程立体脑电数据, 来揭示网络特征的变化过程, 分析连接模式的差异, 进而对癫痫病灶进行定位.

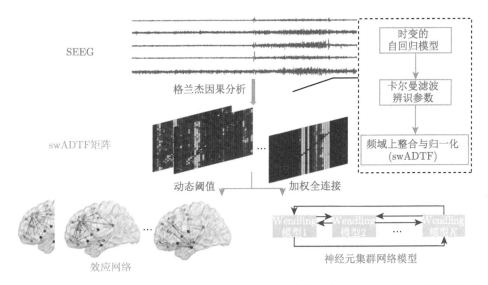

图 2.10　框架图的左、右半支分别表示动态效应网络的构建和神经元集群网络模型的仿真. 它们都是在格兰杰因果分析的基础上进行的, 同时虚线框中列出了因果分析的关键步骤

4. 神经元集群网络模型

癫痫的发作与发作期的连接模式有着密切的关联. 为了判别发作期的网络结构是否更容易产生棘波放电, 我们利用计算模型进行仿真. 之前的研究致力于构建一个双稳态系统, 在该系统中平衡点对应正常状态, 极限环对应癫痫发作[64,65]. 然而, 这类模型的参数缺乏生理意义, 可解释的生理现象也相对单一. 1993 年, Jansen 在前人研究的基础上提出了神经元集群模型, 并且成功地仿真出自发脑电的 α 节律[42,66]. 更重要的一点是, 他进一步证实了测量的脑电信号主要源于锥体神经元突触后的电活动. 2002 年, Wendling 等根据生理实验的结果提出了神经元集群的改进模型, 很好地解释了更高频的节律活动[37,67-69]. 该模型由四种神经元集群组成, 分别

是锥体神经元集群、兴奋性中间神经元集群、作用于树突的抑制性中间神经元集群和作用于胞体的抑制性中间神经元集群. 它们之间兴奋性或抑制性的作用关系以及不同集群对输入的响应机制如图 2.11 所示. 静态非线性函数 $S(v)$ 用来描述平均突触后电位与动作电位发放密度之间的关系. 反过来, 利用特定的线性函数将传入动作电位转变成突触后膜电位. $h_{\text{EXC}}, h_{\text{SDI}}, h_{\text{FSI}}$ 分别对应兴奋性过程、慢抑制过程和快抑制过程的线性函数的脉冲响应. h_{d} 是类似的脉冲响应函数, 将单个 Wendling 模型的输出作用到其他神经元集群.

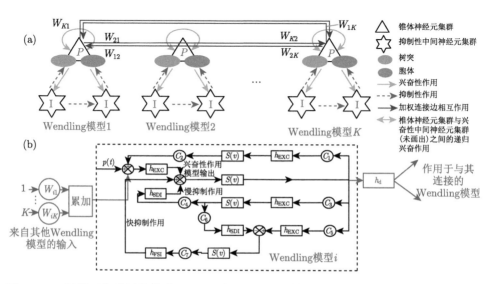

图 2.11　　神经元集群网络模型. (a) K 个 Wendling 模型通过加权连接边相互作用, 每个 Wendling 模型由四种神经元集群组成. (b) 虚线框中是单个 Wendling 模型内部机理的框图, 同时该模型会接收外部输入和对外输出. $p(t)$ 为高斯白噪声, 表示其他组织电活动的干扰

　　为了模拟网络的行为, 我们将多个 Wendling 模型按照给定的连接模式耦合起来. 不同于之前研究[70,71], 我们采用的是动态的、方向性的加权连接模式, 而且节点之间的连接强度是基于真实的 SEEG 因果分析的结果. 通过移除模型中的节点可以实现虚拟手术, 用于评估不同切除方案对网络行为的影响. 连接边的强度是根据格兰杰因果分析的结果确定的:

$$\begin{cases} W_{ij}(n) = \lambda\mathrm{swADTF}_{ij}(n), & i \neq j \\ W_{ij}(n) = 0, & i = j \end{cases} \tag{2-18}$$

其中 λ 是放大因子, 目的是保证耦合输入项与模型自身相匹配, 而且其大小与网络规模也有密切关系, 研究中选取 320~360.

根据图 2.11(b) 和式 (2-18), 神经元集群网络模型的方程为

$$
\begin{cases}
\dot{y}_1^i = y_6^i \\
\dot{y}_6^i = \text{EXC} \cdot aS(y_2^i - y_3^i - y_4^i) - 2ay_6^i - a^2 y_1^i \\
\dot{y}_2^i = y_7^i \\
\dot{y}_7^i = \text{EXC} \cdot a[p^i(t) + C_2 S(C_1 y_1^i) + \sum_{i=1, j \neq i}^{K} W_{ij} y_{11}^i] - 2ay_7^i - a^2 y_2^i \\
\dot{y}_3^i = y_8^i \\
\dot{y}_8^i = \text{SDI} \cdot bC_4 S(C_3 y_1^i) - 2by_8^i - b^2 y_3^i \\
\dot{y}_4^i = y_9^i \\
\dot{y}_9^i = \text{FSI} \cdot gC_7 S(C_5 y_1^i - C_6 y_4^i) - 2gy_8^i - g^2 y_4^i \\
\dot{y}_5^i = y_{10}^i \\
\dot{y}_{10}^i = \text{SDI} \cdot bS(C_3 y_1^i) - 2by_{10}^i - b^2 y_5^i \\
\dot{y}_{11}^i = y_{12}^i \\
\dot{y}_{12}^i = \text{EXC} \cdot a_{\text{d}} S(y_2^i - y_3^i - y_4^i) - 2a_{\text{d}} y_{12}^i - a_{\text{d}}^2 y_{11}^i
\end{cases} \tag{2-19}
$$

$$ i = 1, \cdots, K $$

表 2.5 列出了模型参数的生理意义和标准值[37,66]. 利用模型仿真, 我们可以研究不同网络连接条件下神经元集群的放电情况, 同时可以通过移除网络中的节点来模拟手术切除后的状态.

表 2.5 模型参数

参数	生理意义	标准值
EXC	兴奋性突触增益	3.25mV
SDI	慢抑制突触增益	22mV
FSI	快抑制突触增益	20mV
$1/a$	兴奋性反馈回路时间常数	$a = 100\text{s}^{-1}$
$1/b$	慢抑制反馈回路时间常数	$b = 50\text{s}^{-1}$
$1/g$	快抑制反馈回路时间常数	$g = 500\text{s}^{-1}$
$1/a_{\text{d}}$	时滞连接作用时间常数	$a_{\text{d}} = 30\text{s}^{-1}$
C_1, C_2	兴奋性反馈回路中突触的平均数目	$C_1 = C, C_2 = 0.8C, C = 135$
C_3, C_4	慢抑制反馈回路中突触的平均数目	$C_3 = C_4 = 0.25C$
C_5, C_6	快抑制反馈回路中突触的平均数目	$C_5 = 0.3C, C_6 = 0.1C$
C_7	快、慢抑制性中间神经元集群之间的突触数目	$C_7 = 0.8C$

2.3.3 病灶定位及仿真结果

1. 病灶定位

出度较大的电极触点被认为是理论上的癫痫病灶, 该结果与临床诊断进行比较 (见表 2.6), 其中字母表示电极编号, 数字表示触点序列. 临床的诊断结果主要

是电生理医师在对 SEEG 进行视觉分析的基础上给出的, 同时实际的切除手术也是据此实施的, 并且取得良好的治愈效果. 需要说明的是, 发作前期一般被认为是临床发作的前兆, 因此在表 2.6 中将其同发作期合并在一起.

表 2.6　计算结果与临床诊断结果的比较

编号	计算结果		临床诊断结果	
	发作间期	发作期	发作间期	发作期
1	D02	D11, D12	D11	D12
2	E04	E04, J14, M08	E04	E04, J13, M05
3	P08, E07	E07, M04	P08, E07	E07, G06
4	L11, H13, I11	L09, I13, H13	L11, H13	L09, H13
5	F08, D03	D03	F08, D03	D03
6	L04	L04	L04, H04	L04
7	E10	C02, D01	E10	C02, D01
8	G10	G10	G10	G10, H10
9	A01, B01	A01, B01,E03	A01, B01	A01, B01
10	K09, G11	K09	K09, G11	K09, G11

　　临床诊断结果列出了 34 个致痫通道, 而理论计算给出了 35 个致痫通道, 其中 29 个是一致的. 换句话说, 计算的准确性是 82.86%, 致痫通道的检出率是 85.29%. 此外, 8 名患者的发作间期和发作期存在共同的致痫通道. 这说明癫痫病灶在发作间期也可能有比较活跃的电活动, 进而激发后续的全面发作.

　　各个通道的出度随时间变化而变化, 发作间期、发作前期和发作期的出度分布有着明显的差异 (图 2.12(a) 和 (b)), 但是阶段内的出度分布相对稳定, 特别是

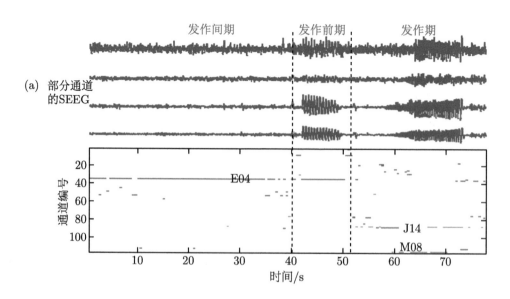

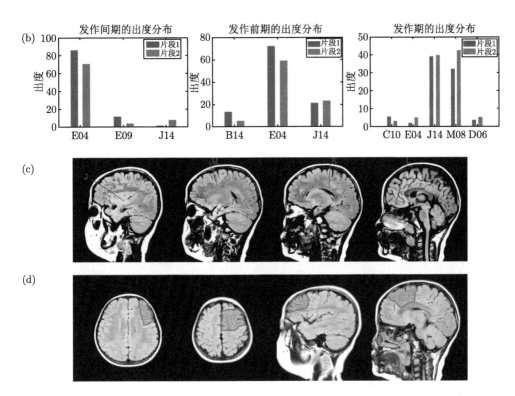

图 2.12　2 号患者病灶定位的计算结果. (a) 上半部分是部分通道的 SEEG 数据, 下半部分是对应时刻每个通道的出度变化 (为了突出出度较大的通道, 仅将出度大于 30 的用红色点显示). (b) 发作间期、发作前期和发作期的出度分布 (仅列举出度较大的通道). 不同的片段计算的结果类似, 表明结果的可重复性. (c) 电极位置的示意图. (d) 手术切除区域的示意图

出度较大的通道在大部分时间内保持着较高的出度. 如图 2.12 所示, 通道 E04 在发作间期和发作前期都是出度最大的, 决定着整个网络的状态. 而在癫痫发作期通道 J14 和 M08 的出度急剧增大, 替代 E04 成为网络的关键点. 临床监测也证实了这一点, 在发作间期 E04 通道记录到大量间歇性棘波. 电生理医师认为异常同步放电由 E04 传播至 E、M 电极的局部触点, 进而影响更多脑区. 电极间的相对位置和手术切除区域在图 2.12(c) 和 (d) 中标出, 而且理论上的致痫通道都在切除范围内. 良好的手术效果进一步证实了该方法的准确性和有效性.

2. 仿真结果

尽管我们已经找到出度较大的通道, 并发现这些通道与癫痫病灶密切相关, 但是从发作间期到发作期的转迁可能不仅仅是由于出度分布的变化, 与之伴随的可能还有网络的结构和功能更深刻的改变. 神经元集群网络模型仿真目的是确认致痫网络的存在, 同时探究切除手术对病态网络的改良作用.

棘波是癫痫患者异常脑活动的重要生物标志. 利用神经元集群网络模型, 我们分别模拟切除前、随机切除和准确切除病灶三种条件下的电活动, 并且每种条件重复 30 次, 统计棘波的发放密度. 切除前的仿真表明, 发作间期存在间歇性的棘波放电, 而发作期会产生持续的、高密度的棘波 (图 2.13(b)). 该结果与临床记录基本吻合 (图 2.13(a)), 初步说明发作期的脑网络更容易激发棘波的产生. 通过随机切除和准确切除病灶的仿真, 进一步研究切除手术对棘波发放的影响 (图 2.13(c)和 (d)). 与随机切除相比, 切除病灶能有效地降低棘波的密度 (图 2.13(e)), 特别是发作期. 事实上, 临床的切除范围比理论区域稍大, 能进一步减少棘波的产生, 降低癫痫发作的频次甚至实现无复发.

然而, 并非所有的仿真结果都和真实数据吻合, 其中两例仿真提示发作间期的脑网络也可能是病态的, 容易产生大量棘波放电. 如图 2.13(f) 所示, 切除前的仿真结果显示发作间期存在持续性的棘波放电, 而发作期仅有零星的棘波. 在病

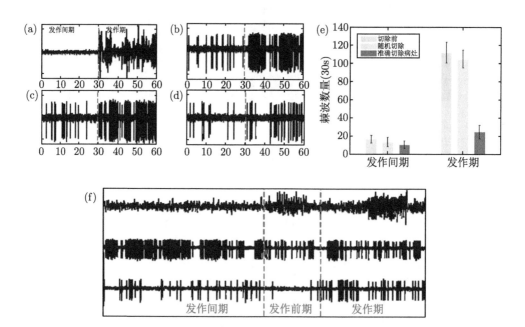

图 2.13　神经元集群网络模型的仿真结果. (a)1 号患者某个通道的真实脑电数据. 发作间期和发作期各 30s. (b) 切除前的仿真结果. (c) 随机切除理论病灶之外的一个通道后的仿真结果. (d) 切除一个理论致痫通道后的仿真结果. (e) 统计三种条件下各重复 30 次仿真后发作间期和发作期的棘波数量. (f)2 号患者的真实数据 (上)、切除前的仿真 (中) 和准确切除病灶后的仿真 (下)

灶准确切除的条件下, 各个阶段的棘波放电都得到有效抑制. 虽然仿真结果与真实情况有出入, 但是说明了发作间期的脑活动可能存在诱发癫痫的潜在因素.

2.4 局灶性癫痫病灶定位及术后效果预测 (二)

2.4.1 引言

近年来, 癫痫发作预测动力学研究受到广泛关注[6,7,72]. 随着立体定向脑电图 (SEEG) 技术及对记录信号量化方法的发展, 学者们提出了重要的致痫网络概念, 即大脑中参与癫痫活动发生发展的网络区域, 它能够很好地描述癫痫发作时网络动力学的复杂性. 在癫痫手术治疗中, 精确定位致痫区域是至关重要的[70,73-78], 大量的复杂网络分析方法被用于对致痫网络的研究[9,51,79,80].

局灶性癫痫发作时伴随着致痫网络病态信息流的发生、发展和终止[81-84]. 把握病态信息流方向和强度的准确性, 决定了致痫效应网络重构的准确性和有效性, 进而影响癫痫病灶定位的精确性. 2.3 节利用方向传递函数尝试对癫痫的病灶进行定位. 但是方向传递函数计算因果关系时, 因不能很好地区分直接因果和间接因果而不可避免地引入 "虚假因果", 因此方向传递函数在辨识癫痫病态信息流的演化方向和强度方面仍具有一定的局限性. 鉴于此, 本节采用新的统计分析方法[85] 来确定不同信号通道之间的因果关联, 从而尝试辨识癫痫病态信息流的演化方向. 接着基于信息流方向的辨识结果构建癫痫效应网络模型, 并通过结构可控性理论对癫痫临床病灶定位提出新的研究思路和临床策略. 最后, 通过时空扩展的多皮质功能柱神经元群模型网络理论验证统计分析病灶定位的效果.

2.4.2 数据与方法

1. 数据

本节所使用的 SEEG 数据仍然来自于首都医科大学三博脑科医院[22,86]. 具体的数据介绍可参考 2.2 节和 2.3 节.

2. 事件定义

考虑两个时间序列 $x^1(n)$ 和 $x^2(n)$, 它们总步长相等都为 L. 我们可以按照如下规则对时间序列定义一种事件[87,88]:

$$\begin{cases} x_t > x_{t+m}, \ m = -M+1, \cdots, -1, 1, \cdots, M-1 \\ x_t > x_{t\pm M} + h \end{cases} \tag{2-20}$$

即如果在 t 时刻时间序列满足式 (2-20), 则认为在时间点 t 处事件发生. 其中 M 和 h 是定义事件的两个控制参数, 对于不同患者而言, 由于癫痫数据的特异性 (如采样频率相异), 这两个参数值会做出相应的调整.

定义了事件以后, 可以计算出每个时间序列中所有事件发生的时间点, 并从小到大排列成一个事件序列. 假设时间序列 $x^1(n)$ 和 $x^2(n)$ 的事件序列分别为 $t_r^1 (r=1,\cdots,m_1)$ 和 $t_r^2 (r=1,\cdots,m_2)$, 其中 $m_1 (\ll L)$ 和 $m_2 (\ll L)$ 为 $x^1(n)$ 和 $x^2(n)$ 中事件发生的总次数.

3. 事件的因果关系 (耦合方向) 度量和同步度量

弄清不同时间序列中事件之间的因果关系, 有助于阐明癫痫发作过程中的拓扑连接模式及其动态变化. 另外, 临床电生理实验证实, 癫痫发作时伴随着神经元集群的超同步活动状态[89,90], 因此同步度量被用于预测和定位癫痫活动[12,91,92], 这也意味着可以通过调节同步水平来控制发作. 我们这里主要是基于不同时间序列中事件之间发生的时间差来度量事件的因果关系及同步. 如果在序列 $x^1(n)$ 中的事件发生后, 几乎马上在序列 $x^2(n)$ 中也记录到一次事件, 则认为 $x^1(n)$ 对 $x^2(n)$ 有一定的因果作用, 在时间序列演化中每测量到这样一对事件, $x^1(n)$ 对 $x^2(n)$ 的因果作用强度就会增强一步. 反之, $x^1(n)$ 对 $x^2(n)$ 的因果性就会减小一步, 即 $x^2(n)$ 对 $x^1(n)$ 的因果性增强一步. 另外, 不论事件在 $x^1(n)$ 和 $x^2(n)$ 中的先后关系, 只要观测到有两个对应事件发生的时刻足够接近, 就认为它们同时发生, 同步量相应就增加一步. 因此需要定义一个衡量这种同步或因果关系的时间延迟尺度 τ. 它被定义为两条时间序列之间进行信息交流时的最大时间延迟, 一旦超出这个延迟范围, 事件的同步和因果性被认为是无效的.

记序列 $x^2(n)$ 对 $x^1(n)$ 的事件因果为 $e^\tau(x^1|x^2)$, 具体计算表达式如下:

$$e^\tau\left(x^1|x^2\right) = \sum_{r=1}^{m_1}\sum_{s=1}^{m_2} E_{rs}^\tau \tag{2-21}$$

其中

$$E_{rs}^\tau = \begin{cases} 1, & 0 < t_r^1 - t_s^2 \leqslant \tau \\ \dfrac{1}{2}, & t_r^1 = t_s^2 \\ 0, & \text{其他} \end{cases} \tag{2-22}$$

类似地, 可定义 $e^\tau(x^2|x^1)$, 即 $x^1(n)$ 对 $x^2(n)$ 的因果性. 其中 $E_{rs}^\tau = 1/2$ 可以有效防止两个同时发生的事件被重复计算两次.

$x^1(n)$ 和 $x^2(n)$ 的同步度可以由下式计算:

$$Q^\tau = \frac{e^\tau(x^2|x^1) + e^\tau(x^1|x^2)}{\sqrt{m_1 \cdot m_2}} \qquad (2\text{-}23)$$

$x^1(n)$ 对 $x^2(n)$ 的因果性 (反之类似) 可以由下式进行计算:

$$q^\tau = \frac{e^\tau(x^2|x^1) - e^\tau(x^1|x^2)}{\sqrt{m_1 \cdot m_2}} \qquad (2\text{-}24)$$

(2-23) 和 (2-24) 对同步和因果关系的度量都做了归一化处理, 即 $0 \leqslant Q^\tau \leqslant 1$, $-1 \leqslant q^\tau \leqslant 1$. $Q^\tau = 1$ 当且仅当两个信号的事件是完全同步的, $q^\tau = 1$ 当且仅当所有 $x^1(n)$ 中的事件都作为原因导致了 $x^2(n)$ 中事件的发生.

由于事件发生的频率是随着时间不断变化的, 因此需要定义一个合适的全局时间延迟 τ. 首先, 我们对每一对相邻 (时间上最靠近) 事件 (r,s) 都定义一个局部 τ_{rs}:

$$\tau_{rs} = \frac{1}{2} \min\left\{ t^1_{r+1} - t^1_r, t^1_r - t^1_{r-1}, t^2_{s+1} - t^2_s, t^2_s - t^2_{s-1} \right\} \qquad (2\text{-}25)$$

由于 x^1 中的一个事件至多只会与 x^2 中的一个事件发生同步或因果关系, 因此这个系数 $1/2$ 可以有效避免重复地计算同步或因果性. 在本节中, 我们用全局最小, 即

$$\tau = \min_{r=1,\cdots,m_1, s=1,\cdots,m_2} \{\tau_{rs}\} \qquad (2\text{-}26)$$

作为最终使用的全局时间延迟尺度 τ 来计算同步和因果度.

以上是从整体上对序列之间的同步性和因果性进行的度量. 为了观察两条序列之间同步度和因果度随时间的演化趋势, 我们需要每一步都计算出 Q^τ 和 q^τ, 同时分析它们随时间的累积效应. 为此, 我们对 $e^\tau(x^1|x^2)$ 的定义作如下修正:

$$e^\tau_n(x^1|x^2) = \sum_{r=1}^{m_1} \sum_{s=1}^{m_2} E^\tau_{rs} \Theta(n - t^1_r) \qquad (2\text{-}27)$$

其中 $n = 1, 2, \cdots, L$ 依次是时间序列的时间点, Θ 是阶跃函数, 即当 $x > 0$ 时, $\Theta(x) = 1$, 当 $x \leqslant 0$ 时, $\Theta(x) = 0$. 类似地, 通过交换 x^1 和 x^2 的位置, 可以获得 $e^\tau_n(x^2|x^1)$ 的定义. 则随着时间演化, x^1 对 x^2 的因果关系的表达式可写为

$$q^\tau(n) = e^\tau_n(x^2|x^1) - e^\tau_n(x^1|x^2) \qquad (2\text{-}28)$$

$q^\tau(n)$ 可以被看作一个随机序列, 当 x^1 中的事件引起了 x^2 中事件的发生, 就增大一步; 反之, 当 x^2 中的事件造成了 x^1 中事件的发生, 就减小一步. 交换 (2-28) 中 x^1 和 x^2, 可得到 x^2 对 x^1 的因果关系.

随时间演化的事件同步可以通过

$$Q^{\tau}(n) = e_n^{\tau}\left(x^2 \mid x^1\right) + e_n^{\tau}\left(x^1 \mid x^2\right) \tag{2-29}$$

来计算. 如果 x^1 和 x^2 中的一对事件于时间窗 τ 内发生, 则 $Q^{\tau}(n)$ 增加一步, 否则不发生变化. 在时间点 n 处的同步水平, 通过对 Δn 步长内 (具体计算中取 $\Delta n = 5120$) 的同步增长作平均计算而得同步的变化率, 即

$$dQ^{\tau}(n) = \frac{Q(n) - Q(n - \Delta n)}{\sqrt{\Delta n_1 \cdot \Delta n_2}} \tag{2-30}$$

其中 Δn_1 和 Δn_2 分别是在区间 $[n - \Delta n, n]$ 内 x^1 和 x^2 中事件的数量. 类似地, 我们可以定义在时间点 n 处的因果水平变化率:

$$dq^{\tau}(n) = \frac{q(n) - q(n - \Delta n)}{\sqrt{\Delta n_1 \cdot \Delta n_2}} \tag{2-31}$$

这里 $dQ^{\tau}(n) > 0$, $dq^{\tau}(n) > 0$ 表示 Δn 步长内同步度和因果度的正增量, $dQ^{\tau}(n) < 0$, $dq^{\tau}(n) < 0$ 表示 Δn 步长内同步度和因果度的负增量.

4. 癫痫网络构建

癫痫发作被认为是一个脑网络事件, 是一个在癫痫网络中随时间和空间动态演化的过程. 但是, 如何捕捉病态同步信息流的演化过程以及病灶的定位仍然是一个棘手的科学问题. 因此, 需要根据以上的因果关系度量和同步度量来评估癫痫网络中两两节点之间的信息流有向传播强度, 从而确定一个带权有向的癫痫效应网络.

具体地, 对于网络中的任意两个节点, 不妨设为节点 i 和节点 j, 其对应的时间序列为 x^i 和 x^j, 可以计算出时间点 n 处的同步增长率 $dQ^{\tau}(n)$ 和因果水平变化率 $dq^{\tau}(n)$. 用 $a_{ij}(n)$ 来表示在时间点 n 处节点 i 对节点 j 的带权有向作用强度, 其中也包含了两个节点之间的同步水平信息, 通过下式定义:

$$a_{ij}(n) = \begin{cases} \gamma \cdot dq_{ij}^{\tau}(n) \cdot dQ_{ij}^{\tau}(n), & dq_{ij}^{\tau}(n) > 0 \\ 0, & dq_{ij}^{\tau}(n) \leqslant 0 \end{cases} \tag{2-32}$$

其中 γ 为放大系数, 本研究中取 $\gamma = 1000$. 并且假设网络中没有自连接环, 即 $a_{ii}(n) = 0$, $i = 1, 2, \cdots, n_0$, 这里 n_0 为网络中所有节点的数量.

5. 结构可控性

当癫痫有向加权网络被确定下来之后, 想要确定癫痫病灶或者控制癫痫发作, 就要分析网络中节点的重要性, 以便找到可以控制网络演化的关键节点. 这里将

采用结构可控性理论方法对癫痫效应网络进行分析. 我们希望能够合理地控制网络, 使其从癫痫态朝着癫痫波抑制的状态去演化. 经典控制理论告诉我们, 如果网络是可控的, 则对于任意给定的初态 $x(0) = x_0$ 和终态 x_f, 皆存在控制输入 u 和有限时刻 T 使得 $x(T) = x_f$.

脑网络动力学系统可以由下面这个通用的状态方程来表示:

$$\begin{cases} \dfrac{\mathrm{d}x(t)}{\mathrm{d}t} = f(t, x(t), u(t)) \\ y(t) = h(t, x(t), u(t)) \end{cases} \tag{2-33}$$

这个方程中的 f 和 h 往往是非线性的, 甚至是不可测的函数, 因此十分复杂. 尽管大多数真实的系统都是以非线性的形式演化的, 但是非线性系统的可控性在许多方面都是结构类似于线性系统的[93-96]. 因此, 对非线性系统的研究可以简化为对典型的线性动力系统的研究. 设原系统简化后的线性动力系统如下:

$$\begin{cases} \dfrac{\mathrm{d}x(t)}{\mathrm{d}t} = Ax(t) + Bu(t) \\ y(t) = Cx(t) \end{cases} \tag{2-34}$$

其中, $A = A_{n_0 \times n_0}$ 是网络的邻接矩阵, n_0 是网络中节点的数量.

所以, 接下来主要考虑线性系统 (2-34) 的控制问题. 假设 M 是网络的控制节点集, B 是 $N \times M$ 维的系统输入矩阵, $u(t)$ 是对控制节点的输入. 卡尔曼的可控性条件[97,98] 表明, 上述系统可以通过控制到达任意状态的充分必要条件为 $N \times NM$ 维的可控性矩阵:

$$J = [B, AB, A^2B, \cdots, A^{n_0-1}B] \tag{2-35}$$

是满秩的, 即 $\mathrm{rank}(J) = n_0$.

注意, 本节用到的是结构可控性理论, 这是因为构建的癫痫效应网络中节点之间的作用强度是随着时间动态变化的. 由 1.7.2 节可知, 如果存在矩阵 A 和 B 中的一组非零元素取值, 使得系统的可控性矩阵 J 是满秩的 (即可控的), 则称系统是结构可控的. 反过来, 如果系统是结构可控的, 那么非零的待定参数几乎可以任意选取都不会破坏系统的可控性. 理想条件下, 我们假设癫痫效应网络满足结构可控性的条件, 即癫痫网络要么是可控的, 要么是在某些网络连边权值发生轻微变化后变为可控的, 而在链路权值可能发生较大变化时仍然是可控的.

6. 神经元群耦合网络模型

为了模拟真实的脑电 EEG, 目前常用的动力学建模方法主要是集总参数方法建立的神经元群模型, 这里实际上是将神经元集群建模为一个非线性振荡器, 用它来作为 EEG 信号的生成器. 神经元群模型使用的仍然是 Wendling 等[43] 改进的模型 (图 2.14(a)), 通过拓扑构建和参数调整, 使其能够根据多个耦合神经元集群来产生与临床记录相似的多通道 EEG 信号. 时空扩展的多神经元集群网络模型可以由以下二阶微分方程组来表示:

$$
\begin{cases}
\dfrac{\mathrm{d}^2 x_1^i}{\mathrm{d}t^2} = AaS\left[x_2^i - x_3^i\right] - 2a\dfrac{\mathrm{d}x_1^i}{\mathrm{d}t} - a^2 x_1^i \\[2mm]
\dfrac{\mathrm{d}^2 x_2^i}{\mathrm{d}t^2} = Aa\left[p^i(t) + cNDNS^i(t) + C_2 S\left(C_1 x_1^i\right) + K^{ij} x_4^j\right] - 2a\dfrac{\mathrm{d}x_2^i}{\mathrm{d}t} - a^2 x_2^i \\[2mm]
\dfrac{\mathrm{d}^2 x_3^i}{\mathrm{d}t^2} = Bb\left[C_4 S\left(C_3 x_3^i\right)\right] - 2b\dfrac{\mathrm{d}x_3^i}{\mathrm{d}t} - b^2 x_3^i \\[2mm]
\dfrac{\mathrm{d}^2 x_4^i}{\mathrm{d}t^2} = Aa_d S\left[x_2^i - x_3^i\right] - 2a_d\dfrac{\mathrm{d}x_4^i}{\mathrm{d}t} - a_d^2 x_4^i
\end{cases}
$$

$$(2\text{-}36)$$

$i = 1, 2, \cdots, N$ 表示耦合的神经元群模型数量, 也表示模拟的 N 个 EEG 通道. 模型参数参见表 2.2. 前面已经提到, $p(t)$ 是描述周围或临近神经元群的输入影响, 可以建模为带有正均值的高斯白噪声. 而且在 2.2 节中已经证实高斯噪声电流的偏置电流能够影响发作 EEG 序列中的棘峰发放时刻, 所以也是影响癫痫发作的重要因素.

本节的另一个目的是通过对构建的癫痫网络施加刺激干扰来控制或抑制癫痫网络的病态演化[99-105]. 而经颅随机噪声刺激 (Transcranial Random Noise Stimulation, tRNS) 被证明是一种无痛和无害的神经调节方法. 因此为了和 $p(t)$ 对照, 这里考虑具有正态分布的负相脉冲噪声刺激 (Normally Distributed Noise Stimulation with Cathodic Pulses, cNDNS) 来抑制癫痫发作. 这么做是用来冲消 $p(t)$ 的影响.

2.4.3　两条耦合癫痫 EEG 信号的同步和因果分析

癫痫病灶的定位可以通过对癫痫网络中信息流流向的分析来实现. 这里首先我们利用前面定义的事件同步及因果关系度量方法, 通过耦合神经元群模型进行有效性验证.

图 2.14(b) 中最上方的时间序列为 $A_x = 3.25\text{mV}$ 时的模拟情况, 此时时间序列没有受到其他时间序列的耦合影响, 因此没有出现棘峰, 是较为稳定的随机波动状态. 中间的时间序列是 $A_x = 4.85\text{mV}$ 时的模拟数据, 信号中出现大量的棘峰, 它是对癫痫发作状态的一种模拟. 最下方的时间序列也是 $A_x = 3.25\text{mV}$ 的模拟序列, 但是它受到了中间时间序列对其的耦合 (耦合强度为 200). 可以看到, 下方的时间序列在受到耦合后也出现了大量的棘峰, 表现为癫痫发作状态. 在 $A_x = 4.85\text{mV}$ 时, 棘峰在每秒内的出现次数尚不稳定, 图 2.14(b) 的中间时间序列也反映了不规则的棘峰出现情况.

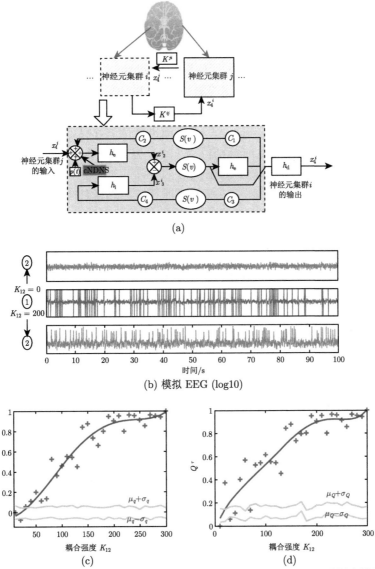

(a)

(b) 模拟 EEG (log10)

(c)

(d)

图 2.14 (a) 集总参数模型, 具体解释可参见 2.2 节和 2.3 节. (b) 通过耦合神经元模型模拟的 EEG 信号, 最上方和最下方的时间序列对应于 $A_y = 3.25\text{mV}$, 中间的时间序列对应于 $A_x = 4.85\text{mV}$. 中间时间序列对上方时间序列的耦合强度为 $K = 0$, 对下方的时间序列的耦合强度为 $K = 200$. (c) 随着耦合强度增大 ($K = 0 \sim 300$), 事件因果度 q^τ (序列①对序列②) 的变化趋势, 绿色曲线描述了序列②50 次的随机重排后计算的因果度波动范围 ($\mu_q - \sigma_q$, $\mu_q + \sigma_q$), 其中 μ_q 是均值, σ_q 是标准差. (d) 随着耦合强度增大 ($K = 0 \sim 300$), 事件同步度 Q^τ (序列①对序列②) 的变化趋势, 绿色曲线描述了序列②50 次的随机重排后计算的因果度波动范围 ($\mu_Q - \sigma_Q$, $\mu_Q + \sigma_Q$), 其中 μ_Q 是均值, σ_Q 是标准差. 这里计算时使用的参数 $M = 10, h = (\max(\text{signal}) - \min(\text{signal}))/4$. 模拟数据的时长为 20s, 采样率为 200Hz

图 2.14(c)、(d) 表明随着模拟信号之间的耦合强度从 0 增大到 300, 两信号的同步度 (Q^τ) 及因果关系度 (q^τ) 也会随之增大. 特别地, 在耦合系数大于 200 后, q^τ 和 Q^τ 基本都稳定在 0.9 以上. 这就说明本书所使用的统计学方法的确可以度量时间序列之间的耦合关系. 为了进一步验证提出的统计方法的有效性, 我们将被耦合时间序列②进行 50 次的随机重排, 再计算其与时间序列①的因果关系度和同步度, 得到 50 次计算结果的均值 μ_q μ_Q 和标准差 σ_q σ_Q. 图 2.14(c)、(d) 中的绿线分别画出了序列②进行 50 次的随机重排后计算的因果关系度 (c) 和同步度 (d) 随着耦合强度增大时波动范围 $(\mu_q - \sigma_q, \mu_q + \sigma_q)$ 和 $(\mu_Q - \sigma_Q, \mu_Q + \sigma_Q)$ 的演化曲线. 结果发现, 随机重排后的时间序列与序列①表现出非常低的同步性和因果性, 表明了提出的统计学方法确实能够探测到序列①与序列②之间信号关联性被破坏.

接下来, 我们开始分析临床癫痫 SEEG 数据. 如图 2.15 所示, 两条 SEEG 信号数据中一条来自于通道 D03(图 2.15(a) 中), 另一条来自于通道 D04(图 2.15(a) 上). 另外替代数据 (Surrogate Data) 检验法是检验时间序列中是否存在确定性非线性成分的重要统计方法, 因此在图 2.15(a) 的最下方还给出了通道 D03 的替代数据, 即把原始数据向左平移了 2000 个数据点. 这样从本质上来讲, D04 和 D03 之间的信息关系可能会因此而被削弱或破坏. 接下来分别分析它们之间的同步和因果关系随时间的变化, 即 $Q(n)$ 和 $q(n)$ 的演化图, 这里的 n 表示的是数据点, 总共截取了原始数据的 40000 个数据点, 采样率为 256Hz. 其中 $n = 27880$ 为临床标记的癫痫发作点, 这一时间点在图 2.15(b)~(e) 中以红色虚线的形式标注了出来. 从图 2.15(b) 和 (d) 中可以看出, 随着时间的演化, D04 通道的原始数据 (Original Data) 和 D03 原始数据之间的同步度以及 D04 对 D03 的因果关系随着时间的演化不断增大. 特别是在红色虚线即癫痫发作时, 两者同步和因果关系都迅速得到显著增强, 对应在图 2.15(c) 和 (e) 中可以明显观察到癫痫发作时单位时间内的同步和因果关系增量急剧变大, 说明癫痫发作时有高同步的且具方向性的信息交流活动发生. 而在癫痫发作之后, 随着信息的传播, 最终两者的同步度和因果度逐渐恢复到发作前状态. 尽管如此, 在整个癫痫活动过程中, D04 原始数据对 D03 替代数据的因果作用基本为 0, 两者的同步度也大幅降低. 这样就用替代数据证实了 D04 和 D03 的原始数据之间确实存在非线性的因果作用关系和同步关联活动.

2.4.4 临床多通道 EEG 信号的网络分析

2.4.3 节已经分析了两条 EEG 数据的事件同步及因果关系, 并验证了提出的统计方法的可靠性. 现在我们接着分析多通道 EEG 信号之间的同步度和因果关系, 从而构建患者的癫痫脑网络, 来整体分析病态信息流的网络演化情况. 图 2.16 中给出了我们用到的原始 EEG 数据, 即 10 条具有 40000 个数据点的数据,

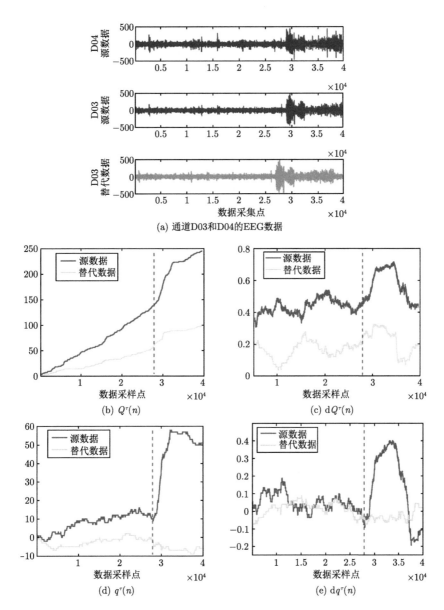

(a) 通道D03和D04的EEG数据

(b) $Q^\tau(n)$

(c) $\mathrm{d}Q^\tau(n)$

(d) $q^\tau(n)$

(e) $\mathrm{d}q^\tau(n)$

图 2.15　(a) 通道 D04 和 D03 的原始信号 (Original) 与替代信号 (Surrogate). (b) 和 (c) 中蓝线表示通道 D04 对 D03 原始数据的 $Q^\tau(n)$ 和 $\mathrm{d}Q^\tau(n)$ 随时间的演化趋势; 青色线是 D04 对 D03 替代数据 (原始信号向左平移了 2000 个数据点) 的 $Q^\tau(n)$ 和 $\mathrm{d}Q^\tau(n)$ 随时间的演化趋势. (d) 和 (e) 中蓝线表示通道 D04 对 D03 原始数据的 $q^\tau(n)$ 和 $\mathrm{d}q^\tau(n)$ 随时间的演化趋势; 青色线是 D04 对 D03 替代数据 (D03 原始信号向左平移了 2000 个数据点, 即约 7.8s 后的结果) 的 $q^\tau(n)$ 和 $\mathrm{d}q^\tau(n)$ 随时间的演化趋势

10 条通道分别为 F08、M09、C09、D03、D04、G05、H10、J07、K01、K02. 根据临床的数据报告结果, 它们大致可以被分成四组 (图 2.19(a)): 第一组为 F08、M09、C09; 第二组为 D03、D04; 第三组为 G05、H10、J07; 第四组为 K01、K02. 临床癫痫样放电先后从第一组到第四组被观测到.

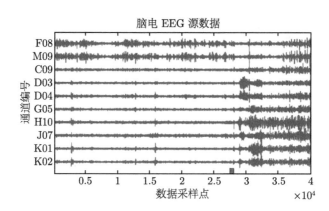

图 2.16 选取的一个患者 10 个通道原始 EEG 数据, 红色方块处标明了癫痫发作的时间点

图 2.17 展示了通道 G05 对其他 9 条通道的因果性随时间的演化图, $q(n) > 0$ 时表明 G05 为信息流的主导者, 否则就是信息流的接收者. 为了防止由于噪声扰动等出现方向辨识错误, 我们将因果度 $q(n) = 10$(显著因果关系) 作为信息传播

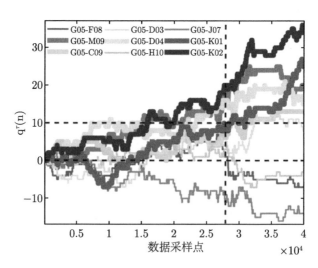

图 2.17 通道 G05 对其他 9 个通道信号 (F08, M09, C09, D03, D04, H10, J07, K01, K02) 的因果性随时间的演化. 垂直虚线标出了癫痫发作位置, 水平虚线分别标出了 $q^\tau(n) = 0$ 和 $q^\tau(n) = 10$ 的位置. 这里选取 $q^\tau(n) = 10$ 作为阈值来表示显著的因果关系

方向的阈值. 如果在癫痫发作过程中 (包括发作间期和发作期)G05 对其中某通道信号的因果度超过了这个阈值, 我们则认为 G05 在两者的信息交流中起到了主导者的作用, 信息流方向从 G05 指向该通道. 在癫痫的效应网络构建中 G05 和该通道节点之间存在有向的连接关系. 从图 2.17 可见, G05 在与 M09、C09、D04、K01、K02 这 5 个通道的信息交流中都起到了主导作用, 所以在癫痫网络中都有从 G05 指向这 5 个通道节点的有向连边. 因为不同通道之间的因果度和同步度都不完全一致, 所以有向连边实际上是带有权重的. 类似于图 2.17 中对 G05 通道的处理, 在图 2.18 中我们计算了其他每条通道与其余 9 条通道之间的因果关系演化趋势, 从中观察到了不同通道之间丰富的信息交流活动. 基于此, 就可以构建一个完整的癫痫效应网络, 即有向加权网络.

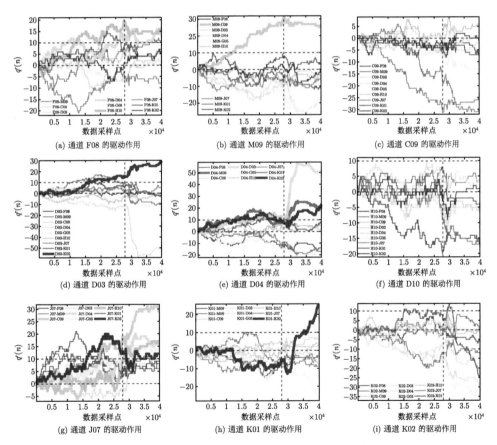

图 2.18 计算每个通道信号对其他 9 个通道信号的因果关系. 垂直虚线标出了癫痫临床标记发作的位置, 水平虚线分别标出了 $q^\tau(n) = 0$ 和 $q^\tau(n) = 10$ 的位置, 表示两个因果关系强度阈值, 其中 $q^\tau(n) = 10$ 表明两者有显著的因果关系. 式 (2-20) 中取 $M = 10, h = 30$

临床的监测报告表明, 癫痫样放电存在时间上的先后关系, 是由第一组通道流向第二组, 然后流向第三组, 最后流向第四组. 这种流向关系绘制在图 2.19(a) 中. 但是, 这种关系有可能是一种假象, 或者说信息流在不同组间不一定存在传递关系. 它有可能是由同一个驱动源引起的, 由于对不同组的因果作用存在时间延迟, 从而整体上看似乎是信息在不同组间的顺序传播. 实际上, 基于图 2.18 的因果分析的仔细观察可见, G05 对其他小组中的 5 个通道具有显著的主导作用 (因果关系), 特别是这 5 种因果关系模式存在明显的时间偏差, 其中有的通道因果度很早就到达了阈值, 而有的通道因果度直到癫痫即将发作才到达阈值, 因此 G05 有可能充当公共驱动源的角色. 作为例子, 图 2.19(b) 和 (c) 分别绘制了 G05 和 J07 对其他组内通道阈值因果关系的时空传播关系. 另外, 我们也可以通过事件因果分析的方法, 找到每个组内部的信息流传播方向, 其中第一组中: F08 → M09 → C09; 第二组中: D04 → D03; 第三组中: J07 → G05, J07 → H10; 第四组中: K01 → K02. 这一点在临床上是难以探测的, 因为如果组内通道十分接近的话, 癫痫波发生先后是难以区分和辨识到的. 组内信息流方向的确认有助于找到每个组内信息流的源头节点. 这些结果可能有助于癫痫病灶定位和癫痫网络有效控制策略的设计.

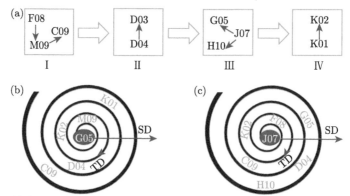

图 2.19   (a) 临床观测到的癫痫样放电演化过程: 从第一部分 (F08, M09, C09) 到第二部分 (D03, D04), 再到第三部分 (G05, H10, J07), 最后到第四部分 (K01, K02). (b) 和 (c) 以两个传播源点为例 (G05 和 J07), 用极坐标来表示病态信息流随时间的演化过程. 两个红色箭头分别指明了时间距离和空间距离增大的方向 (TD: 时间距离, SD: 空间距离)

2.4.5 癫痫效应网络构建

基于图 2.18 不同通道之间因果关系随时间演化的分析可以看到, 癫痫发作前后因果关系度具有显著差异, 因此可以依据癫痫发作前后分别建立癫痫效应网络. 图 2.20 给出了癫痫发作间期 (a)、发作过程中 (b) 和发作后 (c) 效应网络节点耦合强度的邻接矩阵. 从中可以发现, 发作前和发作后, 耦合强度都呈现特定的时空

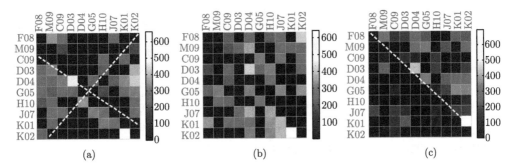

图 2.20 癫痫效应网络在发作间期 (a)、发作过程中 (b) 和发作后 (c)10 个节点构成的邻接矩阵耦合强度的演化. 虚线分割出较强的连接区域

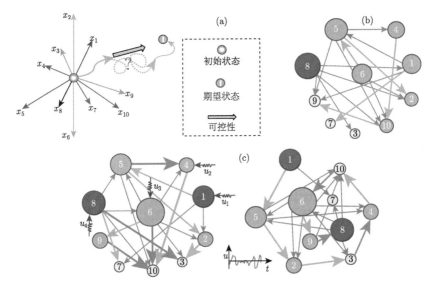

图 2.21 将每个通道视作一个网络节点 (10 个通道对应 10 个节点, 对应关系为 1-F08, 2-M09, 3-C09, 4-D03, 5-D04, 6-G05, 7-H10, 8-J07, 9-K01, 10-K02), 基于对不同网络节点之间的因果关系分析和同步度分析构建有向加权的癫痫发作效应网络. (a)10 个通道 EEG 信号假设为癫痫脑动力系统中的 10 个变量 $\{x_1, \cdots, x_{10}\}$. 从初始状态出发, 网络在癫痫发作间期的状态 (b) 和癫痫发作期的状态 (c) 可以通过控制到达任意预期的最终状态 (向右的黄色箭头), 这个控制为对无匹配节点 (比如: 节点 1, 4, 6 和 8, 是针对 (c) 发作期计算所得) 的输入刺激扰动 $u(t) = (u_1(t), u_2(t), u_3(t), u_4(t))$. (b) 和 (c) 左侧的网络呈现了多种形态的度分布, 节点大小表示网络的出度, 黄色的节点只有入度, 箭头的粗细表示因果性的大小 (只有 $q(n) > 10$ 才会被绘制出来). (c) 右侧图展示了所有匹配路径 (由绿色箭头标出), 通过粉色的箭头被依序连接, 其他连接用浅灰色表示

规则分布, 而发作的过程中存在信息流的重新分离和整合, 这可以从发作前和发作后的不一致的时空分布推测出来. 图 2.21(b) 和 (c) 分别重构了癫痫发作间期 (b) 和发作期 (c) 的有向加权网络, 其中数字和通道的对应规则是: 1-F08, 2-M09, 3-C09, 4-D03, 5-D04, 6-G05, 7-H10, 8-J07, 9-K01, 10-K02. 网络中节点的大小对应其出度大小. 目前研究大多根据网络出度和入度的分布来寻找潜在的癫痫病灶节点. 一般认为出度最大的节点所对应的通道即为致痫病灶. 通过构建的网络可见出度最大的是节点 6(G05) 和节点 8(J07). 依此推断的话, 节点 6 和 8 就是计算出的病灶位置. 但是临床 SEEG 报告显示发作间期和发作期的可能的致痫病灶分别为 F08/D03 和 D03, 也就是对应于网络中的节点 1 和节点 4.

其实理论分析的结果和临床结果并不矛盾, 因为我们认为临床定位的病灶节点 1 和 4 很有可能是继发病灶点, 而我们理论分析的病灶点 6 和 8 是原发病灶点. 事实上, 从图 2.21(b) 可以看到, 发作间期节点 8 具有最大的出度而且无入度. 更详细的观察发现, 在发作间期节点 8 将信息流传递给了节点 1. 而在癫痫发作时 (图 2.21(c) 左), 节点 8 的因果主导作用转移给了节点 6, 并且通过节点 6 进一步影响了其他节点 (比如节点 2, 3, 4, 5, 9 和 10), 这种影响力比发作间期要大得多. 总地来说, 节点 6 和节点 8 几乎遍历了所有的网络节点. 因此, 它们可能在癫痫网络发作中起着至关重要的作用, 同时也为癫痫发作网络寻找关键控制节点来抑制癫痫活动提供思路.

2.4.6 癫痫网络可控性分析

癫痫网络的可控性主要是指通过调控网络个别关键节点来达到抑制整个网络癫痫活动演化的效果. 我们这里主要考虑结构可控性, 即假设网络节点间连接权重发生波动时并不影响网络的可控性. 如果癫痫网络是一个结构可控的系统, 则要么癫痫网络本身是可控的 (可控性矩阵满秩), 要么在某些连边权值发生轻微变化后变为可控的, 而在连边权值可能发生较大变化时仍然是可控的. 基于以上说明, 接下来我们的主要任务是在网络可控的前提下寻找能够控制整个网络的 (最少数量的) 关键节点. 针对这个问题, Liu 等[94] 基于网络二分图的最大匹配集 (参见 1.7.3 节) 方法确定了最小非匹配集, 位于最小非匹配集中的节点就确定为可以实现控制网络的最少数量的关键节点 (最少输入定理). 按照可控性条件, 分别对这几个非匹配节点进行控制输入 (即确定系统 (2-35) 的输入矩阵 B) 就可以使得可控性矩阵 (2-35) 满秩. 以图 2.21(c) 为例, 绿色箭头勾勒出了网络的四条匹配路径[95]: $\{1 \to 5 \to 2 \to 3\}$, $\{4 \to 10\}$, $\{6 \to 9\}$, $\{8 \to 7\}$(事实上已经是数量最少的路径数量了), 因此该网络的最大匹配集为 $\{5,2,3,10,9,7\}$, 相应的不匹配集为 $\{1,4,6,8\}$. 由于网络的路径不唯一, 因此不匹配集也不是唯一的, 但是最小不匹配集的数量是固定的.

对于一个完美匹配 (即匹配集包含了所有网络节点) 的系统来说, 只要施加一个控制就可以使其满足满秩条件. 也就是要找到一个包含网络中所有节点的路径, 然后只要在这个路径的起始点加入一个控制输入, 系统就可以被控制. 但是在本章所构建的癫痫网络 (图 2.21(b) 和 (c)) 中, 尚不存在这样连贯的单一路径, 而是由几条匹配路径构成 (绿色箭头), 但是通过粉色箭头可以把四条路径首尾相连构成一条路径, 每条路径的起始点就是需要控制输入的节点, 即不匹配集中的点 {1-F08,4-D03,6-G05,8-J07}. 因此, 这几个不匹配节点就称为计算得到的病灶点, 需要对其进行控制来达到对癫痫活动的抑制.

我们用事件因果统计的方法构建了所有 10 位患者的癫痫网络, 并且对网络进行了结构可控性分析, 找出了 10 位患者的病灶 (计算的控制节点), 并将它们和临床的 SEEG 报告结论进行比较, 如表 2.7 所示. 其中第一位患者就是前文中一直讨论的研究对象. 第二列是指在癫痫网络构建时选取的信号通道数量, 这些通道的选择都是 (在发作间期或发作期) 具有癫痫样放电情况的信号通道, 目的是构建癫痫的致痫网络并确定癫痫灶. 通过第三列和第四列的比较可以看出, 大部分情况下 (除了第 6 位和第 9 位患者), 我们的方法计算所得的病灶都比 SEEG 报告的病灶数量要多, 其中有相同的病灶点也有不同的病灶点, 说明了临床确认的病灶点并不一定包含了所有的病灶点, 或者说临床上确认的病灶点有可能仅仅是显性病灶点, 通过我们方法计算所得的很可能是隐藏的病灶点. 特别地, 我们的理论结果说明, 完全抑制癫痫网络可能除了要控制临床确认的病灶点, 在癫痫临床症状无法得到缓解时, 我们计算的病灶点可能就成为潜在的候选节点. 另外我们的计算结果也可以对局灶性癫痫患者的病灶做术前评估. 另一方面, 由于癫痫的网络复杂特性, 我们的结果说明控制癫痫发作除了病灶点之外, 可能还需要调控病灶点周围节点, 来协同实现对整个网络的控制.

表 2.7　(发作期癫痫效应网络) 计算所得的控制节点与 SEEG 报告病灶节点的对比

患者编号	网络节点数量	SEEG 报告病灶节点	计算的控制节点
1	10	F08,D03	F08,D03,G05,J07
2	12	D11,D12	D12,M09,W03,C03,E02
3	12	L11,H13,L09	L11,L09
4	9	G10,H10	G10,H10,G06
5	9	P08,E07,G06	F11,E07,E09
6	9	A01,B01	A01
7	10	L04,H04	L04,H04,J02
8	10	K09,G11	G10,K09,D06,H01
9	12	C02,D01,E10	D01,E03
10	11	E04,J14,M05	M05,M04,J14,C08

2.4.7 癫痫网络的刺激调控效果

以第一个患者为例, 我们通过神经元群耦合网络模型对这里提出的网络控制方法的有效性进行理论验证. 构建的网络模拟系统的神经元群 i 和 j 之间耦合强度 $K_{ij} = K_{ij}(n) = a_{ij}(n)$ 是基于第一个患者数据的因果和同步分析, 然后根据公式 (2-32) 计算所得. 耦合强度是随时间变化的量, 图 2.20 给出了癫痫发作三个不同阶段的网络耦合强度分布图. 模拟局灶性癫痫发作特征时, 我们将网络中前两条通道 (F08, M09) 信号模拟为致痫区信号, 其余为非致痫区信号, 通过它们来激活模拟的动力学系统, 模拟结果如图 2.22(a) 所示. 比较图 2.22(a) 和图 2.16 中

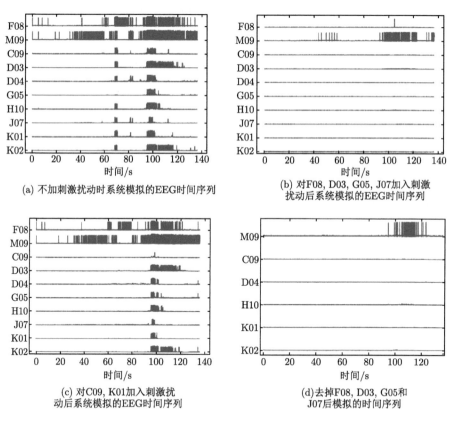

(a) 不加刺激扰动时系统模拟的EEG时间序列

(b) 对F08, D03, G05, J07加入刺激扰动后系统模拟的EEG时间序列

(c) 对C09, K01加入刺激扰动后系统模拟的EEG时间序列

(d) 去掉F08, D03, G05和J07后模拟的时间序列

图 2.22   对图 2.16 中癫痫时间序列的模拟: (a) 没有添加刺激扰动的 EEG 时间序列; (b) 对计算所得的病灶点 F08, D03, G05, J07 进行刺激扰动后模拟的时间序列; (c) 对任意两条非病灶通道 (以 C09, K01 为例) 进行刺激扰动后模拟的时间序列; (d) 移除时间序列中的病灶通道信号 F08, D03, G05, J07 后模拟的时间序列. 在癫痫网络模型中, 前两条通道 (F08, M09) 的模型参数 A 从 $A = 4.35\text{mV}$ 到 $A = 4.75\text{mV}$ 线性增加 (模拟致痫信号), 其余通道模型参数 $A = 3\text{mV}$ (非致痫信号). 积分步长为 4ms(采样频率为 256Hz)

事件序列的形态, 可以看出, 大量棘峰出现的时间点基本保持一致, 图 2.22(a) 达到了较好的模拟效果.

我们试图对该模拟系统的计算病灶点 (F08, D03, G05, J07) 加以刺激, 观察模拟系统的调控情况. 具体的刺激方式为具有负相脉冲的 cNDNs, 在模型中以调节环境噪声的形式来影响模拟信号的结果, 它是一种不会给患者造成痛苦而且无害的神经调控方式. cNDNs(t) 的本质实际上是来改变模拟系统的环境噪声 $p(t)$, 将其调整为 $p'(t) = p(t) + $cNDNs$(t)$, 即可模拟出图 2.22(b) 中的结果. 从图 2.22(b) 中可以明显地看到, 在对计算病灶都加入刺激扰动后, 几乎整个网络都被控制住, 原本在 (a) 中出现了大量棘峰的通道基本上都在 (b) 中被抑制. 这表明我们的方法计算所得的病灶的确是控制网络状态的关键节点. 图 2.22(c) 中将刺激的计算病灶点更换成了非病灶点, 此时通道的棘峰只是得到减少而没有被完全消除, 说明了施加刺激扰动以控制网络状态时, 对节点的选择有较为严苛的要求, 进一步说明了我们的方法确定病灶的有效性. 图 2.22(d) 则是在模拟时去掉了计算的四个病灶通道 (F08, D03, G05, J07), 这是对临床上常用的手术切除病灶脑区进行的模拟, 可以看到其效果与图 2.22(b) 类似, 各通道棘峰出现的情况得到较好的消除.

2.5 癫痫病态信息流方向识别与电刺激调控

2.5.1 引言

癫痫脑功能网络已经作为一种有用的工具[106-108] 被应用于癫痫灶的定位. 然而功能性网络并未考虑网络信息传递的方向及其时空演化模式. 所以从 2.4 节可知, 此时对癫痫灶的定位可能不够准确, 同时也会影响治疗效果. 所以, 建立能够表征癫痫网络病态信息有向时空演化的效应网络可能是实现癫痫病灶精确定位更有效的方法和途径[109-112].

然而, 建立效应网络的关键是能够准确辨识大脑不同区域间的时间和空间信息流的精确流向及其演化[113,114]. 尽管癫痫脑电变化的检测分析方法很多[115-118], 但我们这里主要关注的是确定不同脑区间存在病态信息流时如何显著地表征信息流的方向及其演化, 从而为癫痫有向效应网络的准确构建和病灶的精确定位提供有力支撑.

事实上, 基于信息论人们提出了许多时间序列分析方法[119-121] 来估计复杂系统不同振子间的耦合方向. 文献 [122] 结合置换分析和条件互信息 (Conditional Mutual Information, CMI)[123,124] 提出了置换条件互信息 (Permutation CMI, PCMI) 方法估计了相互作用的振荡器的相位耦合方向. [125-127] 采用 PCMI 估计两个信号之间的耦合方向, 并通过耦合神经元群模型评估了 PCMI 的有效性. 因此, 本章也是基于 PCMI 寻找能够显著表征耦合振子作用方向的新方法——深层模式化方法. 同时, 我们将用耦合神经元群动力学模型进行验证, 进一步将分析这种深层模式化方法对突触强度和突触时滞改变以及考虑突触可塑性时的有效性和稳定性. 特别是观察刺激扰动条件下, 深层模式化方法确定的耦合振子作用方向的演化趋势, 从而为电刺激治疗癫痫给出新的理论解释.

2.5.2　模型和方法

1. 时间序列深层模式化

给定一非线性时间序列 $X(t)$, 通过对连续 m 个时间点或具有相等时间间隔 (时滞 τ) 的 m 个时间点的序列值进行升序排序, 可以生成 $m!$ 种不同类型的排序模式 (Motif), 其中如果出现两个元素序列值相等的情况, 则根据其时滞的大小进行排序. 因此, 一个排序模式具有上升、下降、峰和谷等四个相位状态[128]. 例如 $m = 3$ 时, 根据以下公式:

$$\begin{cases} \text{Motif\#}_1 : X_t > X_{t+\tau} > X_{t+2\tau} \\ \text{Motif\#}_2 : X_t > X_{t+2\tau} > X_{t+\tau} \\ \text{Motif\#}_3 : X_{t+\tau} > X_t > X_{t+2\tau} \\ \text{Motif\#}_4 : X_{t+2\tau} > X_t > X_{t+\tau} \\ \text{Motif\#}_5 : X_{t+2\tau} > X_{t+\tau} > X_t \\ \text{Motif\#}_6 : X_{t+\tau} > X_{t+2\tau} > X_t \end{cases} \tag{2-37}$$

可以得到如图 2.23(f) 的 $m!=6$ 种排序模式, 并且把每一种模式赋予了 1 到 $m!=6$ 的自然数值. 其中 Motif#1 和 Motif#6 分别是降序模式和升序模式, Motif#2 和 Motif#4 是不同的谷模式, Motif#3 和 Motif#5 是不同的峰模式. 这样我们通过利用窗口长度为 $\tau(m-1)+1$, 滑动步长为 1 的窗口沿着时间序列 $X(t)$ 滑动, 每滑动一步可以计算一次排序模式, 得到模式值. 由此可以得到时间序列 $X(t)$ 对应的由 $1 \sim m!$ 组成的模式序列 (如图 2.23(e) 所示), 模式序列的长度为 $L(X(t)) - \tau(m-1)$, 其中 $L(X(t))$ 为时间序列的长度.

有了以上排序模式的定义, 下面来说明图 2.23(e) 的模式序列实际上是基于原始时间序列 $X(t)$ 进行多次深层模式化以后得到的结果. 具体地, 深层模式化方法可以阐述如下:

(a) 第一步是将原始时间序列 $X(t)$ 进行离散化处理, 即从图 2.23(a) 到图 2.23(b) 的过程.

(b) 第二步基于离散化的时间序列和上面的模式化方法, 取 $m = 6, m! = 6! = 720, \tau = 1$, 我们可以得到由数字 $1 \sim 720$ 组成的模式序列, 见图 2.23(c). 这个过程称为第一层模式化.

(c) 然后根据第一次模式化得到的模式序列, 再用一次模式化方法, 如这里取 $m = 4, m! = 4! = 24, \tau = 1$, 这时可以得到第二层的由 1~24 组成的模式化序列, 如图 2.23(d) 所示. 此时称为第二层模式化.

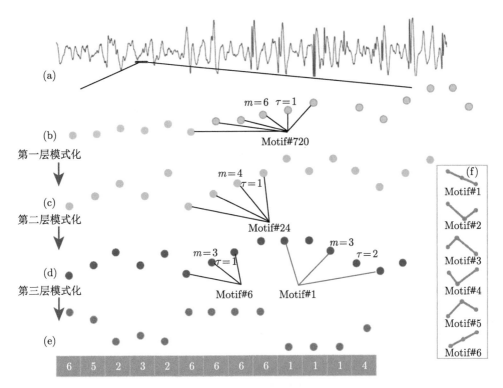

图 2.23   (a) 是原始时间序列, (b) 是对 (a) 的局部离散化, 从 (b) 到 (c) 对应于第一层模式化过程, 这里 $m = 6(\tau = 1)$, 可以产生 $6! = 720$ 种模式类型, 即圆圈对应于由 1~720 组成的模式系列. 从 (c) 到 (d) 和从 (d) 到 (e) 分别对应于 $m = 4(\tau = 1)$ 和 $m = 3(\tau = 1)$ 的第二层和第三层模式化过程. (e) 的下面显示了第三层模式化以后的模式系列. (f) 列举了 $m = 3$ 的模式化以后的 6 种模式类型

(d) 类似地, 第三层模式化是对上一步得到的模式化序列进行的, 这时 $m = 3, \tau = 1$ 和 2. 如图 2.23(e) 所示.

2. 条件互信息 (CMI) 与信息传递方向指数

这里给出计算两个时间序列 $X(t)$ 和 $Y(t)$ 条件互信息和信息传递方向指数的方法. 为了计算信息熵, 我们假设 $p(x)$ 和 $p(y)$ 分别是 $X(t)$ 和 $Y(t)$ 的边缘概率, $p(x, y)$ 是它们的联合概率, $p(x|y)$ 是给定 Y 的条件下 X 的条件概率. X 和 Y 的边缘熵、联合熵和条件熵可以定义如下:

$$\begin{cases} H\left(X\right) = -\sum_{x \in X} p\left(x\right) \log p\left(x\right) \\ H\left(Y\right) = -\sum_{y \in Y} p\left(y\right) \log p\left(y\right) \\ H\left(X,Y\right) = -\sum_{x \in X} \sum_{y \in Y} p\left(x,y\right) \log p\left(x,y\right) \\ H\left(X|Y\right) = -\sum_{x \in X} \sum_{y \in Y} p\left(x|y\right) \log p\left(x|y\right) \end{cases} \tag{2-38}$$

接着开始计算 $X\left(t\right)$ 和 $Y\left(t\right)$ 之间的条件互信息. 特别地, 我们通过计算获取过程 $X\left(t\right)$(或 $Y\left(t\right)$) 传输到过程 $Y\left(t\right)$(或 $X\left(t\right)$) 的信息. 我们将 X_δ 和 Y_δ 定义为过程 X 和 Y 未来 δ 步的状态, 即 $X_\delta : x_{t+\delta} = x_t$ 和 $Y_\delta : y_{t+\delta} = y_t$. 因此, $X\left(t\right)$ 和 $Y\left(t\right)$ 之间的信息传输可以计算如下[129,130]:

$$\begin{cases} I_{X \to Y} = \dfrac{1}{N} \sum_{\delta=1}^{N} I_{X \to Y}^{\delta} \\ I_{Y \to X} = \dfrac{1}{N} \sum_{\delta=1}^{N} I_{Y \to X}^{\delta} \end{cases} \tag{2-39}$$

其中 N 是 δ 可取的最大值, $I_{X \to Y}^{\delta}$ 和 $I_{Y \to X}^{\delta}$ 是 $X\left(t\right)$ 和 $Y\left(t\right)$ 之间条件互信息, 由以下公式来计算:

$$\begin{cases} I_{X \to Y}^{\delta} = I\left(X; Y_\delta | Y\right) = H\left(X|Y\right) + H\left(Y_\delta | Y\right) - H\left(X; Y_\delta | Y\right) \\ I_{Y \to X}^{\delta} = I\left(Y; X_\delta | X\right) = H\left(Y|X\right) + H\left(X_\delta | X\right) - H\left(Y; X_\delta | X\right) \end{cases} \tag{2-40}$$

基于上述公式, X 和 Y 之间的方向性指数 (DI) 可以定义为

$$D_{xy} = \frac{I_{X \to Y} - I_{Y \to X}}{I_{X \to Y} + I_{Y \to X}} \tag{2-41}$$

显然, $D_{xy} \in [-1, 1]$ 之间, $D_{xy} > 0$ ($D_{xy} < 0$) 表示从过程 $X\left(t\right)$ ($Y\left(t\right)$) 到 $Y\left(t\right)$ ($X\left(t\right)$) 的因果作用或驱动力. $|D_{xy}|$ 的值越大意味着 $X\left(t\right)$ 和 $Y\left(t\right)$ 之间信息流的因果作用越强.

3. 置换条件互信息

置换熵已成功被用于分析神经信号[131-136].下面给出置换条件互信息 (PCMI), 即基于排序模式化得到的由自然数组成的模式序列来求条件互信息. 在求置换条件互信息时, 模式序列的概率分布可以计算如下:

$$p\left(\mathrm{Motif\#}_i\right) = \frac{f\left(\mathrm{Motif\#}_i\right)}{L - (m-1)\tau} \tag{2-42}$$

其中 $f(\text{Motif\#}_i)$ 是整个模式序列中每个特定模式对应的频数, $L-(m-1)\tau$ 是模式序列的长度. 同理, 我们可以计算两个模式序列的联合概率和条件概率.

4. 两个神经元群耦合模型

这里用的模型与 2.2 节和 2.4 节相同, 同样是神经元群模型, 不同的是目前的模型里面加了自突触 K_{yy}, 如图 2.24 所示. 这样就又增加了两个一阶微分方程. 同时加了脉冲刺激 DBS, 观察刺激对病态信息流的调控情况. 耦合模型系统可以由以下微分方程组构成:

$$
\begin{cases}
\dot{x}_0(t) = x_3(t) \\
\dot{x}_3(t) = A_x(t)aS[x_1(t) - x_2(t)] - 2ax_3(t) - a^2x_0(t) \\
\dot{x}_1(t) = x_4(t) \\
\dot{x}_4(t) = A_x(t)a\left\{p(t) + \boxed{\mathbf{DBS}(t)} + C_2S[C_1x_0(t)]\right\} \\
\qquad\quad - 2ax_4(t) - a^2x_1(t) \\
\dot{x}_2(t) = x_5(t) \\
\dot{x}_5(t) = BbC_4S[C_3x_0(t)] - 2bx_5(t) - b^2x_2(t) \\
\dot{x}_6(t) = x_7(t) \\
\dot{x}_7(t) = A_x(t)\tau_xS[x_1(t) - x_2(t)] - 2\tau_xx_7(t) - \tau_x^2x_6(t) \\
\dot{y}_0(t) = y_3(t) \\
\dot{y}_3(t) = A_y(t)aS[y_1(t) - y_2(t)] - 2ay_3(t) - a^2y_0(t) \\
\dot{y}_1(t) = y_4(t) \\
\dot{y}_4(t) = A_y(t)a\left\{p(t) + \boxed{\mathbf{DBS}(t)} + C_2S[C_1y_0(t)] + K_{xy}x_6(t)\right. \\
\qquad\quad \left. + \boxed{\mathbf{K_{yy}y_6(t)}}\right\} - 2ay_4(t) - a^2y_1(t) \\
\dot{y}_2(t) = y_5(t) \\
\dot{y}_5(t) = BbC_4S[C_3y_0(t)] - 2by_5(t) - b^2y_2(t) \\
\dot{y}_6(t) = y_7(t) \\
\dot{y}_7(t) = A_y(t)\tau_yS[y_1(t) - y_2(t)] - 2\tau_yy_7(t) - \tau_y^2y_6(t)
\end{cases}
\tag{2-43}
$$

5. 具有两稳定吸引子的短期突触可塑性模型

在系统理论中, 短期可塑性[137-140] 可以看作是不同吸引域之间的转迁. 因此, 短期突触可塑性可以被看作从一个稳定的吸引子通过高频脉冲序列刺激增加突触强度而激发产生. 因此, 高频脉冲序列可能诱发癫痫发作.

在考虑短期突触可塑性的情况下, 忽略自突触, 即 $K_{yy} = 0$, 耦合强度 K_{xy} 被认为与耦合因子 h 相关, 即 $K_{xy}(h) = K_{xy}^{\max} \cdot h$, 其中 $K_{xy}^{\max}$ 是最大耦合值, h 表示特定区域内的突触强度, 可以描述为以下动力学模型 (改编自 [141,142]):

$$
\begin{cases}
\dot{h} = [1-h] \cdot [a_1 (h - h_{\text{eq}})(h - h_{\text{th}}) + b_1 U_{\text{exc}}] \\
\dot{h}_{\text{eq}} = -a_2 h_{\text{eq}} + b_2 (h - h_{\text{eq}}) \\
U_{\text{exc}} = S(x_1 - x_2)
\end{cases}
\tag{2-44}
$$

其中 a_1, a_2, b_1, b_2 是正系数, h_{eq} 表示动力学稳定状态. 乘数 $(1-h)$ 是当 h 超过最大值 $h=1$ 时控制突触强度的增加, h_{th} 是阈值. 实际上, 该模型具有两个吸引子, 并且吸引域被阈值 $h = h_{\text{th}}$ 划分. U_{exc} 代表激发尖峰刺激, 它可以诱导系统状态在这两个吸引子之间转迁. 这里, $U_{\text{exc}} = S(x_1 - x_2)$ 表示考虑突触前和突触后动作电位密度而不是外部刺激.

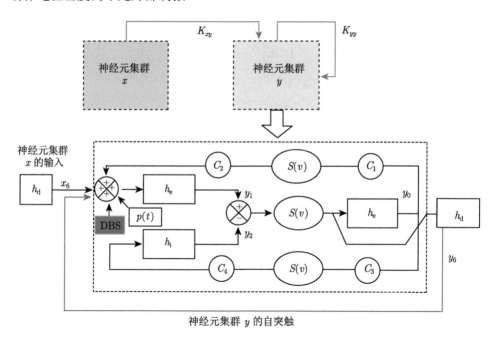

图 2.24　具有外部突触输入和自突触的神经元群模型. $A_x = 5\text{mV}, A_y = 5.5\text{mV}, \tau_x, \tau_y$ 神经元集群的传出连接的平均时间延迟的倒数. 高斯噪声的偏置电流和强度为 $\mu = 75, \sigma = 25$

图 2.25(a) 给出了 $U_{\text{exc}} = 0$ 时在 $\left(h, \dfrac{\mathrm{d}h}{\mathrm{d}t}\right)$ 平面中突触强度 h 的导数作为 h 的两条函数曲线, 分别对应于 $h_{\text{th}} = 0.5, h_{\text{eq}} = 0.3$ 和 $h_{\text{th}} = 0.8, h_{\text{eq}} = 0.6$. 当 $h_{\text{th}} = 0.5$ 和 $h_{\text{eq}} = 0.3$ 时, h 动力系统具有两个稳定的吸引子, 即 $h = h_{\text{eq}} = 0.3$ 和 $h = h_{\text{max}} = 1$, 而 $h = h_{\text{th}} = 0.5$ 是一个不稳定的平衡点, 它是形成短期突触可塑性动力学特征的关键. 当 h 没有达到阈值 h_{th} 时, 模型处于阈下突触状态, 而当 h 超过阈值 h_{th} 时, 就会触发向短期可塑性的转变, 如图 2.25(b) 所示.

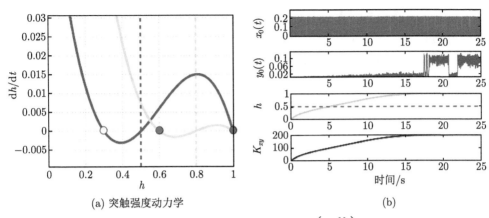

(a) 突触强度动力学   (b)

图 2.25   (a) 无兴奋性刺激信号时 $(U_{\mathrm{exc}} = 0)$ 在二维平面 $\left(h, \dfrac{\mathrm{d}h}{\mathrm{d}t}\right)$ 上的突触动力学曲线, 即 $\dfrac{\mathrm{d}h}{\mathrm{d}t}$ 看作是 h 的函数. 两条曲线分别对应 $h_{\mathrm{th}} = 0.5, h_{\mathrm{eq}} = 0.3$ 和 $h_{\mathrm{th}} = 0.8, h_{\mathrm{eq}} = 0.6$ 两种情形. $h = h_{\mathrm{eq}}$ 和 $h = h_{\mathrm{max}} = 1$ 是两个稳定的平衡点吸引子, $h = h_{\mathrm{th}}$ 是不稳定的平衡点吸引子. (b) 单向耦合模型模拟两条 EEG 时间序列 $x_0(t), y_0(t)$, 耦合方向为 $x_0 \to y_0$, 且具有兴奋性刺激信号 $U_{\mathrm{exc}} = S(x_1 - x_2)$, 模型参数设置为 $A_x = 4.9, A_y = 3, K_{\mathrm{xy}} = 200, \tau_x = 30, a_1 = 0.5, b_1 = 0.05, a_2 = b_2 = 0$(即 $\dot{h}_{\mathrm{eq}} = 0$), $h_{\mathrm{eq}} = 0.3, h_{\mathrm{th}} = 0.5$(红色虚线). 其他参数参见 2.2 节中表 2.2

6. 刺激设置和数值模拟

本章考虑刺激对病态信息流的调控情况, 具体刺激的设置可参考第 1 章. 本节考虑刺激参数对由模式序列计算得到的方向指数的影响机制 [143,144], 这有可能解释刺激治疗癫痫发作的调控机理. 不失一般性, 这里将主要考虑单相的深部脑刺激 (DBS)[145-148], 参见公式 (1-14). 本节用于模拟的模型参数 A 即兴奋性平均突触增益设置为 $A_x = 5\mathrm{mV}$, $A_y = 5.5\mathrm{mV}$, 使得两个耦合子系统刚开始都处于发作状态. 数值模拟仍然是在 MATLAB(MathWorks, USA) 仿真环境下采用标准的四阶龙格–库塔积分方案. 所有仿真初始条件均设为零, 积分步长 5ms, 本节所采用的 3 层模式化参数分别为 $m = 6, 4, 3$ 和 $\tau = 4, 2, 1$.

接下来, 我们主要观察分析在两个单向耦合、自突触耦合以及考虑短期突触可塑性时, 两个模拟癫痫 EEG 时间序列在不同层次模式化下的信息流的方向性指数 (DI, D_{xy}) 的变化情况. 另外, 考察刺激对多层模式化序列计算得到的方向指数的调节效果.

2.5.3   单向耦合突触对方向的识别效果

我们首先考虑两单向耦合神经元群模型情形. 如图 2.26(a) 所示, 随着耦合强度 K_{xy} 的增加, 第一层、第二层和第三层模式化得到的方向指数 (DI) 即 $D_{xy}1, D_{xy}2$

和 $D_{xy}3$, 也逐渐增加. 尽管如此, 与第一层模式化相比, 第二层和第三层模式化序列得到的方向指数有明显的增强效果. 特别是当 $K_{xy} \approx 250$ 时, $D_{xy}3$ 达到峰值 (≈ 0.6), 表明深层模式化方法提高了方向指数的检测效果, 这可能有助于准确识别癫痫区域之间的病态信息流的流向.

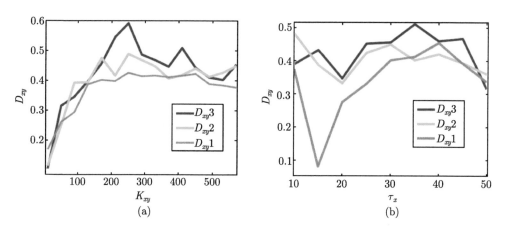

图 2.26　　由三层模式化方法得到的方向指数 $D_{xy}1, D_{xy}2, D_{xy}3$ 随着 (a) 耦合强度 $K_{xy}(\tau_x = 33)$ 和 (b) 时滞 $\tau_x (K_{xy} = 200)$ 增大时的演化趋势图

同样地, 当固定 $K_{xy} = 200$, 考虑耦合时间延迟 τ_x 对 DI 的影响. 仔细观察发现时间延迟微小和较大时, τ_x 增大反而降低了 DI, 即意味着削弱了信息流的方向. 而适中的 τ_x 取得了相对最佳 DI 值. 因此在本章中, 除非另有说明, τ_x 固定在 $\tau_x=33$. 更重要的是, 我们发现, 三层模式化序列取得的 DI 明显要好于一层和两层模式化序列. 而且相对于一层模式化序列, 多层模式化对 DI 的识别具有一定的稳定性.

继而我们使用局灶性癫痫患者的 10 个通道的 EEG 信号 (数据同前面三大节) 来分析不同层次模式化对信息流的辨识效果. 这 10 个通道分别用 F08、M09、C09、D03、D04、G05、H10、J07、K01、K02 表示, EEG 信号的部分时间序列如图 2.27(a) 所示, 共包括 40000 个数据点, 涉及癫痫发作前、发作过程中和发作后的数据序列, 其中竖直线标记发作开始时刻. 为了分析不同阶段深层模式化对信息流的辨识效果, 我们将 40000 个数据点划分为三个区间, 分别对应于 (b) 发作前、(c) 发作过程中和 (d) 发作后三个时期. 这里主要考虑的是 G05 和其他通道之间的由三层模式化方法得到的方向指数, 因为 G05 对其他通道的因果作用已经在 2.4 节进行了证实. 显然, 从图 2.27(b) 和 (d) 可以看到, 在癫痫发作前和发作后, 二层和三层模式化都可以比较稳定地辨识 DI. 特别地, 和实验结果一致, 数据分析发现在发作前 DI 基本呈增加趋势, 发作后呈减小趋势, 而在发作过程中, 信息流基本保持稳定. 需要注意的是, 发作后信息流 DI 下降有助于癫痫发作终止.

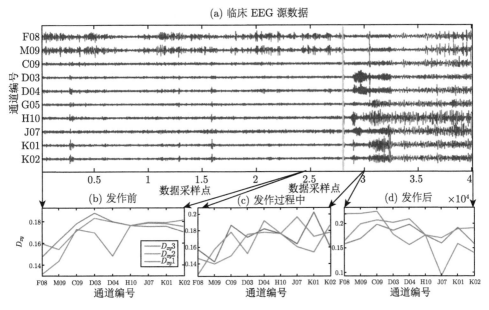

图 2.27 (a) 从癫痫患者 10 个通道即 F08、M09、C09、D03、D04、G05、H10、J07、K01、K02 记录的 EEG 数据. G05 和其他通道之间的由三层模式化方法得到的方向指数在发作前 (b)、发作过程中 (c) 和发作后 (d) 的分布情况

2.5.4 自突触调节对方向演化的影响

图 2.28(a) 给出了 (K_{xy}, τ_x) 二维平面上的 DI 演化, 来系统地观察耦合强度和耦合延迟对信息流的影响. 显然, 二层和三层模式化序列得到的 DI 较一层模

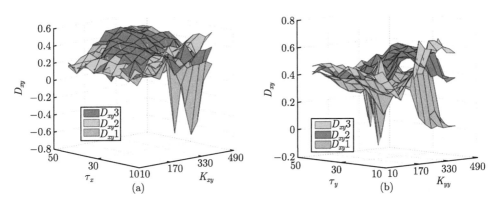

图 2.28 方向指数在二维平面 (a)(K_{xy}, τ_x), $K_{yy} = 0$ 和 (b)(K_{yy}, τ_y), $K_{xy} = 200$ 的演化图

式化序列更加稳定和显著. 另外, 一层模式化序列对于较小 τ_x 可能会导致信息流辨识异常 (即 DI<0). 为了进一步观察多层模式化对 DI 辨识的显著性也适用于自突触耦合情形, 这里固定 $K_{xy}=200$, $\tau_x=33$(即对应于较大的 DI), 图 2.28(b) 给出了由自突触耦合强度和突触延迟的二维 (K_{yy}, τ_y) 平面上的 DI 演化. 显然, 此时二层和三层模式化序列得到的 DI 仍然较一层模式化序列更加稳定和显著. 因此, 深层模式化方法有可能在信息流辨识过程中避免由于数据处理粗糙而造成的 DI 辨识异常等情况.

　　自突触和单向耦合的联合作用对方向演化的影响可见图 2.29, 仍然可以观察到第二层和第三层模式化序列对 DI 辨识的显著性和稳定性, 同时可以避免辨识异常的发生.

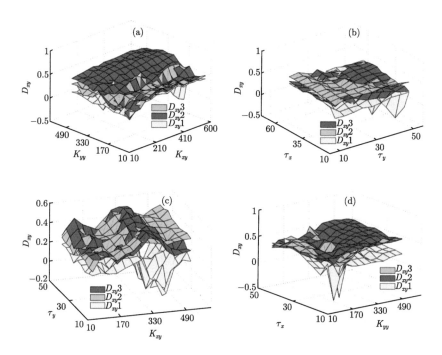

图 2.29　方向指数在二维平面 (a)(K_{yy}, K_{xy}), $\tau_x=\tau_y=33$; (b)(τ_x, τ_y), $K_{xy}=K_{yy}=200$; (c)(τ_y, K_{xy}), $\tau_x=33$, $K_{yy}=200$; (d)(τ_x, K_{yy}), $\tau_y=33$, $K_{xy}=200$ 的演化图

2.5.5　短期突触可塑性对方向演化的影响

　　如果考虑短期突触可塑性, 比如图 2.30, 假定 h_{eq} 是常数, 即

$$h_{\mathrm{eq}}=0$$

图中给出了 $h_{\text{eq}} = 0.3, h_{\text{th}} = 0.5$ 和 $h_{\text{eq}} = 0.6, h_{\text{th}} = 0.8$ 两种情况, 这里设置 $A_x = 4.9\text{mV}, A_y = 3\text{mV}$, 使得第一个耦合子系统处于发作状态, 第二个耦合子系统处于静息状态. 随着突触强度 $h(K_{xy} = K_{xy}^{\text{max}} \cdot h)$ 的增加, 特别是超过阈值 h_{th}, 第一子系统逐渐诱发第二子系统癫痫发作. 图 2.30 给出了两种情况下 DI 随突触时滞增大时的演化图. 结果显示, 在考虑突触可塑性时, 深层模式化仍然能显示出对 DI 辨识的显著性和稳定性.

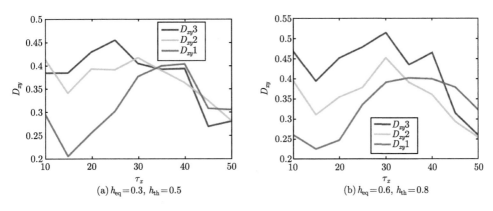

(a) $h_{\text{eq}} = 0.3, h_{\text{th}} = 0.5$ (b) $h_{\text{eq}} = 0.6, h_{\text{th}} = 0.8$

图 2.30　考虑短期突触可塑性时, 方向指数随着 τ_x 的演化图: $K_{xy}^{\text{max}} = 200$, (a)$h_{\text{eq}} = 0.3, h_{\text{th}} = 0.5$; (b)$h_{\text{eq}} = 0.6, h_{\text{th}} = 0.8$

2.5.6　刺激对方向辨识演化的调控效果

最后, 我们考虑刺激对 DI 辨识的调控情况. 为此, 我们在耦合模型系统中引入了矩形脉冲刺激 (DBS), 其中两个耦合子系统都受到 DBS 的干扰. DBS 具体的数值计算算法可参考第一章. 不失一般性, 这里只考虑单相的脉冲刺激.

图 2.31 和图 2.32 分别给出了各种弱刺激参数和增强刺激参数情况下对 DI

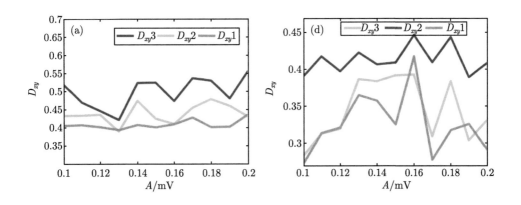

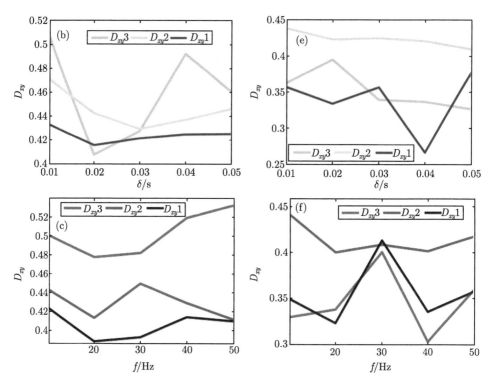

图 2.31　弱刺激对方向指数的调控效果: 随着刺激振幅 A 增大 ((a),(d))$\delta = 0.01\text{s}$, $f = 20\text{Hz}$; 脉宽 δ 增大 ((b),(e))$A = 0.15\text{mV}$, $f = 20\text{Hz}$; 刺激频率 f 增大 ((c),(f)) $A = 0.15\text{mV}$, $\delta = 0.02\text{s}$ 时, 方向指数的演化趋势图. ((a),(b),(c)) 和 ((d),(e),(f)) 分别对应不具有 ($K_{yy} = 0$) 和具有 ($K_{yy} = 200$) 自突触耦合作用调节的情况

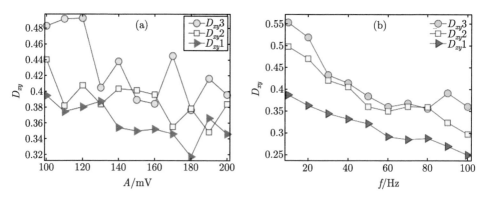

图 2.32　随着 (a) 刺激振幅 $A(\delta = 0.005\text{s}, f = 20\text{Hz})$ 增大和 (b) 刺激频率 $f(\delta = 0.005\text{s}, A = 100\text{mV})$ 增大时, 方向指数的值呈现下降趋势

辨识的调控效果图. 从图 2.31 可见, 弱刺激对 DI 的辨识影响较少, 同时也并不影响深层模式化序列 DI 的显著性. 但是详细观察发现, 当考虑第二子系统自突触作用时 (图 2.31((d),(e),(f))), DI 整体有所减小 ($\Delta D_{xy} > 0.05$), 这意味着自突触可以抵消 (平衡) 来自第一子系统的耦合信息流.

特别地, 我们分别增大刺激振幅 (图 2.32(a)) 和刺激频率 (图 2.32(b)) 以观察强刺激对 DI 演变的影响. 可以明显看出随着刺激强度逐渐增加, 三种模式化序列的 DI 都呈现持续下降趋势, 这表明特定的刺激强度可能会阻碍干扰信息流的方向或削弱信息流的驱动力. 这有可能从一定程度上解释刺激治疗癫痫发作的调控机理.

2.6 本 章 小 结

本章基于难治性癫痫立体脑电 (SEEG) 数据, 结合各种因果关系的统计方法、复杂网络、控制理论和动力系统建模方法等, 探索难治性局灶癫痫的发作特征、病态信息流方向辨识、病灶准确定位及其病态模式演化的动力学机理, 并尝试设计具有临床可行性的电刺激调控策略, 给出电刺激调控癫痫发作的动力学解释.

首先我们着重探索了发作前和发作期癫痫发作信号相空间重构图的拉普拉斯矩阵秩的变化情况, 提出秩下降现象可以作为癫痫的潜在生物标志物, 并通过模拟数据进一步验证了秩下降的必然性.

接着将因果关系统计方法与复杂网络理论结合来对病灶进行定位. 通过构建癫痫效应网络模型, 确定出出度较大的通道, 将其视作致痫通道, 理论结果与电生理医师所确定的致痫区基本吻合. 而且发作间期、发作前期和发作期各个阶段存在相对稳定的出度分布, 但是不同阶段间的差异较为显著, 提示不同阶段可能存在不同的连接模式. 同时通过剔除致痫通道理论成功模拟了临床手术切除病灶控制癫痫的效果.

考虑到临床上对癫痫发作病灶区域进行手术切除后仍有许多患者出现复发的情况, 我们认为控制癫痫发作有可能除了控制病灶之外, 还需要控制致痫网络的周围节点来进行协同调控. 为此, 本章接着通过对致痫效应网络的结构可控性分析, 利用最少输入定理, 确定了完全抑制癫痫网络所要控制的关键网络节点. 通过计算发现, 临床上局灶性癫痫发作的病灶可能不是真正的病灶. 或者说只是显性灶, 在周围还可能存在隐性病灶. 也可以说明临床确定的病灶至少不是减轻癫痫发作最优的临床手术区域.

由于效应网络在建立癫痫致痫网络并进行病灶定位中的重要作用, 最后我们考虑网络不同节点间相互作用方向的辨识增强效果, 以保障癫痫效应网络构建的合理性和可靠性. 因此本章最后提出了深层模式化方法, 数值和临床数据都证实了深层模式化方法比单层模式化更能稳定显著地辨识节点之间信息流的方向. 特别地, 我们同时考虑了刺激对方向流的调控效果. 结果发现, 高频强刺激可以有效降低信息流的方向度 DI, 从而阻滞病态信息流的传播, 最终抑制癫痫活动. 这可能有助于给出刺激抑制癫痫发作的动力学调控机理.

参 考 文 献

[1] Souirti Z, Sghir A, Belfkih R, et al. Focal drug-resistant epilepsy: progress in care and barriers, a Morroccan perspective[J]. Journal of Clinical Neuroscience, 2016, 34: 276-280.

[2] Pedersen M, Omidvarnia A, Curwood E K, et al. The dynamics of functional connectivity in neocortical focal epilepsy[J]. NeuroImage: Clinical, 2017, 15: 209-214.

[3] Kwan P, Arzimanoglou A, Berg A T, et al. Definition of drug resistant epilepsy: consensus proposal by the ad hoc task force of the ILAE commission on therapeutic strategies[J]. Epilepsia, 2010, 51(6):1069-1077.

[4] Poolos N P, Castagna C E, Williams S, et al. Association between antiepileptic drug dose and long-term response in patients with refractory epilepsy[J]. Epilepsy Behave, 2017, 69:59-68.

[5] Yang Z, Fan D, Wang Q, Luan G. Sharp decrease in the laplacian matrix rank of phase-space graphs: a potential biomarker in epilepsy[J]. Cognitive Neurodynamics, 2021, 15(4), 649-659.

[6] Hussain L. Detecting epileptic seizure with different feature extracting strategies using robust machine learning classification techniques by applying advance parameter optimization approach[J]. Cognitive Neurodynamics, 2018, 12(3): 271-294.

[7] Hejazi M, Nasrabadi A M. Prediction of epilepsy seizure from multi-channel electroencephalogram by effective connectivity analysis using Granger causality and directed transfer function methods[J]. Cognitive Neurodynamics, 2019, 13(5): 461-473.

[8] Park Y S, Cosgrove G R, Madsen J R, et al. Early detection of human epileptic seizures based on intracortical microelectrode array signals[J]. IEEE Transactions on Biomedical Engineering, 2019, 67(3): 817-831.

[9] Yang C, Luan G, Qian W, et al. Localization of epileptogenic zone with the correction of pathological networks[J]. Frontiers in Neurology, 2018, 9:143.

[10] Fan M, Chou C A. Detecting abnormal pattern of epileptic seizures via temporal synchronization of EEG signals[J]. IEEE Transactions on Biomedical Engineering, 2018, 66(3): 601-608.

[11] Cho D, Min B, Kim J, Lee B. EEG-based prediction of epileptic seizures using phase synchronization elicited from noise-assisted multivariate empirical mode decomposition[J]. IEEE Trans Neural Syst Rehabil Eng, 2017, 25(8):1309–1318.

[12] Mormann F, Lehnertz K, David P, et al. Mean phase coherence as a measure for phase synchronization and its application to the EEG of epilepsy patients[J]. Physica

D: Nonlinear Phenomena, 2000, 144(3-4): 358-369.

[13] Chisci L, Mavino A, Perferi G, et al. Real-time epileptic seizure prediction using AR models and support vector machines[J]. IEEE Transactions on Biomedical Engineering, 2010, 57(5): 1124-1132.

[14] Kiymik M K, Subasi A, Ozcalιk H R. Neural networks with periodogram and autoregressive spectral analysis methods in detection of epileptic seizure[J]. Journal of Medical Systems, 2004, 28(6): 511-522.

[15] Raghu S, Sriraam N, Kumar G P, et al. A novel approach for real-time recognition of epileptic seizures using minimum variance modified fuzzy entropy[J]. IEEE Transactions on Biomedical Engineering, 2018, 65(11): 2612-2621.

[16] Park Y, Luo L, Parhi K K, et al. Seizure prediction with spectral power of EEG using cost-sensitive support vector machines[J]. Epilepsia, 2011, 52(10): 1761-1770.

[17] Williamson J R, Bliss D W, Browne D W, et al. Seizure prediction using EEG spatiotemporal correlation structure[J]. Epilepsy & Behavior, 2012, 25(2): 230-238.

[18] Behnam M, Pourghassem H. Real-time seizure prediction using RLS filtering and interpolated histogram feature based on hybrid optimization algorithm of Bayesian classifier and Hunting search[J]. Computer Methods and Programs in Biomedicine, 2016, 132: 115-136.

[19] Ozcan A R, Erturk S. Seizure prediction in scalp EEG using 3D convolutional neural networks with an image-based approach[J]. IEEE Transactions on Neural Systems and Rehabilitation Engineering, 2019, 27(11): 2284-2293.

[20] Litt B, Esteller R, Echauz J, et al. Epileptic seizures may begin hours in advance of clinical onset: a report of five patients[J]. Neuron, 2001, 31: 51-64.

[21] Luckett P, Pavelescu E, McDonald T, et al. Predicting state transitions in brain dynamics through spectral difference of phase-space graphs[J]. Journal Computational Neuroscience, 2019, 380: 91-106.

[22] 栾国明, 王梦阳. 立体定向脑电图与癫痫：病例精解 [M]. 北京：科学出版社, 2021.

[23] Youngerman B E, Khan F A, McKhann G M. Stereoelectroencephalography in epilepsy, cognitive neurophysiology, and psychiatric disease: safety, efficacy, and place in therapy[J]. Neuropsychiatric Disease and Treatment, 2019, 15: 1701-1716.

[24] Ayoubian L, Lacoma H, Gotman J. Automatic seizure detection in SEEG using high frequency activities in wavelet domain[J]. Medical Engineering & Physics, 2013, 35(3): 319-328.

[25] Ngamga E J, Bialonski S, Marwan N, et al. Evaluation of selected recurrence measures in discriminating pre-ictal and inter-ictal periods from epileptic EEG data[J]. Physics Letters A, 2016, 380(16): 1419-1425.

[26] Maass B, Stobart R, Deng J. Diesel engine emissions prediction using parallel neural networks[C]. American Control Conference. IEEE, 2009: 1122-1127.

[27] 陈滨, 唐军. 相空间的结构与自相关 [M]. 西安：西安电子科技大学出版社. 2019.

[28] Dologlou I, Carayannis G. Physical interpretation of signal reconstruction from reduced

rank matrices[J]. IEEE Transactions on Signal Processing, 1991, 39(7): 1681-1682.

[29] Povinelli R J, Johnson M T, Lindgren A C, et al. Statistical models of reconstructed phase spaces for signal classification[J]. IEEE Transactions on Signal Processing, 2006, 54(6): 2178-2186.

[30] Shukla A, Majumdar A. Exploiting inter-channel correlation in EEG signal reconstruction[J]. Biomedical Signal Processing and Control, 2015, 18: 49-55.

[31] Gao Z, Jin N. Complex network from time series based on phase space reconstruction[J]. Chaos: An Interdisciplinary Journal of Nonlinear Science, 2009, 19(3): 033137.

[32] Lekscha J, Donner R V. Phase space reconstruction for non-uniformly sampled noisy time series[J]. Chaos: An Interdisciplinary Journal of Nonlinear Science, 2018, 28(8): 085702.

[33] Takens F. Detecting Strange Attractors in Turbulence[M]//Dynamical Systems and Turbulence, Warwick 1980. Berlin, Heidelberg: Springer, 1981: 366-381.

[34] Kennel M B, Brown R, Abarvanel H D I. Determining embedding dimension for phase-space reconstruction using a geometrical construction[J]. Physical Review A, 1992, 45(6): 3403–3411.

[35] Bian C, Ning X Determining the minimum embedding dimension of nonlinear time series based on prediction method[J]. Chinese Physics, 2004, 13(5):633-635.

[36] Ma H, Han C. Selection of embedding dimension and delay time in phase space reconstruction[J]. Frontiers of Electrical and Electronic Engineering in China, 2006, 1(1): 111-114.

[37] Wendling F, Bartolomei F, Bellanger J J, et al. Epileptic fast activity can be explained by a model of impaired GABAergic dendritic inhibition[J]. European Journal of Neuroscience, 2002, 15(9): 1499-1508.

[38] Subasi A. EEG signal classification using wavelet feature extraction and a mixture of expert model[J]. Expert Systems with Applications, 2007, 32(4): 1084-1093.

[39] Gandhi T, Panigrahi B K, Bhatia M, et al. Expert model for detection of epileptic activity in EEG signature[J]. Expert Systems with Applications, 2010, 37(4): 3513-3520.

[40] Da Silva F H L, Van Rotterdam A, Barts P, et al. Models of Neuronal Populations: the Basic Mechanisms of Rhythmicity[M]// Progress in Brain Research. Elsevier, 1976, 45: 281-308.

[41] Jansen B H. Nonlinear dynamics and quantitative EEG analysis[J]. Electroencephalography and Clinical Neurophysiology. Supplement, 1996, 45: 39-56.

[42] Jansen B H, Zouridakis G, Brandt M E. A neurophysiologically-based mathematical model of flash visual evoked potentials[J]. Biological Cybernetics, 1993, 68(3): 275-283.

[43] Wendling F, Bellanger J J, Bartolomei F, et al. Relevance of nonlinear lumped-parameter models in the analysis of depth-EEG epileptic signals[J]. Biological Cybernetics, 2000, 83(4): 367-378.

[44] Wang N, Lyu M R. Extracting and selecting distinctive EEG features for efficient epilep-

tic seizure prediction[J]. IEEE Journal of Biomedical and Health Informatics, 2014, 19(5): 1648-1659.

[45] Zhang Y, Guo Y, Yang P, et al. Epilepsy seizure prediction on EEG using common spatial pattern and convolutional neural network[J]. IEEE Journal of Biomedical and Health Informatics, 2019, 24(2): 465-474.

[46] Tsiouris K M, Konitsiotis S, Markoula S, et al. Unsupervised detection of epileptic seizures from EEG signals: A channel-specific analysis of long-term recordings[C]. 2018 IEEE EMBS International Conference on Biomedical & Health Informatics (BHI). IEEE, 2018: 92-95.

[47] Hupalo M, Wojcik R, Jaskolski D J. Intracranial video-EEG monitoring in presurgical evaluation of patients with refractory epilepsy[J]. Neurologia i Neurochirurgia Polska, 2017, 51(3): 201-207.

[48] Cossu M, Cardinale F, Colombo N, et al. Stereoelectroencephalography in the presurgical evaluation of children with drug-resistant focal epilepsy[J]. Journal of Neurosurgery: Pediatrics, 2005, 103(4): 333-343.

[49] Harvey A S, Cross J H, Shinnar S, et al. Defining the spectrum of international practice in pediatric epilepsy surgery patients[J]. Epilepsia, 2008, 49(1): 146-155.

[50] Bartolomei F, Wendling F, Chauvel P. The concept of an epileptogenic network in human partial epilepsies[J]. Neuro-chirurgie, 2008, 54(3): 174-184.

[51] Panzica F, Varotto G, Rotondi F, et al. Identification of the epileptogenic zone from stereo-EEG signals: a connectivity-graph theory approach[J]. Frontiers in Neurology, 2013, 4: 175.

[52] Bartolomei F, Chauvel P, Wendling F. Epileptogenicity of brain structures in human temporal lobe epilepsy: a quantified study from intracerebral EEG[J]. Brain, 2008, 131(7): 1818-1830.

[53] Granger C W J. Investigating causal relations by econometric models and cross-spectral methods[J]. Econometrica: Journal of the Econometric Society, 1969: 424-438.

[54] Akaike H. A new look at statistical model identification[J]. IEEE Transactions on Automatic Control, 1974, 19(6):716-723.

[55] Arnold M, Milner X H R, Witte H, et al. Adaptive AR modeling of nonstationary time series by means of Kalman filtering[J]. IEEE Transactions on Biomedical Engineering, 1998, 45(5): 553-562.

[56] Kamiński M, Ding M, Truccolo W A, et al. Evaluating causal relations in neural systems: Granger causality, directed transfer function and statistical assessment of significance[J]. Biological Cybernetics, 2001, 85(2): 145-157.

[57] Kaminski M J, Blinowska K J. A new method of the description of the information flow in the brain structures[J]. Biological Cybernetics, 1991, 65(3): 203-210.

[58] Astolfi L, Cincotti F, Mattia D, et al. Tracking the time-varying cortical connectivity patterns by adaptive multivariate estimators[J]. IEEE Transactions on Biomedical Engineering, 2008, 55(3): 902-913.

[59] Wilke C, Van Drongelen W, Kohrman M, et al. Identification of epileptogenic foci from causal analysis of ECoG interictal spike activity[J]. Clinical Neurophysiology, 2009, 120(8): 1449-1456.

[60] Van Mierlo P, Carrette E, Hallez H, et al. Accurate epileptogenic focus localization through time-variant functional connectivity analysis of intracranial electroencephalographic signals[J]. Neuroimage, 2011, 56(3): 1122-1133.

[61] Van Mierlo P. Epileptic focus localization using functional brain connectivity[D]. Ghent University, 2013.

[62] Van Mierlo P, Carrette E, Hallez H, et al. Ictal-onset localization through connectivity analysis of intracranial EEG signals in patients with refractory epilepsy[J]. Epilepsia, 2013, 54(8): 1409-1418.

[63] Wilke C, Worrell G, He B. Graph analysis of epileptogenic networks in human partial epilepsy[J]. Epilepsia, 2011, 52(1): 84-93.

[64] Da Silva F L, Blanes W, Kalitzin S N, et al. Epilepsies as dynamical diseases of brain systems: basic models of the transition between normal and epileptic activity[J]. Epilepsia, 2003, 44: 72-83.

[65] Baier G, Goodfellow M, Taylor P N, et al. The importance of modeling epileptic seizure dynamics as spatio-temporal patterns[J]. Frontiers in Physiology, 2012, 3: 281.

[66] Jansen B H, Rit V G. Electroencephalogram and visual evoked potential generation in a mathematical model of coupled cortical columns[J]. Biological Cybernetics, 1995, 73(4): 357-366.

[67] Molaee-Ardekani B, Benquet P, Bartolomei F, et al. Computational modeling of high-frequency oscillations at the onset of neocortical partial seizures: from "altered structure"to "dysfunction"[J]. Neuroimage, 2010, 52(3): 1109-1122.

[68] Cossart R, Dinocourt C, Hirsch J C, et al. Dendritic but not somatic GABAergic inhibition is decreased in experimental epilepsy[J]. Nature Neuroscience, 2001, 4(1): 52-62.

[69] White J A, Banks M I, Pearce R A, et al. Networks of interneurons with fast and slow γ-aminobutyric acid type A (GABA$_A$) kinetics provide substrate for mixed gamma-theta rhythm[J]. Proceedings of the National Academy of Sciences, 2000, 97(14): 8128-8133.

[70] Hutchings F, Han C E, Keller S S, et al. Predicting surgery targets in temporal lobe epilepsy through structural connectome based simulations[J]. PLoS Computational Biology, 2015, 11(12): e1004642.

[71] Sinha N, Dauwels J, Kaiser M, et al. Predicting neurosurgical outcomes in focal epilepsy patients using computational modelling[J]. Brain, 2017, 140(2): 319-332.

[72] Namazi H, Kulish V V, Hussaini J, et al. A signal processing based analysis and prediction of seizure onset in patients with epilepsy[J]. Oncotarget, 2016, 7(1): 342.

[73] Nissen I A, Stam C J, Reijneveld J C, et al. Identifying the epileptogenic zone in interictal resting-state MEG source-space networks[J]. Epilepsia, 2017, 58(1): 137-148.

[74] Sakuma S, Halliday W C, Nomura R, et al. Increased subcortical oligodendroglia-like

cells in pharmacoresistant focal epilepsy in children correlate with extensive epilepto-
genic zones[J]. Epilepsia, 2016, 57(12): 2031-2038.

[75] Chen Z, An Y, Zhao B, et al. Increased subcortical oligodendroglia-like cells in pharma-
coresistant focal epilepsy in children correlate with extensive epileptogenic zones. PLoS
ONE, 2017, 12, e0172094.

[76] Ma Z, Zhou W, Zhang Y, et al. Epileptogenic zone localization and seizure control in
coupled neural mass models[J]. Biological Cybernetics, 2015, 109(6): 671-683.

[77] Morrell F, Whisler W W, Bleck T P. Multiple subpial transection: a new approach
to the surgical treatment of focal epilepsy[J]. Journal of Neurosurgery, 1989, 70(2):
231-239.

[78] Iasemidis L D. Epileptic seizure prediction and control[J]. IEEE Transactions on Biomed-
ical Engineering, 2003, 50(5): 549-558.

[79] Amiri S, Mehvari-Habibabadi J, Mohammadi-Mobarakeh N, et al. Graph theory appli-
cation with functional connectivity to distinguish left from right temporal lobe epilepsy[J].
Epilepsy Research, 2020, 167: 106449.

[80] Hatlestad-Hall C, Bruna R, Syvertsen M R, et al. Source-level EEG and graph theory
reveal widespread functional network alterations in focal epilepsy[J]. Clinical Neuro-
physiology, 2021, 132(7): 1663-1676.

[81] Tang E, Ju H, Baum G L, et al. Control of brain network dynamics across diverse scales
of space and time[J]. Physical Review E, 2020, 101(6): 062301.

[82] Kramer M A, Cash S S. Epilepsy as a disorder of cortical network organization[J]. The
Neuroscientist, 2012, 18(4): 360-372.

[83] Palmigiano A, Geisel T, Wolf F, et al. Flexible information routing by transient syn-
chrony[J]. Nature Neuroscience, 2017, 20(7): 1014-1022.

[84] Battaglia D, Witt A, Wolf F, et al. Dynamic effective connectivity of inter-areal brain
circuits[J]. PLoS Computational Biology, 2012, 8(3): e1002438.

[85] Fan D, Yang Z, Yang C, et al. Clinically localized seizure focus maybe not exactly the
position of abating seizures: a computational evidence[J]. Nonlinear Dynamics, 2021,
105: 1773-1789.

[86] Yang C, Luan G, Liu Z, et al. Dynamical analysis of epileptic characteristics based on
recurrence quantification of SEEG recordings[J]. Physica A: Statistical Mechanics and
its Applications, 2019, 523: 507-515.

[87] Quiroga R Q, Kreuz T, Grassberger P. Event synchronization: a simple and fast method
to measure synchronicity and time delay patterns[J]. Physical Review E, 2002, 66(4):
041904.

[88] Hosseini S A, Akbarzadeh-T M R, Naghibi-Sistani M B. Qualitative and quantitative
evaluation of EEG signals in epileptic seizure recognition[J]. International Journal of
Intelligent Systems and Applications, 2013, 5(6): 41.

[89] Schindler K, Elger C E, Lehnertz K. Increasing synchronization may promote seizure
termination: evidence from status epilepticus[J]. Clinical Neurophysiology, 2007, 118(9):

1955-1968.

[90] Milton J, Jung P. Brain Defibrillators: Synopsis, Problems and Future Directions[M]// Epilepsy as a Dynamic Disease. Berlin, Heidelberg: Springer, 2003: 341-352.

[91] Le Van Quyen M, Martinerie J, Adam C, et al. Nonlinear analyses of interictal EEG map the brain interdependences in human focal epilepsy[J]. Physica D: Nonlinear Phenomena, 1999, 127(3-4): 250-266.

[92] Arnhold J, Grassberger P, Lehnertz K, et al. A robust method for detecting interdependences: application to intracranially recorded EEG[J]. Physica D: Nonlinear Phenomena, 1999, 134(4): 419-430.

[93] Brogin J A F, Faber J, Bueno D D. An efficient approach to define the Input Stimuli to Suppress Epileptic Seizures Described by the Epileptor Model[J]. International Journal of Neural Systems, 2020, 30(11): 2050062.

[94] Liu Y Y, Slotine J J, Barabasi A L. Controllability of complex networks[J]. Nature, 2011, 473(7346): 167-173.

[95] Wang W X, Ni X, Lai Y C, et al. Optimizing controllability of complex networks by minimum structural perturbations[J]. Physical Review E, 2012, 85(2): 026115.

[96] Slotine J J E, Li W. Applied Nonlinear Control[M]. Englewood Cliffs, NJ: Prentice Hall, 1991.

[97] Kalman R E. Mathematical description of linear dynamical systems[J]. Journal of the Society for Industrial and Applied Mathematics, Series A: Control, 1963, 1(2): 152-192.

[98] Luenberger D G. Introduction to dynamic systems; theory, models, and applications[R]. 1979.

[99] Liu Y, Ma J, Xu Y, et al. Electrical mode transition of hybrid neuronal model induced by external stimulus and electromagnetic induction[J]. International Journal of Bifurcation and Chaos, 2019, 29(11): 1950156.

[100] Yao Y, Ma J. Weak periodic signal detection by sine-Wiener-noise-induced resonance in the FitzHugh–Nagumo neuron[J]. Cognitive Neurodynamics, 2018, 12(3): 343-349.

[101] Wu F, Wang C, Jin W, et al. Dynamical responses in a new neuron model subjected to electromagnetic induction and phase noise[J]. Physica A: Statistical Mechanics and its Applications, 2017, 469: 81-88.

[102] Looi C Y, Lim J, Sella F, et al. Transcranial random noise stimulation and cognitive training to improve learning and cognition of the atypically developing brain: a pilot study[J]. Scientific Reports, 2017, 7(1): 1-10.

[103] Terney D, Chaieb L, Moliadze V, et al. Increasing human brain excitability by transcranial high-frequency random noise stimulation[J]. Journal of Neuroscience, 2008, 28(52): 14147-14155.

[104] Fertonani A, Ferrari C, Miniussi C. What do you feel if I apply transcranial electric stimulation? Safety, sensations and secondary induced effects[J]. Clinical Neurophysiology, 2015, 126(11): 2181-2188.

[105] Van der Groen O, Wenderoth N. Transcranial random noise stimulation of visual cortex:

stochastic resonance enhances central mechanisms of perception[J]. Journal of Neuro-science, 2016, 36(19): 5289-5298.

[106] Van Mierlo P, Papadopoulou M, Carrette E, et al. Functional brain connectivity from EEG in epilepsy: Seizure prediction and epileptogenic focus localization[J]. Progress in Neurobiology, 2014, 121: 19-35.

[107] Mouchati P R, Barry J M, Holmes G L. Functional brain connectivity in a rodent seizure model of autistic-like behavior[J]. Epilepsy & Behavior, 2019, 95: 87-94.

[108] Van Mierlo P, Papadopoulou M, Carrette E, et al. Functional brain connectivity from EEG in epilepsy: Seizure prediction and epileptogenic focus localization[J]. Progress in Neurobiology, 2014, 121: 19-35.

[109] Myers M H, Kozma R. Mesoscopic neuron population modeling of normal/epileptic brain dynamics[J]. Cognitive Neurodynamics, 2018, 12(2): 211-223.

[110] Zhang J, Cheng W, Wang Z G, et al. Pattern classification of large-scale functional brain networks: identification of informative neuroimaging markers for epilepsy[J]. PloS ONE, 2012, 7(5): e36733.

[111] Sabesan S. Spatiotemporal brain dynamics in epilepsy: application to seizure prediction and focus localization[M]. Arizona State University, 2008, 62(3): 816-824.

[112] Cetin M. Model-based robust suppression of epileptic seizures without sensory measure-ments[J]. Cognitive neurodynamics, 2020, 14(1): 51-67.

[113] Myers M H, Padmanabha A, Bidelman G M, et al. Seizure localization using EEG analytical signals[J]. Clinical Neurophysiology, 2020, 131(9): 2131-2139.

[114] Campora N E, Mininni C J, Kochen S, et al. Seizure localization using pre ictal phase-amplitude coupling in intracranial electroencephalography[J]. Scientific Reports, 2019, 9(1): 1-8.

[115] Hussain L. Detecting epileptic seizure with different feature extracting strategies us-ing robust machine learning classification techniques by applying advance parameter optimization approach[J]. Cognitive Neurodynamics, 2018, 12(3): 271-294.

[116] Hejazi M, Nasrabadi A M. Prediction of epilepsy seizure from multi-channel electroen-cephalogram by effective connectivity analysis using Granger causality and directed transfer function methods[J]. Cognitive Neurodynamics, 2019, 13(5): 461-473.

[117] Pittau F, LeVan P, Moeller F, et al. Changes preceding interictal epileptic EEG abnor-malities: comparison between EEG/fMRI and intracerebral EEG[J]. Epilepsia, 2011, 52(6): 1120-1129.

[118] Wei Z, Zou J, Zhang J, et al. Automatic epileptic EEG detection using convolutional neural network with improvements in time-domain[J]. Biomedical Signal Processing and Control, 2019, 53: 101551.

[119] Pereda E, Quiroga R Q, Bhattacharya J. Nonlinear multivariate analysis of neurophys-iological signals[J]. Progress in Neurobiology, 2005, 77(1-2): 1-37.

[120] Ruan Y, Donner R V, Guan S, et al. Ordinal partition transition network based com-plexity measures for inferring coupling direction and delay from time series[J]. Chaos:

An Interdisciplinary Journal of Nonlinear Science, 2019, 29(4): 043111.

[121] Rossi R, Murari A, Gaudio P. On the potential of time delay neural networks to detect indirect coupling between time series[J]. Entropy, 2020, 22(5): 584.

[122] Bahraminasab A, Ghasemi F, Stefanovska A, et al. Direction of coupling from phases of interacting oscillators: a permutation information approach[J]. Physical Review Letters, 2008, 100(8): 084101.

[123] Xue L, Huang N T, Zhao S Y, et al. Low redundancy feature selection using conditional mutual information for short-term load forecasting[J]. J North Electr Power Univ, 2019, 39(2): 30-38.

[124] Li C, Liu K, Xiao X, et al. Classification of Multiple Power Quality Disturbances Based on Conditional Mutual Information Feature Selection Method and Adaboost Algorithm[J]. High Voltage Engineering, 2019, 45: 579-585.

[125] Li X, Ouyang G. Estimating coupling direction between neuronal populations with permutation conditional mutual information[J]. NeuroImage, 2010, 52(2): 497-507.

[126] Li Z, Ouyang G, Li D, et al. Characterization of the causality between spike trains with permutation conditional mutual information[J]. Physical Review E, 2011, 84(2): 021929.

[127] Wen D, Yuan J, Zhou Y, et al. The EEG Signal Analysis for Spatial Cognitive Ability Evaluation Based on Multivariate Permutation Conditional Mutual Information-Multi-Spectral Image[J]. IEEE Transactions on Neural Systems and Rehabilitation Engineering, 2020, 28(10): 2113-2122.

[128] Rosario R S, Cardoso P T, Munoz M A, et al. Motif-Synchronization: A. new method for analysis of dynamic brain networks with EEG[J]. Physica A: Statistical Mechanics and its Applications, 2015, 439: 7-19.

[129] Palus M, Stefanovska A. Direction of coupling from phases of interacting oscillators: An information-theoretic approach[J]. Physical Review E, 2003, 67(5): 055201.

[130] Palus M, Komarek V, Hrncir Z, et al. Synchronization as adjustment of information rates: Detection from bivariate time series[J]. Physical Review E, 2001, 63(4): 046211.

[131] Bandt C, Pompe B. Permutation entropy: a natural complexity measure for time series[J]. Physical Review Letters, 2002, 88(17): 174102.

[132] Zanin M, Zunino L, Rosso O A, et al. Permutation entropy and its main biomedical and econophysics applications: a review[J]. Entropy, 2012, 14(8): 1553-1577.

[133] Li J, Yan J, Liu X, et al. Using permutation entropy to measure the changes in EEG signals during absence seizures[J]. Entropy, 2014, 16(6): 3049-3061.

[134] Li X, Ouyang G, Richards D A. Predictability analysis of absence seizures with permutation entropy[J]. Epilepsy Research, 2007, 77(1): 70-74.

[135] Li X, Cui S, Voss L J. Using permutation entropy to measure the electroencephalographic effects of sevoflurane[J]. The Journal of the American Society of Anesthesiologists, 2008, 109(3): 448-456.

[136] Olofsen E, Sleigh J W, Dahan A. Permutation entropy of the electroencephalogram:

a measure of anaesthetic drug effect[J]. British Journal of Anaesthesia, 2008, 101(6): 810-821.

[137] Wiemann M, Altrup U, Speckmann E J. Epileptic neurons induce augmenting synaptic depolarizations in non-epileptic neurons (buccal ganglia, Helix pomatia)[J]. Neuroscience Letters, 1997, 237(2-3): 101-104.

[138] Gastaldi C, Muscinelli S, Gerstner W. Optimal stimulation protocol in a bistable synaptic consolidation model[J]. Frontiers in Computational Neuroscience, 2019, 13: 78.

[139] Thomson A M. Activity-dependent properties of synaptic transmission at two classes of connections made by rat neocortical pyramidal axons in vitro[J]. The Journal of Physiology, 1997, 502(1): 131-147.

[140] Hempel C M, Hartman K H, Wang X J, et al. Multiple forms of short-term plasticity at excitatory synapses in rat medial prefrontal cortex[J]. Journal of Neurophysiology, 2000, 83(5): 3031-3041.

[141] Alamir M, Welsh J S, Goodwin G C. Synaptic plasticity based model for epileptic seizures[J]. Automatica, 2011, 47(6): 1183-1192.

[142] Yang C, Liu Z, Wang Q, et al. Epileptic seizures in a heterogeneous excitatory network with short-term plasticity[J]. Cognitive Neurodynamics, 2021, 15(1): 43-51.

[143] Fisher R, Salanova V, Witt T, et al. Electrical stimulation of the anterior nucleus of thalamus for treatment of refractory epilepsy[J]. Epilepsia, 2010, 51(5): 899-908.

[144] Jones J C. The Electrophysiological effect of low-frequency sensory stimulation in medically refractory epilepsy[D]. Case Western Reserve University, 2019.

[145] Perlmutter J S, Mink J W. Deep brain stimulation[J]. Annual Review of Neuroscience, 2006, 29: 229-257.

[146] Mayberg H S, Lozano A M, Voon V, et al. Deep brain stimulation for treatment-resistant depression[J]. Neuron, 2005, 45(5): 651-660.

[147] Rubin J E, Terman D. High frequency stimulation of the subthalamic nucleus eliminates pathological thalamic rhythmicity in a computational model[J]. Journal of Computational Neuroscience, 2004, 16(3): 211-235.

[148] Guo Y, Rubin J E, McIntyre C C, et al. Thalamocortical relay fidelity varies across subthalamic nucleus deep brain stimulation protocols in a data-driven computational model[J]. Journal of Neurophysiology, 2008, 99(3): 1477-1492.

第 3 章　丘脑中继核调控失神癫痫发作动力学建模

3.1　引　　言

失神癫痫患者发作时, 临床脑电图 (EEG) 中可以观察到典型的 $2 \sim 4\text{Hz}$ (约 3Hz) 的棘慢波放电 (Spike and Ware Wave Discharge, SWD)[1-8]. 现已证实, 失神癫痫是由皮质和丘脑环路 (Thalamocortical Circuit, TC) 信息交换异常所致. 皮质主要由兴奋性 (Excitatory, EX) 锥体 (Pyramidal, PY) 神经元和抑制性 (Inhibitory, IN) 中间 (Interneuronal, IN) 神经元组成. 丘脑结构主要包括中继核团 (Specific Relay Nuclei, SRN 或 Thalamocortical Circuit, TC) 和网状核团 (Reticular (RE) Nucleus 或者 Thalamic Reticular Nucleus, TRN).

与癫痫的失神发作类似, 癫痫强直性发作和阵挛性发作[9-14] 也是全面性发作类型. 癫痫强直-阵挛性发作时, 患者的脑电图首先表现为强直期, 以高频率 (超过 13Hz) 的阵发性快活动为特征, 其临床表现为肌肉紧张等[15,16]; 继而强直振荡会逐渐演变为癫痫的以低频和高振幅的慢波振荡为特征的阵挛性发作[8,17]. 另外, 电生理学实验也已揭示了大脑皮质中癫痫失神发作和强直-阵挛性发作之间可以双向转迁[18,19].

众所周知, 丘脑的中继神经元具有接收并中继皮质信息的能力, 对皮质网络信息流的正常表达起着至关重要的作用. 然而, 皮质网络与丘脑之间相互连接构成复杂的网络, 如何确定出表征癫痫样病态节律活动及其转迁的关键生理参数还没有得到理论和实验的证实. 本章将重点分析丘脑中继核团与皮质之间相互作用对癫痫发生发展的影响机制, 为此将提出皮质-丘脑环路网络计算模型[20], 力图从动力学的角度阐述癫痫失神发作及其转迁的动力学机理, 为临床和电生理实验提供理论指导.

3.2　丘脑中继核与皮质递归兴奋性环路诱发癫痫失神发作的动力学机理

3.2.1　问题描述

研究证实, 大脑皮质中存在一种叫做 VIP (Vasoactive Intestinal Polypeptide) 的中间神经元[21] 在新皮质的多个区域介导去抑制控制, 专门负责抑制其他的抑制性神经元, 从而通过解除对主神经元细胞的抑制来提高它们的反应. γ-氨基丁酸 (Gamma-Aminobutyric Acid, GABA) 是一种抑制性神经递质, 通过控制特定脑区的 GABA 的传递量可以调节癫痫等神经活动水平[22-27].

大量的数学模型对皮质癫痫失神发作的 SWD 振荡进行了理论描述[28-33]. 需要注意的是, 在这些模型的皮质子网络中, 简单地把不同尺度的抑制性神经元集群简化成具有同一种尺度的抑制性神经元集群. 最近的实验结果[21] 表明, 哺乳动物大脑皮质中存在一个基本的去抑制回路模块, 即分别由 GABAA 和 GABAB 抑制投射介导的不同时间尺度的抑制性神经元集群之间存在相互作用[21,34,35]. 理论证实, 它们之间的竞争机制可以导致周期性的 SWD 放电[30,36-40]. 所以皮质网络中由不同时间尺度抑制性神经元集群组成的去抑制作用环路可以影响皮质网络动力学行为.

尽管如此, 在啮齿类动物模型[41,42] 和癫痫患者模型[43,44] 中, 丘脑与皮质间的相互作用已被证实对 SWD 的产生起关键作用. 受这些发现的启发, Taylor 等[28,32] 发展了一个皮质–丘脑环路神经元场模型 (图 3.1(a)), 从数学计算的角

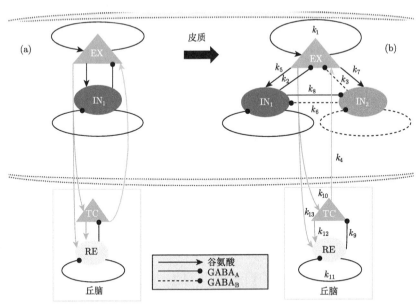

图 3.1　皮质–丘脑环路网络框架图：(a) 原始的皮质–丘脑网络, 其中皮质子网络由兴奋性锥体神经元集群 (EX) 和抑制性中间神经元集群 (IN1) 组成; 而丘脑子网络由丘脑中继核神经元集群 (TC) 和网状核神经元集群 (RE) 组成; (b) 改进的皮质–丘脑网络, 其中在皮质子网络中引入了第二抑制性中间神经元集群 (IN2). 兴奋性投射作用 (箭头) 通过谷氨酸递质 (Glutamate) 来介导, 抑制性投射作用分别通过 γ-氨基丁酸递质 GABAA (带有实心圆端点的实射线) 和 GABAB (带有实心圆端点的虚射线) 来介导, 它们分别具有快慢时间动力学

度来研究刺激扰动对癫痫失神发作的棘慢波振荡的影响. 然而, 在这个模型中不同时间尺度抑制神经元群间的去抑制功能尚未被提及. 基于此, 我们通过在原有的皮质子网络中引入一个具有较慢时间尺度的第二抑制性神经元集群, 提出了一个改进的皮质–丘脑环路网络模型 (图 3.1(b)), 并考虑了不同抑制性神经元集群之间的去抑制作用对网络动力学的影响.

刺激扰动可以控制或抑制癫痫发作[28,32,33,45-55], 这为传统的抗癫痫药物治疗提供了一种潜在的替代方法. 特别地, 已经有较多实验和理论模型深入探讨了深脑刺激与癫痫失神发作 SWD 振荡之间的关联性[28], 其中包括刺激扰动在实验和理论模型上成功和不成功的应用案例[56-60], 这也同时说明了刺激扰动调控癫痫失神发作 SWD 振荡的复杂性. 所以, 在所提出的新的网络模型中, 我们也引入了刺激干扰机制来观察刺激对癫痫失神发作的棘慢波振荡动力学的作用效果.

3.2.2 模型描述

改进的模型网络由皮质子网络和丘脑子网络两部分组成 (见图 3.1(b)), 其中皮质子网络由一个兴奋性锥体神经元集群 (EX) 和两个具有快慢时间尺度的抑制性中间神经元集群 (IN$_1$) 和 (IN$_2$) 组成; 而皮下丘脑子网络由丘脑中继神经元集群 (TC) 和丘脑网状核 (RE) 两部分组成. 改进的皮质–丘脑神经元场网络模型可以由下面的微分方程表示:

$$
\begin{cases}
\dfrac{\mathrm{d}\mathrm{EX}(t)}{\mathrm{d}t} = (\varepsilon_1 - \mathrm{EX} + k_1 F[\mathrm{EX}] - k_2 F[\mathrm{IN}_1] - k_3 F[\mathrm{IN}_2] + k_4 F[\mathrm{TC}])\tau_1 + u_1(t) \\[2mm]
\dfrac{\mathrm{d}\mathrm{IN}_1(t)}{\mathrm{d}t} = (\varepsilon_2 - \mathrm{IN}_1 + k_5 F[\mathrm{EX}] - k_6 F[\mathrm{IN}_2])\tau_2 + u_2(t) \\[2mm]
\dfrac{\mathrm{d}\mathrm{IN}_2(t)}{\mathrm{d}t} = (\varepsilon_3 - \mathrm{IN}_2 + k_7 F[\mathrm{EX}] - k_8 F[\mathrm{IN}_1])\tau_3 + u_3(t) \\[2mm]
\dfrac{\mathrm{d}\mathrm{TC}(t)}{\mathrm{d}t} = (\varepsilon_4 - \mathrm{TC} - k_9 S[\mathrm{RE}] + k_{10} F[\mathrm{EX}])\tau_4 + u_4(t) \\[2mm]
\dfrac{\mathrm{d}\mathrm{RE}(t)}{\mathrm{d}t} = (\varepsilon_5 - \mathrm{RE} - k_{11} S[\mathrm{RE}] + k_{12} S[\mathrm{TC}] + k_{13} F[\mathrm{EX}])\tau_5 + u_5(t)
\end{cases}
$$

$$(3\text{-}1)$$

其中 EX 表示兴奋性锥体神经元集群, IN$_1$ (较快时间尺度) 和 IN$_2$ (较慢时间尺度) 表示两个具有不同时间尺度的抑制性中间神经元集群, τ_2 和 τ_3 是对应的两个时间尺度参数, τ_1, τ_4, τ_5 是对应其他三个核团的时间尺度常数, $\varepsilon_1, \varepsilon_2, \cdots, \varepsilon_5$ 是不同的常数, 代表对不同神经元集群的输入, $k_1, k_2, \cdots, k_{13}$ 是不同神经元集群之间

的突触连接强度, $F(x)$ 为如下的 Sigmoid 函数:

$$F(x) = \frac{1}{1 + v^{-x}} \tag{3-2}$$

是一个转迁函数, 其中转迁的速率由参数 v 决定, $x = \text{EX}, \text{IN}_1, \text{IN}_2, \text{TC}$ 和 RE. 特别地, 为了简化我们的分析, 同时又不定性改变神经元集群相应的动力学行为, 我们用一般的线性函数

$$S(y) = \alpha y + \beta \tag{3-3}$$

来表示丘脑子网络的转迁动力学, 其中 $y = \text{TC}, \text{RE}$.

　　模型中使用的参数都是基于临床电生理实验数据的合理估计. 我们引入一个具有较慢时间尺度的第二抑制性神经元集群 IN_2, 决定 IN_2 的时间尺度参数 τ_3 的取值要比 τ_2 小得多. 由于定量数据的缺乏, 新引入的第二神经元集群 IN_2 与其他神经元集群之间的作用强度通过参照原始的第一神经元集群 IN_1 进行合理的估计. 另外, 为了观察刺激脉冲对失神癫痫 SWD 振荡动力学的影响, 在模型动力学状态空间中的状态变量 EX 和 IN_1 中施加了刺激扰动控制项 $U(t)$. 耦合神经元集群网络的具体参数值参见表 3.1 和表 3.2.

表 3.1　不同神经元集群 EX, IN₁, IN₂, TC 和 RE 的参数值

输入常数					时间尺度				
ε_1	ε_2	ε_3	ε_4	ε_5	τ_1	τ_2	τ_3	τ_4	τ_5
-0.35	-3.4	-4.4	-2.0	-5	26	26×1.25	26×0.005	26×0.1	26×0.1
控制输入					转迁函数				
$u_1(t)$	$u_2(t)$	$u_3(t)$	$u_4(t)$	$u_5(t)$	v	α	β		
$-0.3/-0.2$	$-0.3/-0.2$	0	0	0	2.5×10^5	2.8	0.5		

　　EX: 兴奋性锥体神经元集群; IN₁: 具有快时间尺度的抑制性中间神经元集群, IN₂: 具有慢时间尺度的中间神经元集群, TC: 丘脑中继核, RE: 丘脑网状核.

　　在具体的数值计算中, 我们利用 MATLAB (MathWorks, USA) 模拟环境, 采用 4 阶龙格–库塔算法求解, 时间分辨率为 1ms, 模拟时长 20s, 其中截取 5s 以后的稳定状态的数据用来做统计分析. 关于关键生理参数的分岔和频率分析分别用来描述系统模型的动力学转迁过程和神经振荡行为. 首先, 分岔图通过计算皮质兴奋性神经元集群和抑制性神经元集群平均时间序列的局部极大和极小值来进行. 为了计算皮质神经元集群振荡的主频, 我们首先对皮质神经元平均时间序列进行快速傅里叶变换 (FFT) 来评估能量谱密度, 然后将其中最大峰频率定义为神经系统振荡的主频.

表 3.2 $k_1, \cdots, k_{13}$ 为不同神经元集群 EX, IN$_1$, IN$_2$, TC 和 RE 之间的突触连接强度

参数	源核	目标核	基本参数值
k_1	EX	EX	1.8
k_2	IN$_1$	EX	1.5
k_3	IN$_2$	EX	0.03
k_4	TC	EX	1
k_5	EX	IN$_1$	4
k_6	IN$_2$	IN$_1$	0.03
k_7	EX	IN$_2$	3
k_8	IN$_1$	IN$_2$	1.5
k_9	RE	TC	0.6
k_{10}	EX	TC	3
k_{11}	RE	RE	0.2
k_{12}	TC	RE	10.5
k_{13}	EX	RE	3

EX: 兴奋性神经元集群; IN$_1$: 快时间尺度抑制性神经元集群, IN$_2$: 慢时间尺度抑制性神经元集群, TC: 丘脑中继核, RE: 丘脑网状核. 说明: 表中给出了耦合参数的基本取值, 在具体模拟时, 如果参数有调整会单独在行文中和图的标题中详细说明.

3.2.3　刺激诱导的周期性发作

临床电生理实验显示, 癫痫失神发作过程中棘慢波 SWD 放电状态与背景的低幅高频振荡状态交替出现. 单脉冲刺激已经被建议用来预先干预或终止癫痫的 SWD 放电状态. 数值实验证实, 当系统处于背景状态时, 单脉冲刺激或扰动也会引起系统产生 SWD 放电, 导致失神癫痫发作. 如图 3.2(a) 所示, 在发作之前, 系统处于稳定的背景状态. 从局部放大图中可以看到, 此时系统处于低幅高频的强直振荡状态. 此时对处于背景状态的系统在 $t = 20$s 处施加一个大小为 $u_1(t) = u_2(t) = -0.3$ 的单脉冲刺激 (绿色竖直线), 如图 3.2(b) 所示, 周期的 3Hz 左右的 SWD 振荡会被激发出来, 这时单脉冲刺激可以看作对系统的一个小扰动. 有趣的是, 如果紧接着对处于 SWD 放电状态的系统在 $t = 35$s 处再施加另一个大小为 $u_1(t) = u_2(t) = -0.2$ 的小扰动或脉冲刺激 (红色竖直线), 如图 3.2(c) 所示, SWD 振荡可以被有效地终止, 重新回归到背景状态. 由此可见, 单脉冲刺激或扰动既可以诱导系统产生 SWD 棘慢波振荡, 也可以终止系统的 SWD 振荡行为.

为了观察连续的脉冲刺激对系统 SWD 振荡动力学行为的作用效果, 特别地, 从 $t = 20$s 开始以 $T = 20$s 为周期, 交替性地对系统分别施加大小为 $u_1(t) = u_2(t) = -0.3$ (绿色竖直线) 和 $u_1(t) = u_2(t) = -0.2$ (红色竖直线) 的单脉冲刺激或扰动. 从图 3.2 (d) 中观察可见, 周期的单脉冲刺激 (绿色竖直线) 可以连续地诱

导处于背景状态的系统产生 SWD 振荡 (见图 3.2(f)), 同时紧随的一系列单脉冲 (红色竖直线) 又可以破坏系统的 SWD 振荡重新回归到背景状态 (见图 3.2(e)). 所以, 对系统的单脉冲刺激或扰动可以使系统在 SWD 振荡和背景状态之间周期性转迁, 这类似于电生理实验中观察到的失神癫痫的周期性发作.

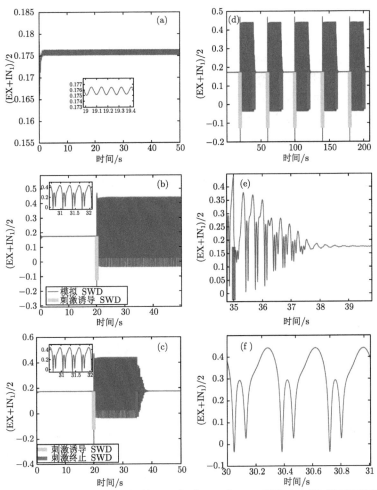

图 3.2　皮质-丘脑环路中皮质子网络神经元集群 EX 和 IN_1 平均动力学时间序列图: (a) 背景状态 (低幅高频的阈下振荡); (b) 单脉冲刺激 $(u_1(t) = u_2(t) = -0.3$, 绿竖直线) 诱导的 SWD 振荡; (c) 单脉冲刺激 $(u_1(t) = u_2(t) = -0.2$, 红竖直线) 诱导的 SWD 振荡终止; (d) 周期的单脉冲刺激诱导 SWD 间歇性发作或终止; (e) 和 (f) 分别为 (d) 的单位发作周期中 SWD 的终止时相和发作时相

　　尽管如此, 在图 3.2 的数值计算中单脉冲刺激的强度、刺激方向以及具体刺

激时刻的选取都具有任意性, 这并不利于系统性地理解刺激诱导的 SWD 振荡发作和终止的动力学机理. 首先, 在真实的电生理实验中, 刺激的方向不一定具有可控性, 例如在经颅磁刺激 (Transracial Magnetic Stimulation, TMS) 中, 刺激的方向不具特定性且可以保持不变. 这样, 本章中所考虑的刺激是对皮质网络的非特定刺激情形.

另外, 大量的数值结果表明刺激诱导的 SWD 振荡的发作与终止对具体刺激时刻即 SWD 的特定时相具有敏感性. 例如, 对于图 3.2(c), 当 SWD 的终止刺激时刻 (红色竖直线) 从 $t = 35\mathrm{s}$ 变为 $t = 30\mathrm{s}$ 时, 刺激扰动不再能够终止 SWD 的发作. 同样地, 当 SWD 的诱导刺激时刻 (绿色竖直线) 从 $t = 20\mathrm{s}$ 变为 $t = 10\mathrm{s}$ 时, 在 $t = 30\mathrm{s}$ 施加的 SWD 终止刺激扰动又能成功终止 SWD 振荡. 一般地, 当 SWD 的诱导刺激时刻设定在 $t = 20\mathrm{s}$ 时, 只有在 $t \in [20\mathrm{s}, 50\mathrm{s}]$ 内的 $t = 28\mathrm{s}$, 31s, 35s, 36s, 37s, 38s, 39s 和 40s 处施加的 SWD 终止刺激才能成功终止 SWD 振荡. 类似地, 当 SWD 的诱导刺激时刻设定在 $t = 10\mathrm{s}$ 时, 位于 $t \in [10\mathrm{s}, 50\mathrm{s}]$ 的 $t = 10\mathrm{s}$, 18s, 20s, 21s, 25s, 26s, 27s, 28s, 29s 和 30s 的 SWD 终止刺激才能够终止 SWD 发作. 然而, 系统的 SWD 振荡在多大程度上依赖于刺激的特定时刻或 SWD 的时相还是一个需要深入研究的科学问题.

下面讨论一个具有特定强度的扰动刺激是否能够成功诱导和终止 SWD 振荡, 以及 SWD 的发作和终止对这些特定的刺激强度存在多大程度的依赖性. 不失一般性, 下面基于图 3.2(c) (即 SWD 的诱导刺激时刻和终止刺激时刻分别设定为 $t = 20\mathrm{s}$ 和 $t = 35\mathrm{s}$) 给出系统 SWD 的发作和终止行为对特定刺激强度的鲁棒性. 图 3.3 在 SWD 诱导刺激强度 (I, 绿色竖直线) 和终止刺激强度 (T, 红色竖直线) 的双参数 $(I, T) \in [0, 0.5] \times [0, 0.5]$ 平面上, 给出了系统 SWD 振荡在不同的刺激强度下发作或终止的分布情况, 其中横轴代表 SWD 诱导刺激强度, 而纵轴代表 SWD 终止刺激强度. 从图 3.3 中可以分辨出四种不同的区域, 即 A, B, C 和 D, 分别代表了刺激参数值对 SWD 发作和终止的不同的作用效果.

由区域 A 可知, 当 SWD 的诱导刺激强度和终止刺激强度同时满足 $I \leqslant 0.26$ 和 $T \leqslant 0.26$ 时, 刺激强度不能有效地诱导系统产生 SWD 振荡; 在区域 B 中, 即 $I < 0.26$, $T \geqslant 0.26$, SWD 的诱导刺激强度未能成功诱导出 SWD 振荡, 而终止刺激强度能够激发系统产生 SWD 发作; 在区域 C 中, 即 $I \geqslant 0.26$, 尽管诱导刺激强度能够有效诱导系统产生 SWD 振荡, 但是终止刺激强度却不能有效地终止系统产生的 SWD 发作; 而在区域 D 中, 不仅诱导刺激能够成功诱导出 SWD 振荡, 而且终止刺激也能够成功终止系统产生的 SWD 振荡. 总体来看, 系统 SWD 发作或终止在刺激参数平面中具有明显的区域特征, 而且对刺激强度具有一定的鲁棒性. 尽管如此, 这些结果只是针对图 3.2(c) 的特定情形来说的, 本质认识这一问题还需要进一步深入的研究.

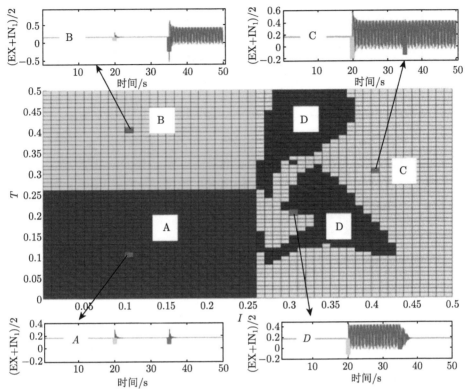

图 3.3 SWD 诱导刺激强度 (I, 绿竖直线) 和终止刺激强度 (T, 红竖直线) 二维平面上 (I, T) $\in$ [0, 0.5]×[0, 0.5], 刺激诱导的皮质网络 SWD 动力学转迁图: (A) SWD 诱导刺激强度不能引起 SWD 发作; (B) SWD 终止刺激强度引起 SWD 发作; (C) SWD 诱导刺激强度能够引起 SWD 发作, 但终止刺激强度不能终止 SWD 的振荡; (D) 诱导刺激强度可以诱导出 SWD, 同时 SWD 振荡可以被终止

3.2.4 皮质–丘脑递归兴奋性作用诱导的放电转迁

如图 3.1 (b) 显示, 丘脑中继核 TC 不但受到来自皮质的兴奋性神经元 EX 的兴奋性投射作用 (k_{10}), 同时还反馈给皮质兴奋性投射 (k_4). 这样 TC 和 EX 之间就构成了递归兴奋性环路 EX $\Leftrightarrow$ TC. 电生理实验很早就观察到了癫痫失神发作与强直–阵挛性发作之间的转迁. 特别地, 癫痫失神发作及其转迁动力学行为产生于皮质–丘脑环路网络异常的信息交流. 鉴于此, 本节基于提出的动力学模型, 从数学计算的角度来研究皮质和丘脑之间递归兴奋性作用 (即 k_4 和 k_{10}) 对癫痫失神发作及其转迁动力学的影响机制.

从图 3.4 可以看出, 皮质和丘脑相互作用即 k_4 和 k_{10}, 可以产生丰富的动力学转迁行为. 具体地, 在没有单脉冲刺激的情况下, 由图 3.4(a) 显示, 当固定 k_{10} = 3, 逐渐增大 k_4 (即丘脑对皮质的反馈作用) 时, 系统首先从简单的强直振荡 (图

3.5(e)) 转迁到低饱和放电状态 ($k_4 > 0.7$) (图 3.5(d)); 接着当 k_4 增大到 $k_4 = 1.14$ 时, 系统进一步转迁到棘慢波 SWD 振荡状态 (图 3.5(c)); 此后随着 k_4 继续增大, 系统从棘慢波振荡转迁到简单的阵挛性振荡状态 ($k_4 > 1.35$) (图 3.5(b)); 最后对于较大的 k_4 ($k_4 > 1.64$) 值, 系统最终转迁到高饱和放电状态 (图 3.5(a)).

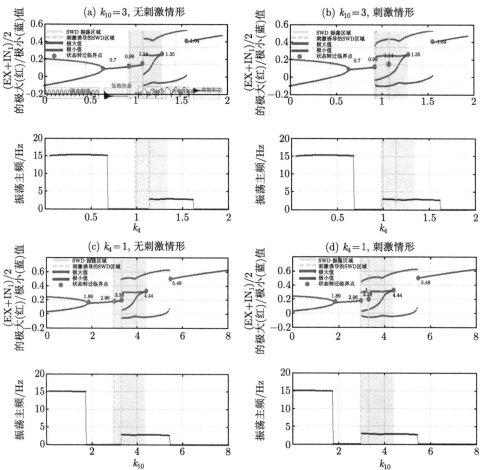

图 3.4　皮质子网络中神经元集群 EX 和 IN_1 平均动力学关于 k_4 或 k_{10} 的分岔图及其相应的振荡主频 (Dominant Frequency) 演化图: (a), (b) $k_{10} = 3$, k_4 在 $[0, 2]$ 范围内变化, (c), (d) $k_4 = 1$, k_{10} 在 $[0, 8]$ 范围内变化; (a), (c) 未施加刺激情形, (b), (d) 刺激情形. 可以看到, 在不同的条件下系统呈现类似的动力学行为转迁, 即从高频强直振荡转迁到低饱和放电, SWD 振荡 (阴影部分), 阵挛性振荡最后到高饱和放电状态, 其中粉色实心圆代表不同状态类型转迁的临界点, 红 (蓝) 色线代表皮质平均动力学时间序列的局部极大 (极小) 值. 由两条天蓝色竖直线确定的区域是刺激诱导 SWD 发作 (b), (d) 的参数区域, 没有刺激时系统处于背景的低饱和放电状态 (a), (c)

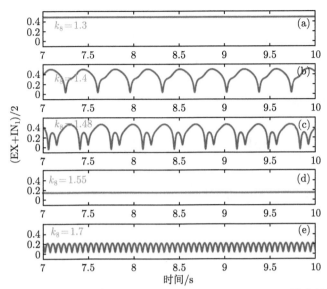

图 3.5 5 种动力学状态: (a) 高饱和放电 (High-Saturated State); (b) 阵挛性发作 (高幅低频简单慢波振荡, Clonic Oscillation); (c) 棘慢波 SWD 振荡 (典型失神发作特征波形); (d) 低放电状态 (Low State); (e) 强直振荡 (低幅高频简单快波振荡, Tonic Oscillation)

类似地, 从图 3.4(c) 可见, 当固定 $k_4 = 1$, 随着 k_{10} (即皮质对丘脑作用) 逐渐增大时, 可以观察到定性相同的动力学转迁过程. 然而当模型引入单脉冲刺激后, 从图 3.4 (b) 或图 3.4 (d) 中可以观察到, 在特定的低饱和放电参数区间 (天蓝色竖直线之间), 棘慢波 SWD 振荡可以通过刺激激发出来, 从而增大了 SWD 振荡的参数区间. 此时 SWD 振荡包含了自发的棘慢波 SWD 振荡和刺激诱导的棘慢波 SWD 振荡.

为了更全面地观察皮质与丘脑之间递归兴奋性作用下脉冲刺激对系统 SWD 振荡及其转迁动力学的影响, 图 3.6 中分别给出了双参数平面上 k_4 和 k_{10} 同时变化时系统的状态转迁 (图 3.6(a)) 及其相应的振荡主频的演化 (图 3.6(b)). 其中竖直箭头和横向箭头分别对应图 3.4(a), (b) 和图 3.4(c), (d) 的参数转迁路径.

详细地, 从图 3.6(a) 可以观察到双参数平面被分隔成了 6 种不同的状态区域即 I: 简单强直振荡; II: 低饱和放电; III: 刺激诱导的 SWD 振荡; IV: 自发 SWD 振荡; V: 简单阵挛性振荡和 VI: 高饱和放电. 对照图 3.6 (b) 可知, 低饱和 (II) 和高饱和 (VI) 放电属于背景状态 (B 和 D); 强直振荡 (I) 属于高频振荡 (A); 而 SWD 棘慢波 (III, IV) 和阵挛性振荡 (V) 属于低频振荡 (C). 特别地, 对于区域 III 即刺激诱导的 SWD 振荡区域, 在没有脉冲刺激时系统处于低饱和放电状态, 同时特定的刺激强度可以诱导出新的 SWD 振荡行为, 即增大了 SWD 振荡的参数区域. 更重要的是, 由图 3.6 显示, 当皮质和丘脑之间的相互作用呈现近似负相关时, 即丘脑能够过多地接收而不能有效地中继皮质的信息, 或者是过少地接收却异常反馈皮质信息时, 就会导致皮质网络出现癫痫失神发作的典型 2~4Hz 的棘慢波 SWD 振荡. 这一理论结果基本与电生理实验发现相吻合.

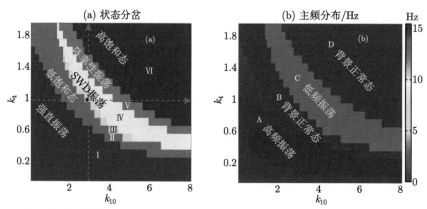

图 3.6　皮质子网络中神经元集群 EX 和 IN$_1$ 平均动力学关于 (k_4, k_{10}) 的状态分岔图 (a) 及其相应的振荡主频演化图 (b): I 为强直振荡, II 为低饱和放电, III 为从低饱和背景状态刺激诱导的 SWD, IV 为自发 SWD, V 为简单阵挛性振荡, VI 为高饱和放电状态; A 为高频振荡区域 (对应 (a) 中 I), B 和 D 为背景饱和状态区域 (对应 (a) 中 II, VI), C 为低频振荡区域 (对应 (a) 中 III, IV, V). 粉色纵向和横向箭头分别对应图 3.4 (a), (b) 和图 3.4(c), (d)

3.2.5　刺激诱导的 SWD 振荡动力学机制

3.2.4 节通过改变皮质与丘脑之间的相互作用, 得到了与电生理实验定性一致的失神癫痫发作的 SWD 振荡及其状态转迁. 尽管如此, SWD 振荡, 特别是刺激诱导的 SWD 振荡并没有给出详细的动力学解释, 所以在这一节将详细介绍不同放电状态转迁的动力学分岔机制.

不失一般性, 这里仍然只考虑图 3.4(a) 和图 3.4(b) 对应的动力学行为转迁. 通过对比图 3.7(a) 和图 3.7(b) 可知, 对于较小的 k_4 值, 如 $k_4 \leqslant 0.7$, 系统存在一个不稳定的焦点和一个稳定的极限环, 因此系统状态最终都收敛到简单的强直振荡; 当 k_4 增大到 $0.7 < k_4 \leqslant 0.99$ 时, 系统在 $k_4 \approx 0.7$ 处经历了一个超临界 Hopf 分岔 (HB$_1$), 稳定的极限环消失, 不稳定的焦点转变为稳定的焦点, 系统最终从简单的强直振荡转迁到低饱和放电状态; 当 k_4 位于 $0.99 < k_4 \leqslant 1.14$, 即黄色虚线矩形所示的参数区间, 系统首先在 $k_4 \approx 0.99$ 处经历了一个极限环分岔 (LPC$_1$), 形成了一个稳定的极限环和一个不稳定的极限环, 进入到了由稳定的焦点和稳定的极限环组成的双稳定性区间, 即系统最终从低饱和放电状态转迁到由背景状态和 SWD 振荡组成的双稳态区域; 紧接着当 $k_4 > 1.14$ 时, 系统经历了第二个亚临界 Hopf 分岔 (HB$_2$), 稳定的焦点失去稳定性, 从而进入由自发 SWD 振荡和简单阵挛性振荡组成的单稳态区域, 即 $1.14 < k_4 \leqslant 1.48$; 进一步当 k_4 位于 $1.48 < k_4 \leqslant 1.64$, 即白色虚线矩形所示的参数区间时, 系统首先在 $k_4 \approx 1.48$ 处经历了亚临界 Hopf 分岔 (HB$_3$), 不稳定的焦点转变成稳定的焦点, 系统再次进入到由稳定的极限环和稳定的焦点组成的双稳定区域 (即背景状态与阵挛性振荡组成的双稳态区域); 最后系统在 $k_4 \approx 1.64$ 经历了第二个极限环分岔 (LPC$_2$), 最终从双稳态区域转迁到高饱和放电状态.

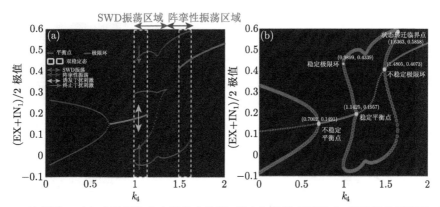

图 3.7 对应图 3.4(a) 皮质平均动力学分岔分析, 其中红线代表平衡点, 蓝线代表极限环. 系统首先经历超临界 Hopf 分岔 ((b) 中 HB$_1$) 从强直振荡转迁到低饱和状态; 接着经历极限环分岔 ((b) 中 LPC$_1$) 进入到由稳定焦点 (背景状态) 和稳定的极限环 (SWD 振荡状态) 组成的双稳定区域 ((a) 中黄色矩形区域, 其中绿色箭头是 SWD 驱动激发刺激, 红色箭头是 SWD 反驱动终止刺激, 参加图 3.8), 特定的激发刺激 ((a) 中绿色双箭头) 和终止刺激 ((a) 中红箭头) 可以引起 SWD 间歇性发作; 经历第二个亚临界 Hopf 分岔 ((b) 中 HB$_2$) 双稳态区域消失, 进入到由自发 SWD 振荡和简单阵挛性振荡组成的单稳定区域; 接着经历一次亚临界 Hopf 分岔 ((b) 中 HB$_3$), 系统又进入由背景高饱和态和阵挛性振荡组成的双稳定区域 ((a) 中白色矩形区域); 最后经历第二个极限环分岔 ((b) 中 LPC$_2$), 系统从双稳态区域转迁到高饱和区域

从动力系统的角度来讲, 微分方程状态空间的双稳态区域存在一个分界流形 (图 3.8(c)), 即分界超平面, 适当的刺激可以驱动系统的动力学状态从一种稳定状态穿越分界超平面转迁到另一种稳定态 (图 3.8(a) 和 (b)). 例如, 如图 3.8(a) 所示, 特定的 SWD 驱动诱发刺激 (绿色箭头) 可以激发出 SWD 振荡. 需要注意的是, 在本节的数值计算中, 系统的初始值位于第一个双稳态区域分界面的靠近稳定焦点的一侧, 因此系统收敛到低饱和稳定状态; 而位于第二个双稳态区域分界面的靠近稳定极限环的一侧, 因此系统展现简单的阵挛性振荡. 特别地, 在图 3.4(d) 中双稳态区域近似位于参数区间 $2.96 \leqslant k_{10} \leqslant 3.28$, 而在图 3.6 的双参数平面 (k_4, k_{10}), 系统的双稳态区域位于区域 Ⅲ.

另一方面, 电生理实验中特定的电刺激可以终止癫痫的发作, 同时也观察到

了刺激实验失败的例子. 从动力学的角度来讲, 这也可能是由于特定的生理背景
下, 系统动力学处于由病态 (极限环描述的 SWD 振荡) 和正常态 (背景的低阈值
饱和放电) 组成的双稳态区域 (图 3.8(a) 和 (b)), 因此特定的刺激可以诱使病态系
统动力学转迁到正常态的振荡, 从而控制住癫痫的失神发作 (图 3.8(b)). 相反, 当
系统动力学处于单稳态的病态情形时, 无论如何调节刺激参数也不能有效改变系
统的病态动力学定性行为, 导致通过电刺激干扰来预防和控制癫痫的失败结果.

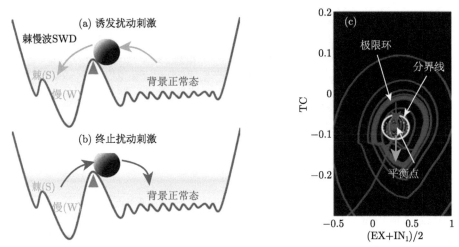

图 3.8　SWD (Spike (S), Ware (W)) 放电 ((c) 中极限环) 和正常背景状态 (Background (c)
中平衡点) 的双稳定吸引子及其吸引域示意图. SWD 驱动诱发刺激 ((a), (c) 中绿色箭头) 和
SWD 反驱动抑制刺激 ((b), (c) 中红色箭头) 扰动使得系统 (小球) 从一个稳定状态越过临界
状态 ((a), (b) 中三角形或 (c) 中白色圆圈) 转迁到另外一个稳定状态

3.2.6　去抑制作用对刺激诱导的 SWD 的控制效果

如图 3.1(b) 显示, 新引入的第二抑制性神经元集群 (慢时间尺度) IN_2 除了对
第一抑制性神经元集群 (快时间尺度)IN_1 和兴奋性锥体神经元集群 EX 有抑制性
投射作用外, 同时还受到 IN_1 的抑制性投射作用和 EX 的兴奋性投射作用. 这样
$IN_1 \Leftrightarrow IN_2$, $IN_2 \Leftrightarrow EX$ 和 $IN_2 \Leftrightarrow IN_1 \Leftrightarrow EX$ 分别构成了皮质系统的对等抑制性
环路、反馈抑制性环路和去抑制作用环路. IN_2 对皮质兴奋性锥体神经元 EX 和
原始的第一抑制性神经元集群 IN_1 的输入分别通过 k_3 和 k_6 来定量表征. 在前面
的数值模拟中, k_3 和 k_6 都设定为较小的值, 基本忽略了 IN_2 对系统 SWD 振荡动
力学的影响. 因此本节主要研究 IN_2 的输出, 即 k_3 和 k_6 对皮质 EX 和 IN_1 表征
的失神癫痫动力学行为的调节作用, 其中 k_3 对应反馈抑制性环路, k_6 同时对应的
是对等抑制性环路和去抑制性环路.

首先, 研究 IN_2 对刺激诱导的皮质 SWD 振荡的控制效果. 不失一般性, 在图 3.6(a) 的双稳态区域 Ⅲ 中取 $(k_4, k_{10}) = (1, 3)$, 此时对于较小的 k_3 和 k_6, 特定的单脉冲刺激能够使系统呈现 SWD 振荡. 下面通过增强 IN_2 的输出, 即增大 k_3 和 k_6 的值, 来研究第二抑制性中间神经元集群 IN_2 对刺激诱导的 SWD 振荡的控制机制. 如图 3.9 所示, 当系统被施加刺激后, 在双参数区域 $(k_3, k_6) \in [0.5, 1.5] \times [0.5, 1.5]$, 通过合理调节 IN_2 对皮质 EX 和 IN_1 的输入, 可以有效地控制刺激诱导的 SWD 振荡. 具体地, 对于较小的 k_3 (例如 $k_3 \leqslant 1$), 即对 EX 进行低水平输入时, 在 $k_6 \in [0.5, 1.5]$ 范围内调节从 IN_2 到 IN_1 的抑制性输入, 始终不能有效地终止刺激诱导的 SWD 振荡. 尽管如此, 当从 $k_3 \approx 1$ 开始增大 IN_2 对皮质 EX 的输入时, IN_2 对皮质 IN_1 的弱抑制性输入 (例如 $k_6 \leqslant 1$) 开始破坏系统约 3Hz 的 SWD 振荡, 使其转化成背景的静息状态, 从而刺激诱导的 SWD 振荡得到有效控制. 随着 k_3 继续逐渐增大, k_6 调节的 SWD 振荡的有效控制窗口也随之增大. 特别地, 当 $k_3 \geqslant 1.15$, 刺激诱导的 SWD 振荡可以通过 $IN_2 \Leftrightarrow EX$ 和 $IN_2 \Leftrightarrow IN_1 \Leftrightarrow EX$ 的反馈抑制性环路和去抑制作用环路共同作用而得到完全控制. 总而言之, IN_2 对 EX 和 IN_1 输入时, 即在皮质的反馈抑制性环路和去抑制性环路共同调节下, IN_2 对刺激诱导的 SWD 具有特定的控制作用. 从数学的角度来看, 这可能是因为 k_3 和 k_6 共同作用使得系统双稳态区域的分界超平面远离稳定焦点的吸引域, 从而相应地减少了与 SWD 振荡相关联的极限环的吸引域, 而增加了稳定焦点的吸引域, 最终系统的初始状态从稳定极限环吸引域掉入了稳定

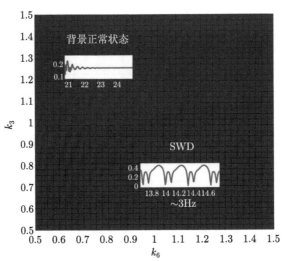

图 3.9 皮质子网络引入的第二抑制性神经元集群 IN_2 对刺激诱导的 SWD 振荡的控制效果. 刺激诱导的 SWD 振荡可以通过同时调节 IN_2 对皮质 EX 和 IN_1 的抑制性输入 (k_3, k_6) 来进行控制

焦点的吸引域, 系统的 SWD 振荡得到控制, 回归到正常背景状态. 由此可见, 本节引入的第二抑制性中间神经元集群可以改变系统的动力学行为. 特定地, 可以通过引入的 IN_2 的抑制和去抑制作用从生理意义的内在调控机制上来控制癫痫失神发作的 SWD 振荡行为.

我们进一步调查在没有刺激脉冲干扰的情形下, IN_2 是否可以行使刺激的功能诱导出 SWD 振荡. 图 3.10 给出了 $k_{10} = 3, k_4 \in [0, 2]$ 情形下来观察 IN_2 (即 k_6) 的调节效果. 从图 3.10 可以看出, 在没有刺激的作用下, 系统对 IN_2 的较弱抑制作用 (如 $k_6 \leqslant 1.05$, 图 3.10(a)) 具有很好的鲁棒性, 此时在 $k_4 = 1$ 的右邻近参数区域 (两条竖直虚线所示, 对应图 3.4(a) 和 (b) 的刺激诱导 SWD 参数区域), 系统始终处于饱和状态. 当 k_6 增大到 $k_6 = 1.063$ 时 (图 3.10(b)), 类似于单脉冲刺激, IN_2 的抑制性作用诱导系统呈现 SWD 振荡. 特别地, 随着 k_6 的继续增大, 越来越大的参数区间被诱导出 SWD 振荡. 当 k_6 增大到 $k_6 = 1.106$ 时 (图 3.10 (e)), 对应整个刺激诱导的 SWD 参数区域, IN_2 的抑制性作用也成功诱导出了 SWD 振荡. 另外, 与图 3.4(a) 和 (b) 比较发现, 较大的 k_6 可在 $k_4 = 0$ 的右邻近参数区域终止系统强直振荡.

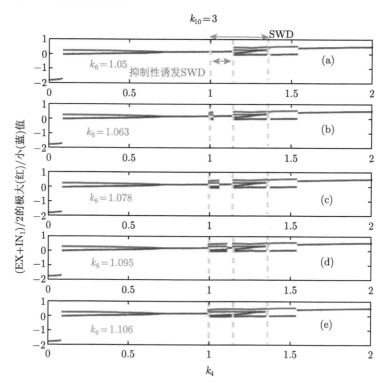

图 3.10　$k_{10} = 3, k_4 \in [0, 2]$ 情形下来观察 IN_2 (即 k_6) 的调节效果, 对应图 3.4(a) 和 (b)

所以第二抑制性神经元集群 (慢尺度) IN_2 的抑制性增强调节也可诱导失神癫痫的 SWD 振荡. 另外 IN_2 又反过来受到 IN_1 的抑制性作用, 两者形成了对等抑制性环路. 接下来受到刺激诱导的 SWD 终止启发, 考虑对等抑制性环路中 IN_1 对 IN_2 的对等抑制作用即 k_8 对 k_6 诱导的 SWD 的调控效果. 为此在图 3.11 中给出了二维参数平面 $(k_6, k_8) \in [1.3, 1.7] \times [1.3, 1.7]$ 上的动力学状态分岔图及其相应的主频分布. 从图 3.10 可知, $k_6 > 1.106$ 时 (其中参数 $k_8 = 1.5$), 能够保证诱导出 SWD 振荡 (图 3.11(a), 区域 III). 所以这里我们设置较大的 $k_6 \in [1.3, 1.7]$, 继而观测 k_8 对 k_6 诱导的 SWD 的控制效果. 由图 3.11 显示, 随着 $k_8 = 1.5$ 开始增大和 $k_8 = 1.4$ 开始减少, SWD 振荡 (III) 分别转迁到低饱和态 (IV) 和简单振荡 (II) 或高饱和态 (I), 即 k_8 可以双向控制 SWD 振荡. 从数学的角度来看, 这可能是因为 k_8 的变化改变系统双稳态区域的分界超平面, 使得与 SWD 振荡相关联的极限环的吸引域变小或结构变化, 最终系统的初始状态从稳定 SWD 极限环吸引域掉入了稳定焦点的吸引域, 系统的 SWD 振荡得到控制.

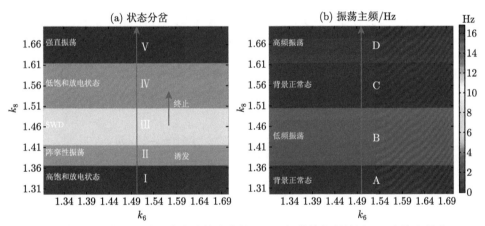

图 3.11 对等抑制性作用环路对癫痫失神发作的 SWD 振荡的控制效果: (I) 高饱和放电 (High Saturated Firing), (II) 阵挛性振荡 (Clonic Oscillation), (III) SWD 放电, (IV) 低饱和放电状态 (Low Saturated Firing), (V) 强直振荡 (Tonic Oscillation)

3.3 丘脑中继核调控皮质前馈抑制性环路诱发癫痫失神发作的动力学机理

3.3.1 问题描述

研究已经表明, 皮质–丘脑网络中的相互作用会引起多种癫痫活动模式以及它们之间的转迁 [61-68]. 3.2 节主要分析了皮质–丘脑的递归兴奋性回路和皮质去抑制回路对癫痫失神发作 SWD 及其转迁的诱发和调节机制. 尽管在研究中数值模拟了癫痫强直发作和阵挛性发作等丰富的动力学行为, 但是并没有成功复现儿童失神癫痫和青少年失神癫痫患者脑电中观察到的多棘慢波放电 (multiple SWD, m-SWD) 现象 (图 3.12 (c)), 所以这一节将在保持 3.2 节的理论发现的前提下

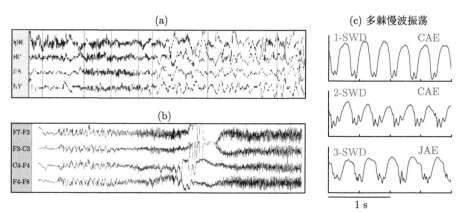

图 3.12　(a) 典型的癫痫强直 → 失神性发作转迁脑电图模式 (改自文献 [19]); (b) 癫痫失神发作 → 全身性强直–阵挛性活动的脑电图演变 (改自文献 [18]); (c) 来自三名不同癫痫患者发作的脑电图记录 (改自文献 [38]), 上图和中图为儿童失神癫痫患者 (CAE) 脑电图, 下图为青少年失神癫痫患者 (JAE) 脑电图

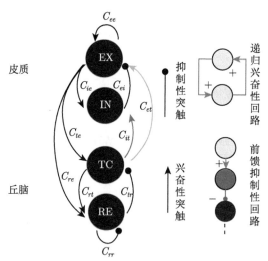

图 3.13　改进的皮质–丘脑网络框架: 皮质子系统由兴奋性 (EX) 锥体神经元集群和抑制性 (IN) 中间神经元集群组成; 丘脑子系统由丘脑网状核 (RE) 和中继核 (TC) 组成. 兴奋性投射由谷氨酸介导, 其由具有箭头的线表示, 而抑制性投射由 GABA 受体介导, 由具有圆头的线表示. 红色和蓝色线分别代表皮质–丘脑环路的 TC → IN → EX 前馈抑制性神经回路中的抑制和兴奋性通道

继续考虑癫痫失神发作的新机制. 特别地, 在皮质的某些区域存在从丘脑中继核 (TC) 到抑制性神经元集群 (IN) 的投射作用, 其可能比 TC 对皮质兴奋性神经元集群 (EX) 的投射作用更强[69-75]. 然而目前的模型研究只考虑了 TC 对 EX 的投射作用. 基于此, 我们在已有的皮质–丘脑模型中引入 TC 对 IN 的投射作用, 由此提出了一个改进的计算模型 (图 3.13). 注意, 在皮质子网络中 IN 对 EX 存在抑制性投射作用. 因此, 引入 TC→IN 路径以后, TC → IN → EX 组成了 IN 的前馈抑制性微环路. 基于建立的微环路, 本章接着系统地研究 TC 到 EX 和 IN 投射作用对癫痫发作转迁的综合影响[76].

3.3.2 模型描述与动力学分析

我们将 TC → IN 的投射路径引入到丘脑皮质网络中, 如图 3.13 所示, 改进后的模型方程可以写为

$$
\begin{cases}
\dfrac{\mathrm{dEX}}{\mathrm{d}t} = (h_e - \mathrm{EX} + C_{ee}f[\mathrm{EX}] - C_{ei}f[\mathrm{IN}] + C_{et}f[\mathrm{TC}])\tau_e \\[2mm]
\dfrac{\mathrm{dIN}}{\mathrm{d}t} = (h_i - \mathrm{IN} + C_{ie}f[\mathrm{EX}] + C_{it}f[\mathrm{TC}])\tau_i \\[2mm]
\dfrac{\mathrm{dTC}}{\mathrm{d}t} = (h_t - \mathrm{TC} + C_{te}f[\mathrm{EX}] - C_{tr}g[\mathrm{RE}])\tau_t \\[2mm]
\dfrac{\mathrm{dRE}}{\mathrm{d}t} = (h_r - \mathrm{RE} + C_{re}f[\mathrm{EX}] + C_{rt}g[\mathrm{TC}] - C_{rr}g[\mathrm{RE}])\tau_r
\end{cases}
\tag{3-4}
$$

其中每个等式都是一个速率方程, 变量 EX, IN, TC, RE 是神经元集群的激发率, 参数 $h_{e,i,t,r}$ 分别是 EX, IN, TC 和 RE 的附加输入常量; $\tau_{e,i,t,r}$ 是时间尺度参数, 单位为 s^{-1}. $C_{ee,ei,et,ie,it,te,tr,re,rt,rr}$ 是不同神经元集群之间的连接强度, 其连接规则基本上参照实验已知的连接值 (参见表 3.2 或者文献 [76]). 其中不同的是 $C_{tr} = 0.2, C_{ei} = 1.8, C_{it}$ 和 C_{et} 是在生理范围内变化. 特别地, C_{it} 和 C_{et} 代表 IN 前馈抑制性微环路中从 TC 到 IN 和 EX 的投射强度. $f[\cdot]$ 和 $g[\cdot]$ 分别是皮质子系统和丘脑子系统的激活函数, 表达式分别与 (3-2) 与 (3-3) 相同.

皮质–丘脑回路模型可抽象表示如下[77,78]

$$
\dot{X} = F(X(t), \nu)
\tag{3-5}
$$

其中 $F = (F_1, F_2, F_3, F_4) \in C^k(\mathbf{R}^4 \times \mathbf{R}^{21}, \mathbf{R}^4)$ 是向量场函数, $X = (\mathrm{EX}, \mathrm{IN}, \mathrm{TC}, \mathrm{RE})$, $\nu \in \mathbf{R}^{21}$ 是系统总参数空间. 在本节中, 感兴趣的参数是 IN 前馈抑制性微回路中 TC 对 EX 和 IN 的兴奋性投射强度, 即 $w = (C_{et}, C_{it}) \subset \nu$, 这也是我们唯

一允许改变的参数, 所以事实上 $F \in C^k \left(\mathbf{R}^4 \times \mathbf{R}^2, \mathbf{R}^4 \right)$, 因此系统可以改写为

$$\dot{X} = F(X(t), w) = \begin{cases} F_1 \left(X(t), C_{et} \right) \\ F_2 \left(X(t), C_{it} \right) \\ F_3(X(t)) \\ F_4(X(t)) \end{cases} \tag{3-6}$$

令 $X^*(t) = (\text{EX}^*, \text{IN}^*, \text{TC}^*, \text{RE}^*)$ 为系统 (3-6) 的不动点 (平衡状态), 由

$$F(X(t), w) = 0 \tag{3-7}$$

来确定[79]. 通过确保 (3-6) 的线性化满足 Hartman-Groβman 定理[80], 可以分析平衡点的稳定性. 因此, 我们考虑 (3-6) 的雅可比矩阵 (线性化矩阵):

$$J = \begin{bmatrix} -\tau_e + \tau_e C_{ee} f'(\text{EX}) & -\tau_e C_{ei} f'(\text{IN}) & \tau_e C_{et} f'(\text{TC}) & 0 \\ \tau_t C_{ie} f'(\text{EX}) & -\tau_i & \tau_i C_{it} f'(\text{TC}) & 0 \\ \tau_t C_{te} f'(\text{EX}) & 0 & -\tau_t & \tau_t C_{tr} \alpha \\ \tau_r C_{re} f'(\text{EX}) & 0 & \tau_r C_{rt} \alpha & -\tau_r - \tau_r C_{rr} \alpha \end{bmatrix}$$

$$\tag{3-8}$$

假设对于 $C_{et} = C_{et}^*$ 和 $C_{it} = C_{it}^*$ 雅可比矩阵至少有一个特征值在 $X^*(t)$ 处计算为零, 即此时矩阵行列式

$$\Delta \left(X^*(t), w^* \right) = |J||_{X^*(t), C_{et}^*, C_{it}^*} = 0 \tag{3-9}$$

然后我们考虑以下方程组:

$$\begin{cases} F(X(t), w) = 0 \\ \Delta_J \left(X(t), C_{et}, C_{it} \right) = 0 \end{cases} \tag{3-10}$$

它确定了六维空间 $(\text{EX, IN, TC, RE}, C_{et}, C_{it})$ 中的一条曲线. 将该曲线投影到平面 $w = (C_{et}, C_{it})$, 则称其为折叠点分岔曲线.

在微分方程的四维系统中, 两个特征值之和为零的充分必要条件是 3 阶 Gurvitz 行列式[81]

$$\Delta_G \left(X(t), C_{et}, C_{it} \right) = 0 \tag{3-11}$$

如果存在 $J_{X^*(t)}$ 的一对特征值 λ_1 和 λ_2, 它们的和为零 (即 $\lambda_{1,2} = \pm \, i\omega$, 或 $\lambda_1 = -\lambda_2$ 为实数), 我们考虑以下方程,

$$\begin{cases} F(X(t), w) = 0 \\ \Delta_G \left(X(t), C_{et}, C_{it} \right) = 0 \end{cases} \tag{3-12}$$

它定义了六维空间 (EX, IN, TC, RE, C_{et}, C_{it}) 中的一条曲线. 将该曲线投影到平面 $w = (C_{et}, C_{it})$ 形成了 Andronov-Hopf 分岔曲线.

可以通过考虑庞加莱映射的固定点来定义双极限环曲线. 这里点 (EX, IN, TC, RE, C_{et}, C_{it}) 属于双极限环曲线的条件可以写成五个方程的系统, 其中四个方程定义该点是庞加莱映射的固定点, 第五个方程定义该点是该映射的多重固定点. 将该曲线投影到平面 $w = (C_{et}, C_{it})$ 称为双极限环曲线. 当参数通过此曲线时, 两个极限环出现或消失.

另外, 将变量进行线性变换 $\hat{X} = X - X^*$, 得到

$$\dot{\hat{X}} = F(\hat{X}, w) \tag{3-13}$$

其中 $F(0, w) = 0$. 因此, 不失一般性, 选择状态 $X = 0$ 作为背景活动的低饱和状态, 即 $X = 0$ 是方程 (3-4) 的稳定平衡解. $h_{e,i,t,r}$ 是 EX, IN, TC 和 RE 神经元集群的外部输入, 可定性诱导系统的病理状态和非癫痫发作状态之间的转换. 在存在外部输入的情况下 (即 $h_{e,i,t,r} \neq 0$), 将 $X = 0$ 代入 (3-4) 的右边, 我们可以通过不同神经元集群之间的交互强度 $C_{ee,ei,et,ie,it,te,tr,re,rt,rr}$ 来定量估计 $h_{e,i,t,r}$ 如下:

$$\begin{cases} h_e = \dfrac{1}{2}(C_{ei} - C_{ee} - C_{et}) \\[2mm] h_i = -\dfrac{1}{2}(C_{ie} + C_{it}) \\[2mm] h_t = \dfrac{1}{2}(C_{tr} - C_{te}) \\[2mm] h_r = \dfrac{1}{2}(C_{rr} - C_{rt} - C_{re}) \end{cases} \tag{3-14}$$

最后, 癫痫失神发作的 SWD 本质是簇振荡, 簇振荡是神经元系统最重要的放电活动之一. Rinzel[82] 首先对簇振荡进行了一些理论分析, 并认识到簇振荡表现为慢波 (或静止状态) 与峰振荡状态之间的转迁, 这种转迁是由于慢变量对快放电活动的慢调节作用. 在该系统中, TC 子系统 ((3-4) 中第三个方程) 可以被认为是模型中的慢变量, 其控制快子系统 EX, IN 和 RE 的动态. 因此, 快–慢动力学[83,84] 是分析癫痫失神发作的簇状 SWD 振荡产生的重要方法之一.

3.3.3 数值方法

方程 (3-4) 的数值计算是在 MATLAB (MathWorks, USA) 环境下采用标准的四阶龙格–库塔方法进行. 模拟 EEG 通过皮质神经元集群 EX 和 IN 的平均值来表征. 分岔和频率分析[85-87] 用于表征我们的模型产生的临界状态转换和神经振荡. 首先, 通过计算 EX 和 IN 的平均值的稳定局部最小值和最大值来进行状

态分岔, 对应的动力学分岔分析采用 XPPAut 软件包[88] 的 AUTO 来计算. 另外, 为了评估神经振荡的主导频率, 我们用快速傅里叶变换 (FFT) 估计功率谱密度 (PSD), 然后将最大峰值频率定义为神经振荡的主频率.

3.3.4　前馈抑制性环路中 TC-EX 通路对失神发作转迁的动力学效果

1. 强直–失神发作转迁

最初由 Shih 和 Hirsch (2003)[19] 命名的强直–失神性癫痫发作由伴有全身阵发性快速活动 (> 13Hz) 的强直性癫痫发作和全面性棘慢波 (SWD) 振荡 (2~4Hz) 的失神性癫痫发作组成. 图 3.12 (a) 显示了典型的强直–失神性癫痫发作的 EEG. 在本节中, 基于改进的皮质–丘脑网络模型, 我们将研究 TC → EX (即 C_{et}) 对强直–失神性癫痫发作的影响.

图 3.14 给出了皮质动力学关于 C_{et} 的分岔图. 首先固定 $C_{it} = 0.05$, 即在弱 TC→IN 作用下, 当 C_{et} 取较小值时, 例如 $C_{et} \leqslant 1.2$, 可以引起系统大于等于 13Hz 的简单强直振荡 (TO, 见图 3.15 (a)), 因此代表了癫痫的全身性强直性癫痫发作. 这是因为 C_{it} 较小时, IN 的前馈抑制性环路中 IN 没有被 TC 有效激活, 因此不能进一步对 EX 神经元集群的异常放电进行调节. 这时由 EX-IN 组成的反馈抑制

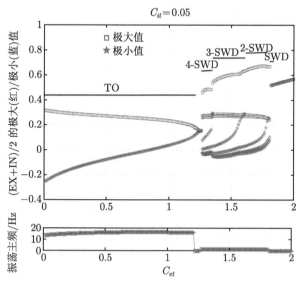

图 3.14　皮质–丘脑环路系统关于前馈抑制性环路中丘脑对皮质的兴奋性作用增强 (C_{et}) 的动力学分岔图 (上图) 和相应的主频变化曲线 (下图), 其中 $C_{it} = 0.05$. 从中可见系统分别从强直振荡 (Tonic Oscillation, TO) 转迁到周期 4 棘慢波振荡 (4-SWD)、周期 3 棘慢波振荡 (3-SWD)、周期 2 棘慢波振荡 (2-SWD)、棘慢波振荡 (SWD) 和高饱和状态 (High Saturated (HS) State)

性环路起主导作用, 自身引起简单强直振荡. 然而, 随着 C_{et} 的增加, TC 与 IN 对 EX 的兴奋和抑制作用相互抵消, 导致 EX-IN 反馈抑制性环路内的相互作用强度减弱, 但作用更加频繁, 导致 TO 的振幅逐渐减小, 但频率增加. 当 $1.22 \leqslant C_{et} \leqslant 1.25$ 时, 强直振荡衰减到稳定值, 系统进入瞬时低饱和态.

尽管如此, 随着 C_{et} 的进一步增加, TC 对 EX 的兴奋性作用分为两部分: 一部分用于抵消 IN 对 EX 的抑制性作用, 因此系统先出现衰减的 TO 振荡; 另一部分继续施加在 EX 引起兴奋性膜电压反弹, 由于 TC 的慢尺度效应, 这种反弹比较迟缓, 同时增强的膜电压又会进一步作用在 EX-IN 反馈抑制性环路, 从而进一步使得膜电压下降进入到 TO 振荡. 此时, 增强的 C_{et} 诱导出了多棘慢波 (m-SWD) 振荡. 特别地, 在 $1.25 \leqslant C_{et} \leqslant 1.35$ 时, 系统显示周期 4 棘慢波振荡 (4-SWD, 见图 3.15 (b)). 随着 C_{et} 继续增强, 系统相继从周期 4-SWD 转换到周期 3-SWD, 2-SWD 和 1-SWD, 同时慢波的周期变长. 这是因为增强的 TC-EX 作用需要较长时间的 EX-IN 反馈抑制性回路来减小膜电压水平. 这些对应临床观察到的儿童和青少年癫痫失神性发作 (CAE 和 JAE) 的典型特征, 见图 3.12 (c), 分别对应图 3.15 (c)~ (e). 特别是当 $C_{et} \geqslant 1.8$ 时, EX-IN 反馈抑制性回路作用可以忽略, 系统进入到高饱和状态. 总体来说, 前馈抑制性环路中 C_{et} 可以诱导从强直振荡到 SWD 放电的转迁, 这在理论上描述了临床和电生理学观察到的癫痫的强直-失神发作过程.

2. 动力学分岔机制分析

图 3.16 给出了对应图 3.14 和图 3.15 的状态行为分岔的动力学解释. 可以看出, 对于较小的 C_{et}, 系统由平衡点和极限环组成, 其中存在一个双稳态区域 (BS_1, $C_{et} \leqslant 0.24$), 包括稳定的平衡点和稳定的极限环. 在 $C_{et} \approx 0.24$ 时, 由于经历了一个平衡点折叠分岔 (LPC), 平衡点消失, 之后系统进入由稳定的极限环或焦点组成的单稳态区域, 对应于 $0.24 < C_{et} \leqslant 1.22$ (即 MS_1) 和 $1.22 < C_{et} \leqslant 1.25$ (即 MS_2). 其中在 $C_{et} = 1.22$ 时, 焦点的稳定性在超临界 Hopf 分岔 (HB_1) 之后发生切换. 对于较大的 C_{et}, 例如 $1.25 < C_{et} \leqslant 1.8$, 多周期棘慢波 (m-SWD) 出现, 系统依次经历 LPC_1、LPC_2、LPC_3、HB_2 和 HB_3 等多次极限环分岔和亚临界 Hopf 分岔, 分别产生单稳态区域 (MS_3), 双稳态区域 (BS_2, BS_3, BS_4) 和三稳态区域 (TS_1). 最后在 $C_{et} = 1.8$ 处系统经历 LPC_4 分岔, 并进入单稳态区域 MS_4. 值得注意的是, 多稳态区域的系统状态取决于四个状态变量的初始值. 从数学的角度来看, 吸引域之间存在分界面 (中心流形). 具体来说, 当四个状态变量的初始值接近稳定平衡点一侧时, 系统将收敛到稳态; 当初始值落在稳定极限环一侧时, 系统将显示强直或 m-SWD 振荡. 特别地, 在本节的模拟中, 四个状态变量的所有初始值都设置为 [0.1724 0.1787 −0.0818 0.2775].

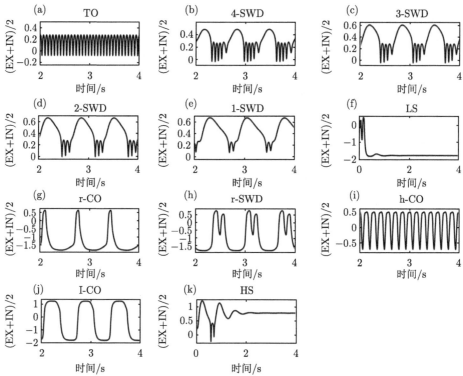

图 3.15　皮质–丘脑系统的 11 种解形式: (a) 强直振荡 (TO): $C_{it} = 0.05$, $C_{et} = 0.5$; (b) 周期 4 棘慢波振荡 (4-SWD): $C_{it} = 0.05$, $C_{et} = 1.3$; (c) 周期 3 棘慢波振荡 (3-SWD): $C_{it} = 0.05$, $C_{et} = 1.5$; (d) 周期 2 棘慢波振荡 (2-SWD): $C_{it} = 0.05$, $C_{et} = 1.7$; (e) 棘慢波振荡 (SWD): $C_{it} = 0.05$, $C_{et} = 1.81$; (f) 低饱和状态 (Low Saturated (LS) State): $C_{it} = 1.0$, $C_{et} = 0.05$; (g) 反向阵挛性振荡 (Reversed Clonic Oscillation, r-CO) : $C_{it} = 1.0$, $C_{et} = 0.2$; (h) 反向棘慢波振荡 (Reversed SWD, r-SWD): $C_{it} = 1.0$, $C_{et} = 0.4$; (i) 高频阵挛性振荡 (High-Frequency CO, h-CO): $C_{it} = 1.0$, $C_{et} = 0.8$; (j) 低频阵挛性振荡 (Low-Frequency CO, l-CO): $C_{it} = 1.0$, $C_{et} = 1.2$; (k) 高饱和状态 (HS): $C_{it} = 1.0$, $C_{et} = 2$

3. 快慢动力学分析

慢变量是簇放电产生的动力学基础. 快慢动力学可以解释簇状 SWD 放电. 图 3.17 给出了多周期棘慢波 (m-SWD) 的快慢动力学分析. 特别地, 图中给出了快子变量 EX 关于慢变量 TC 的分岔图. 如图所示, 平衡点形成一个倒置的 L 形曲线, 其中稳定和不稳定的焦点分别用实线和虚线描述, 它们由超临界 Hopf 分岔点 (HB) 分开. 稳定的极限环发生在超临界 Hopf 分岔 (HB) 处. 多棘慢波的棘峰振荡在稳定极限环区域产生. 对于 $C_{et} = 1.3$, 4-SWD 对应的超临界 Hopf 分岔发生在 TC $= -0.03338$ (图 3.17(a)); 3-SWD、2-SWD 和 SWD 对应的 Hopf 分岔分别发生在 TC $= -0.0532311$ (图 3.17(b))、TC $= -0.06917$ (图 3.17(c)) 和 TC $=$

−0.07676 (图 3.17(d)). 随着参数 C_{et} 的增加, HB 向左移动, 导致棘峰的数量和幅度逐步减少, 慢波的幅度逐步增大.

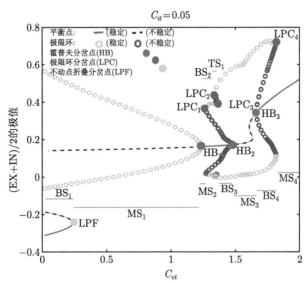

图 3.16　对应图 3.14 的动力学分岔图: 随着 C_{et} 增加, 系统连续经历不动点折叠分叉 (LPF), Hopf 分岔 (HB) 和极限环折叠分岔 LPC 等. 参数区域分为单稳态区域 (MS), 包括稳定的平衡点 (MS$_2$, MS$_4$) 和稳定极限环 (MS$_1$, MS$_3$); 双稳态区域 (BS, BS$_1$ ∼ BS$_4$), 由稳定极限环和稳定的平衡点组成; 三稳态区域 (TS), 由稳定的平衡点和两个稳定的极限环组成

3.3.5 前馈抑制性环路中 TC-IN 通路诱导的失神–阵挛性发作转迁

为了研究前馈抑制性回路中 TC → IN, 即 C_{it} 对 TC → EX 诱导的强直–失神性癫痫发作的调节功能, 我们逐步增加 C_{it}. 图 3.18 (a)∼(f) 分别固定 C_{it} 为 0.1, 0.2, 0.4, 0.7, 1.0, 1.8. 为了清楚起见, 对状态转换的研究主要集中在 C_{et} 的三个参数区间, 即 $C_{et} \in [0, 0.2]$、$C_{et} \in [0.2, 0.6]$ 和 $C_{et} \in [0.6, 2]$ 中.

1) TC → IN 诱导癫痫样放电延迟发作

如图 3.18 (a) 和图 3.18 (b), 弱 TC → IN (即较小的 C_{it}) 无法有效抑制由 TC → EX (即 C_{et}) 诱导的高频强直振荡. 但是如图 3.18 (c) 所示, 当 C_{it} 增大到 $C_{it} = 0.4$, TC → EX 引起的强直振荡可以通过前馈抑制回路 TC → IN → EX 被抑制, 系统转变为低饱和状态 (LS). 这意味着 TC → IN 可以延迟癫痫的强直性发作. 特别地, 比较图 3.18 (c) 和图 3.18 (d) 可以发现, 继续增大 C_{it} 可以进一步延迟强直振荡的发生. 从动力学上来讲, 这种从强直振荡到低饱和放电状态的转变归因于由稳定极限环和稳定焦点组成的双稳态机制. 具体地, 当 C_{it} 被设置为较小的值, 例如 $C_{it} = 0.1$ 或 0.2 时, 前馈抑制性回路中 TC 对 IN 的弱投射作用不能驱离 EX-IN 反馈抑制性回路产生的强直振荡对应的稳定极限环吸引域. 然而, 随着 C_{it} 的增加, 例如 $C_{it} = 0.4$, 对于较小的 $C_{et} < 0.1$, 前馈抑制性回路中 TC 对 IN 的较强投射作用能够成功驱动系统离开 EX-IN 反馈抑制性回路产生的强直振荡对应的稳定极限环吸引域, 最终超出分界线并进入平衡点吸引域, 系统最终收敛到稳定的饱和状态. 特别是随着 C_{it} 的进一步增加, 对于较高的 C_{et} (如 $0.1 < C_{et} < 0.2$), 前馈抑制性回路中 TC 对 IN 的强投射作用仍然能够成功驱动系统离开 EX-IN 反馈抑制性回路产生的强直振荡对应的稳定极限环吸引域, 最终超出分界线并进入平衡点吸引域.

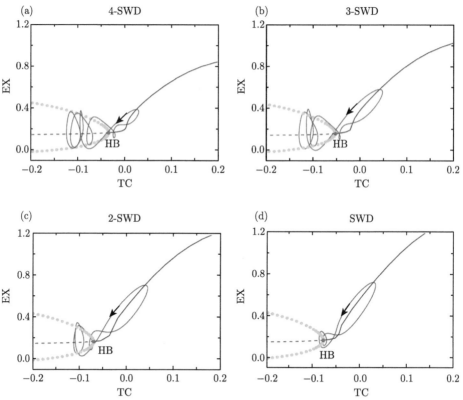

图 3.17　快子系统 (3.1), (3.2), (3.4) 关于慢变量 TC 的快慢动力学分析. (a) $C_{it} = 0.05$, $C_{et} = 1.3$; (b) $C_{it} = 0.05$, $C_{et} = 1.5$; (c) $C_{it} = 0.05$, $C_{et} = 1.7$; (d) $C_{it} = 0.05$, $C_{et} = 1.81$ 分别对应图 3.15 (b)~(e). 实线和虚线分别表示稳定和不稳定的焦点, HB 指的是超临界 Hopf 分岔, 系统 (3.1)~(3.4) 的轨迹也叠加在其上

2) m-SWD (r-SWD) 放电与 (r-Clonic) 振荡间的相互转迁

比较图 3.18(d)、(e)、(f) 与图 3.18(c), 可以看出, 对于较大的 $0.2 < C_{et} <$

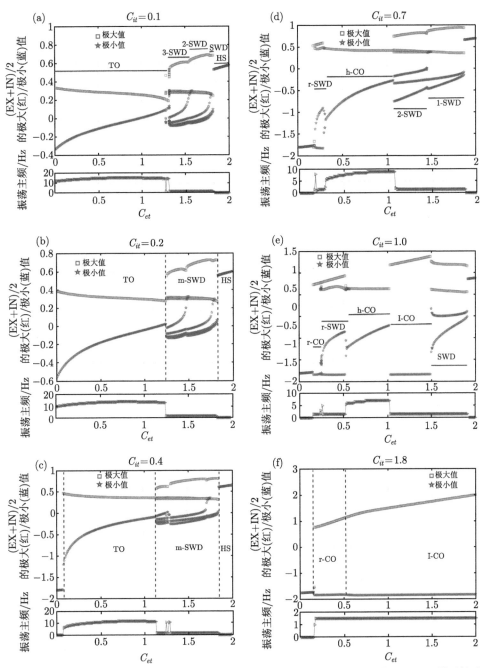

图 3.18 皮质–丘脑环路系统关于前馈抑制性环路中丘脑对皮质的兴奋性作用 (C_{et}) 增强的动力学分岔图 (上图) 和相应的主频变化曲线 (下图), 其中分别固定 C_{it} (a) 0.1, (b) 0.2, (c) 0.4, (d) 0.7, (e) 1.0 和 (f) 1.8

0.6, 更大的 C_{it} 不再能有效消除系统的强直振荡, 而是诱导更丰富的慢波动力学. 具体地, 对于 $C_{it} = 0.7$ (图 3.18(d)), 整个系统显示低频 (<10Hz) 振荡. 特别地, 从图 3.18(c) 到图 3.18(d) 伴随着强直振荡 (TO) 向高频阵挛性振荡 (h-CO, 图 3.15(i)) 的转迁. 尤其对于 $0.2 < C_{et} < 0.3$, 强直–阵挛振荡转迁到反向 SWD 放电 (r-SWD, 图 3.15(h)).

随着 C_{it} 的进一步增加, 例如 $C_{it} = 1.0$, r-SWD 逐渐转变为反向阵挛振荡 (r-CO, 图 3.15(g)). 同时在较大的参数区域 $0.3 < C_{et} < 0.6$, h-CO 振荡转迁为新的 r-SWD 放电. 对于足够大的 $C_{it} = 1.8$, 在 $0.3 < C_{et} < 0.6$ 范围内, r-SWD 放电最终会转变为 r-CO 振荡. 某种意义上, 在弱 TC → EX (例如 $C_{et} < 0.6$) 作用下, 随着 C_{it} 的增加, 系统从强直–阵挛振荡转迁到反向 SWD (r-SWD) 放电和反向阵挛振荡 (r-CO), 从而描述了强直–阵挛性发作和失神发作之间的生理转变. 另一方面, 对于强 TC → EX (例如 $C_{et} > 1$), 伴随着 C_{it} 的增加, 系统从多周期棘慢波 (m-SWD) 发生减周期分岔, 最终转迁到低频的阵挛振荡 (l-CO, 图 3.15(j)), 从而描述了系统的失神–阵挛性发作.

3.3.6　前馈抑制性环路 TC-EX 和 TC-IN 通路联合效果

为了系统地观察 TC → EX 和 TC → IN 的联合作用对癫痫相关的发作动力学行为的转迁效果, 我们在图 3.19 (a) 和 (b) 中分别给出了 $(C_{et}, C_{it}) = [0, 2] \times [0, 2]$ 双参数平面上系统的动力学状态转迁图及其相应的主频演化. 从图 3.19 (a) 可以看到, 系统呈现十种类型的放电状态即 LS/HS: 低/高饱和放电; TO: 强直振荡 (> 10Hz); h/l-CO: 高 (> 5Hz 且 < 10Hz) 和低 (~ 2Hz) 频率的阵挛性振荡; r-CO: 反向阵挛振荡; m-SWD: 多周期棘慢波振荡 ($m = 2, 3$); SWD: 棘慢波振荡 (m = 1); r-SWD: 反向棘慢波振荡.

具体来说, 对于同时较小的 C_{et} 和 C_{it} 两个值, 系统表现出癫痫性强直–阵挛振荡. 相比之下, 同时较大的 C_{et} 和 C_{it} 可以抑制系统显示低频阵挛振荡. 然而, TC → EX 和 TC → IN 的不均衡作用可以诱发癫痫的棘慢波振荡. 例如对于较小的 $C_{it} < 1$ 和较大的 $C_{et} > 1$, 系统可被激活显示出典型的 m-SWD ($m = 2,3$) 和 SWD (m = 1). 相反, 对于较小的 $C_{et} < 0.6$, 较大的 C_{it} 即可诱发反向的 SWD (r-SWD) 放电和阵挛振荡 (r-CO). 此外, 低饱和态发生在较小的 C_{et} 和较大的 C_{it}, 高饱和态发生在较大的 C_{et} 和较小的 C_{it}. 另外, 从图 3.19(b) 可以看出, 除了左下角, 系统在绝大部分参数区域都处于低频振荡. 特别地, 在图 3.19(a) 中给出了几个双箭头来描述几条可能的癫痫强直–阵挛性发作与癫痫失神发作之间的相互转迁路径.

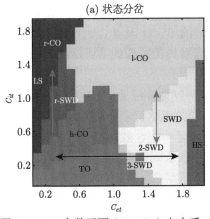
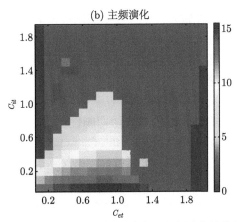

图 3.19 双参数平面 (C_{et}, C_{it}) 上皮质–丘脑系统的动力学分岔图及其相应的主频演化趋势图, 其中显示 10 种不同的动力学状态, 即: 强直振荡 (TO)、周期 3 棘慢波振荡 (3-SWD)、周期 2 棘慢波振荡 (2-SWD)、棘慢波振荡 (SWD)、低饱和状态 (LS)、反向的阵挛性振荡波 (r-CO)、反向棘慢波振荡 (r-SWD)、高频阵挛性振荡 (h-CO)、低频阵挛性振荡 (l-CO)、高饱和状态 (HS). 横双箭头表示可能的强直–阵挛性振荡与多棘慢波振荡之间的转迁路径, 两个竖直的双箭头表示癫痫失神发作的棘慢波振荡可能的双向控制路径

3.4 本 章 小 结

本章提出的改进的皮质–丘脑环路模型主要由皮质子网络和丘脑子网络构成, 它们已经被证实参与癫痫的各种模式活动. 改进的皮质–丘脑环路主要构成了递归兴奋性环路、对等抑制性环路、去抑制环路和前馈抑制性环路. 本章主要研究这几种回路在癫痫失神发作棘慢波 (SWD) 和多棘慢波 (m-SWD) 及其与其他发作类型之间的转迁动力学行为的作用机制.

针对皮质与丘脑之间构成的递归兴奋性环路, 数值结果表明, 当皮质和丘脑之间的相互作用呈现近似负相关时, 即丘脑能够过多地接受而不能有效地中继皮质的信息, 或者是过少地接受却异常反馈皮质信息时, 就会导致皮质网络出现癫痫失神发作的典型 2~4Hz 的棘慢波振荡. 这一理论结果基本与电生理实验发现相吻合. 另外, 理论研究表明在皮质和丘脑相互作用的双参数区域存在由稳定的焦点和稳定的极限环组成的双稳定性区域, 在此区域电刺激干扰可以重复诱发和消除癫痫的棘慢波振荡. 从动力学的角度来讲, 可能是由于刺激能够调控系统状态在不同吸引域之间转迁和切换.

接着我们基于所建立的网络动力学模型分析了皮质子网络中内在去抑制环路动力学对癫痫失神发作的控制机制. 研究表明, 通过适当调节皮质网络中引入的第二抑制性神经元集群对兴奋性锥体神经元集群和原始的第一抑制性神经元集群的抑制性输入, 可以有效控制皮质癫痫失神发作的 SWD 棘慢波放电. 与单脉冲刺激诱导的 SWD 及其控制相比, 去抑制性诱导的 SWD 及其控制可能更具有生物学意义. 这一研究可能为理解临床观察到的癫痫失神发作的 SWD 自发振荡提供理论依据, 并为研究新型抗癫痫药物提供理论指导.

最后, 我们考虑了丘脑中继核 (TC) 和皮质抑制性神经元 (IN) 及皮质兴奋神经元 (EX) 构成的前馈抑制性回路在癫痫发作中的影响机制. 具体地, 我们系统地研究了 TC → IN 和 TC → EX 对癫痫发作转迁的综合效果. 我们首先发现在弱 TC → IN 调节下, TC → EX 作用可以诱导系统从癫痫强直振荡到失神发作的转迁, 而 TC → IN 作用的增强又可以进一步诱导癫痫失神发作向阵挛性发作的转迁. 此外, 改进的系统还可以模拟电生理观察到的癫痫的周期 2/3/4 棘慢波振荡, 反向棘慢波和阵挛性振荡以及饱和放电模式等丰富的动力学转迁行为. 特别地, 我们可以在由 TC → IN 和 TC → EX 组成的 2-D 参数平面上确定出癫痫失神发作与强直–阵挛性发作之间的相互转迁路径. 研究结果强调皮质–丘脑环路丘脑前馈作用机制在癫痫发作控制中的效果, 为 TC → IN 参与癫痫发作的病理机理提供了理论支持.

综上, 理论证实了丘脑中继核参与癫痫失神发作的发生和发展过程, 这些结果有利于失神癫痫发作的非线性控制和电刺激干扰策略的设计, 并为失神癫痫的临床治疗提供新的参考思路.

参 考 文 献

[1] Berman R, Negishi M, Vestal M, et al. Simultaneous EEG, fMRI, and behavior in typical childhood absence seizures[J]. Epilepsia, 2010, 51(10): 2011-2022.

[2] Bai X, Vestal M, Berman R, et al. Dynamic time course of typical childhood absence seizures: EEG, behavior, and functional magnetic resonance imaging[J]. Journal of Neuroscience, 2010, 30(17): 5884-5893.

[3] Crunelli V, Leresche N. Childhood absence epilepsy: genes, channels, neurons and networks[J]. Nature Reviews Neuroscience, 2002, 3(5): 371-382.

[4] Salek-Haddadi A, Lemieux L, Merschhemke M, et al. Functional magnetic resonance imaging of human absence seizures[J]. Annals of Neurology: Official Journal of the American Neurological Association and the Child Neurology Society, 2003, 53(5): 663-667.

[5] Sadleir L G, Farrell K, Smith S, et al. Electroclinical features of absence seizures in childhood absence epilepsy[J]. Neurology, 2006, 67(3): 413-418.

[6] Holmes G L, McKeever M, Adamson M. Absence seizures in children: clinical and electroencephalographic features[J]. Annals of Neurology: Official Journal of the American Neurological Association and the Child Neurology Society, 1987, 21(3): 268-273.

[7] Snead O C. Basic mechanisms of generalized absence seizures[J]. Annals of Neurology: Official Journal of the American Neurological Association and the Child Neurology Society, 1995, 37(2): 146-157.

[8] Engel J, Pedley T A, Aicardi J. Epilepsy: A Comprehensive Textbook[M]. Lippincott Williams & Wilkins, 2008.

[9] French J, Krauss G, Wechsler R, et al. Adjunctive Perampanel for the Treatment of Drug-Resistant Primary Generalized Tonic-Clonic(PGTC) Seizures in Patients with Idiopathic Generalized Epilepsy (IGE): A Double.-Blind, Randomized, Placebo-Controlled Phase Ⅲ Trial[J]. Neurology, 2015, 85: 950-957.

[10] Shinnar S, Cnaan A, Hu F, et al. Long-term outcomes of generalized tonic-clonic seizures in a childhood absence epilepsy trial[J]. Neurology, 2015, 85(13): 1108-1114.

[11] French J A, Krauss G L, Wechsler R T, et al. Perampanel for tonic-clonic seizures in idiopathic generalized epilepsy: a randomized trial[J]. Neurology, 2015, 85(11): 950-957.

[12] Pilge S. Epileptiform electroencephalographic activity and generalized tonic-clonic seizures: case report[J]. Reactions Weekly, 2015, 1538: 214.

[13] Gao J, Feng S T, Wu B, et al. Microstructural brain abnormalities of children of idiopathic generalized epilepsy with generalized tonic-clonic seizure: a voxel-based diffusional kurtosis imaging study[J]. 2015, 41(4): 1088-1095.

[14] Dobesberger J, Ristic A J, Walser G, et al. Duration of focal complex, secondarily generalized tonic-clonic, and primarily generalized tonic-clonic seizures-a video-EEG analysis[J]. Epilepsy & Behavior, 2015, 49: 111-117.

[15] Quiroga R Q, Blanco S, Rosso O A, et al. Searching for hidden information with Gabor Transform in generalized tonic-clonic seizures[J]. Electroencephalography and Clinical Neurophysiology, 1997, 103(4): 434-439.

[16] Blumenfeld H, Meador K J. Consciousness as a useful concept in epilepsy classification[J]. Epilepsia, 2014, 55(8): 1145-1150.

[17] Ji G J, Zhang Z, Xu Q, et al. Generalized tonic-clonic seizures: aberrant interhemispheric functional and anatomical connectivity[J]. Radiology, 2014, 271(3): 839-847.

[18] Mayville C, Fakhoury T, Abou-Khalil B. Absence seizures with evolution into generalized tonic-clonic activity: clinical and EEG features[J]. Epilepsia, 2000, 41(4): 391-394.

[19] Shih T T, Hirsch L J. Tonic-Absence seizures: an underrecognized seizure type[J]. Epilepsia, 2003, 44(3): 461-465.

[20] Fan D, Liu S, Wang Q. Stimulus-induced epileptic spike-wave discharges in thalamocortical model with disinhibition[J]. Scientific Reports, 2016, 6(1): 1-21.

[21] Pi H J, Hangya B, Kvitsiani D, et al. Cortical interneurons that specialize in disinhibitory control[J]. Nature, 2013, 503(7477): 521-524.

[22] Hosford D A, Clark S, Cao Z, et al. The role of GABAB receptor activation in absence seizures of lethargic(lh/lh) mice[J]. Science, 1992, 257(5068): 398-401.

[23] Snead O C. Evidence for GABAB-mediated mechanisms in experimental generalized

absence seizures[J]. European Journal of Pharmacology, 1992, 213(3): 343-349.

[24] Konopacki J, Golebiewski H, Eckersdorf B, et al. Theta-like activity in hippocampal formation slices: the effect of strong disinhibition of GABAA and GABAB receptors[J]. Brain Research, 1997, 775(1-2): 91-98.

[25] Kanamori K. Disinhibition reduces extracellular glutamine and elevates extracellular glutamate in rat hippocampus in vivo[J]. Epilepsy Research, 2015, 114: 32-46.

[26] Kardos J, Elster L, Damgaard I, et al. Role of GABAB receptors in intracellular Ca^{2+} homeostasis and possible interaction between GABAA and GABAB receptors in Regulation of transmitter release in cerebellar granule neurons[J]. Journal of Neuroscience research, 1994, 39(6): 646-655.

[27] Von Krosigk M, Bal T, McCormick D A. Cellular mechanisms of a synchronized oscillation in the thalamus[J]. Science, 1993, 261(5119): 361-364.

[28] Taylor P N, Wang Y, Goodfellow M, et al. A computational study of stimulus driven epileptic seizure abatement[J]. PLoS ONE, 2014, 9(12): e114316.

[29] Taylor P N, Baier G, A spatially extended model for macroscopic spike-wave discharges[J]. Journal of Computational Neuroscience, 2011, 31(3): 679-684.

[30] Wang Y, Goodfellow M, Taylor P N, et al. Phase space approach for modeling of epileptic dynamics[J]. Physical Review E, 2012, 85(6): 061918.

[31] Taylor P N, Baier G, Cash S S, et al. A model of stimulus induced epileptic spike-wave discharges[C]. 2013 IEEE Symposium on Computational Intelligence, Cognitive Algorithms, Mind, and Brain (CCMB). IEEE, 2013: 53-59.

[32] Taylor P N, Thomas J, Sinha N, et al. Optimal control based seizure abatement using patient derived connectivity[J]. Frontiers in Neuroscience, 2015, 9: 202.

[33] Fan D, Wang Q, Perc M. Disinhibition-induced transitions between absence and tonic-clonic epileptic seizures[J]. Scientific Reports, 2015, 5(1): 1-12.

[34] Doiron B, Longtin A, Berman N, et al. Subtractive and divisive inhibition: effect of voltage-dependent inhibitory conductances and noise[J]. Neural Computation, 2001, 13(1): 227-248.

[35] Ayaz A, Chance F S. Gain modulation of neuronal responses by subtractive and divisive mechanisms of inhibition[J]. Journal of Neurophysiology, 2009, 101(2): 958-968.

[36] Amari S. Dynamics of pattern formation in lateral-inhibition type neural fields[J]. Biological Cybernetics, 1977, 27(2): 77-87.

[37] Fong G C Y, Shah P U, Gee M N, et al. Childhood absence epilepsy with tonic-clonic seizures and electroencephalogram 3~4Hz spike and multispike-slow wave complexes: Linkage to chromosome 8q24[J]. The American Journal of Human Genetics, 1998, 63(4): 1117-1129.

[38] Marten F, Rodrigues S, Benjamin O, et al. Onset of polyspike complexes in a mean-field model of human electroencephalography and its application to absence epilepsy[J]. Philosophical Transactions of the Royal Society A: Mathematical, Physical and Engineering Sciences, 2009, 367(1891): 1145-1161.

[39] Marten F, Rodrigues S, Suffczynski P, et al. Derivation and analysis of an ordinary differential equation mean-field model for studying clinically recorded epilepsy dynamics[J]. Physical Review E, 2009, 79(2): 021911.

[40] Wendling F, Bartolomei F, Bellanger J J, et al. Epileptic fast activity can be explained by a model of impaired GABAergic dendritic inhibition[J]. European Journal of Neuroscience, 2002, 15(9): 1499-1508.

[41] Liu Z, Vergnes M, Depaulis A, et al. Evidence for a critical role of GABAergic transmission within the thalamus in the genesis and control of absence seizures in the rat[J]. Brain Research, 1991, 545(1-2): 1-7.

[42] Tenney J R, Duong T Q, King J A, et al. Corticothalamic modulation during absence seizures in rats: a functional MRI assessment[J]. Epilepsia, 2003, 44(9): 1133-1140.

[43] Errington A C, Cope D W, Crunelli V. Augmentation of tonic GABAA inhibition in absence epilepsy: therapeutic value of inverse agonists at extrasynaptic GABAA receptors[J]. Advances in Pharmacological Sciences, 2011.

[44] Moeller F, Muthuraman M, Stephani U, et al. Representation and propagation of epileptic activity in absences and generalized photoparoxysmal responses[J]. Human Brain Mapping, 2013, 34(8): 1896-1909.

[45] Suzuki S, Sassa K, Abe Y, et al. Generalized seizure with falling and unresponsive staring provoked by somatosensory stimulation: a video-EEG study[J]. Epileptic Disorders, 2015, 17(3): 336-339.

[46] Kile K B, Tian N, Durand D M. Low frequency stimulation decreases seizure activity in a mutation model of epilepsy[J]. Epilepsia, 2010, 51(9): 1745-1753.

[47] Fernandez L, Gedela S, Tamber M, et al. Vagus nerve stimulation in children less than 3 years with medically intractable epilepsy[J]. Epilepsy Research, 2015, 112: 37-42.

[48] Bikson M, Lian J, Hahn P J, et al. Suppression of epileptiform activity by high frequency sinusoidal fields in rat hippocampal slices[J]. The Journal of Physiology, 2001, 531(1): 181-191.

[49] Osorio I, Overman J, Giftakis J, et al. High frequency thalamic stimulation for inoperable mesial temporal epilepsy[J]. Epilepsia, 2007, 48(8): 1561-1571.

[50] Salem K M I, Goodger L, Bowyer K, et al. Does transcranial stimulation for motor evoked potentials(TcMEP) worsen seizures in epileptic patients following spinal deformity surgery?[J]. European Spine Journal, 2016, 25(10): 3044-3048.

[51] Chiang C C, Lin C C K, Ju M S, et al. High frequency stimulation can suppress globally seizures induced by 4-AP in the rat hippocampus: an acute in vivo study[J]. Brain Stimulation, 2013, 6(2): 180-189.

[52] Vesper J, Steinhoff B, Rona S, et al. Chronic high-frequency deep brain stimulation of the STN/SNR for progressive myoclonic epilepsy[J]. Epilepsia, 2007, 48(10): 1984-1989.

[53] Blik V. Electric stimulation of the tuberomamillary nucleus affects epileptic activity and sleep-wake cycle in a genetic absence epilepsy model[J]. Epilepsy Research, 2015, 109: 119-125.

[54] Schiller Y, Bankirer Y. Cellular mechanisms underlying antiepileptic effects of low- and high-frequency electrical stimulation in acute epilepsy in neocortical brain slices in vitro[J]. Journal of Neurophysiology, 2007, 97(3): 1887-1902.

[55] Su Y, Radman T, Vaynshteyn J, et al. Effects of high-frequency stimulation on epileptiform activity in vitro: ON/OFF control paradigm[J]. Epilepsia, 2008, 49(9): 1586-1593.

[56] Al-Otaibi F A, Hamani C, Lozano A M. Neuromodulation in epilepsy[J]. Neurosurgery, 2011, 69(4): 957-979.

[57] Dedeurwaerdere S, Vonck K, Claeys P, et al. Acute vagus nerve stimulation does not suppress spike and wave discharges in "Genetic Absence Epilepsy Rats from Strasbourg"[J]. Epilepsy Research, 2004, 59(2-3): 191-198.

[58] Saillet S, Gharbi S, Charvet G, et al. Neural adaptation to responsive stimulation: a comparison of auditory and deep brain stimulation in a rat model of absence epilepsy[J]. Brain Stimulation, 2013, 6(3): 241-247.

[59] Berényi A, Belluscio M, Mao D, et al. Closed-loop control of epilepsy by transcranial electrical stimulation[J]. Science, 2012, 337(6095): 735-737.

[60] Rajna P, Lona C. Sensory stimulation for inhibition of epileptic seizures[J]. Epilepsia, 1989, 30(2): 168-174.

[61] Crunelli V, Leresche N. Absence Seizures| Oscillations in Thalamocortical Networks and the Putative 'Initiation Site'of Typical Absence Seizures[J]. 2009.

[62] Freestone D R, Grayden D B. Lai A, et al. The thalamocortical circuit and the generation of epileptic spikes in rat models of focal epilepsy[C]. 2009 Annual International Conference of the IEEE Engineering in Medicine and Biology Society, 2009: 1533-1536.

[63] Coenen A M L, Van Luijtelaar E. Genetic animal models for absence epilepsy: a review of the WAG/Rij strain of rats[J]. Behavior Genetics, 2003, 33(6): 635-655.

[64] Timofeev I, Steriade M. Neocortical seizures: initiation, development and cessation[J]. Neuroscience, 2004, 123(2): 299-336.

[65] Millard D C, Wang Q, Stanley G B. Nonlinear system identification of the thalamocortical circuit in response to thalamic microstimulation[C]. 2011 5th International IEEE/EMBS Conference on Neural Engineering. IEEE, 2011: 1-4.

[66] Sherman S M. Thalamocortical interactions[J]. Current Opinion in Neurobiology, 2012, 22(4): 575-579.

[67] Paul K, Cauller L J, Llano D A. Presence of a chaotic region at the sleep-wake transition in a simplified thalamocortical circuit model[J]. Frontiers in Computational Neuroscience, 2016, 10: 91.

[68] Wang Z, Wang Q. Eliminating absence seizures through the deep brain stimulation to thalamus reticular nucleus[J]. Frontiers in Computational Neuroscience, 2017, 11: 22.

[69] Pinault D, O'brien T J. Cellular and network mechanisms of genetically-determined absence seizures[J]. Thalamus & Related Systems, 2005, 3(3): 181-203.

[70] Porter J T, Johnson C K, Agmon A. Diverse types of interneurons generate thalamus-evoked feedforward inhibition in the mouse barrel cortex[J]. Journal of Neuroscience,

2001, 21(8): 2699-2710.

[71] Sasaki S, Huda K, Inoue T, et al. Impaired feedforward inhibition of the thalamocortical projection in epileptic Ca^{2+} channel mutant mice, tottering[J]. Journal of Neuroscience, 2006, 26(11): 3056-3065.

[72] Cruikshank S J, Lewis T J, Connors B W. Synaptic basis for intense thalamocortical activation of feedforward inhibitory cells in neocortex[J]. Nature Neuroscience, 2007, 10(4): 462-468.

[73] Delevich K, Tucciarone J, Huang Z J, et al. The mediodorsal thalamus drives feedforward inhibition in the anterior cingulate cortex via parvalbumin interneurons[J]. Journal of Neuroscience, 2015, 35(14): 5743-5753.

[74] Herrera C G, Cadavieco M C, Jego S, et al. Hypothalamic feedforward inhibition of thalamocortical network controls arousal and consciousness[J]. Nature Neuroscience, 2016, 19(2): 290-298.

[75] Paz J T, Huguenard J R. Microcircuits and their interactions in epilepsy: is the focus out of focus?[J]. Nature Neuroscience, 2015, 18(3): 351-359.

[76] Fan D, Duan L, Wang Q, et al. Combined effects of feedforward inhibition and excitation in thalamocortical circuit on the transitions of epileptic seizures[J]. Frontiers in Computational Neuroscience, 2017, 11: 59.

[77] Rodrigues S, Barton D, Szalai R, et al. Transitions to spike-wave oscillations and epileptic dynamics in a human cortico-thalamic mean-field model[J]. Journal of Computational Neuroscience, 2009, 27(3): 507-526.

[78] Rodrigues S, Gonçalves J, Terry J R. Existence and stability of limit cycles in a macroscopic neuronal population model[J]. Physica D: Nonlinear Phenomena, 2007, 233(1): 39-65.

[79] Borisyuk R M, Kirillov A B. Bifurcation analysis of a neural network model[J]. Biological Cybernetics, 1992, 66(4): 319-325.

[80] Kuznetsov Y A. Elements of applied bifurcation theory[M]. New York: Springer Science & Business Media, 2013.

[81] MacDuffee C C. The Theory of Matrices[M]. New York: Springer Science & Business Media, 2012.

[82] Rinzel J. Bursting oscillations in an excitable membrane model[M]. Berlin, Heidelberg: Springer, 1985: 304-316.

[83] Izhikevich E M. Neural excitability, spiking and bursting[J]. International Journal of Bifurcation and Chaos, 2000, 10(6): 1171-1266.

[84] Duan L, Lu Q, Wang Q. Two-parameter bifurcation analysis of firing activities in the Chay neuronal model[J]. Neurocomputing, 2008, 72(1-3): 341-351.

[85] Chen M, Guo D, Wang T, et al. Bidirectional control of absence seizures by the basal ganglia: a computational evidence[J]. PLoS Computational Biology, 2014, 10(3): e1003495.

[86] Chen M, Guo D, Li M, et al. Critical roles of the direct GABAergic pallido-cortical

pathway in controlling absence seizures[J]. PLoS Computational Biology, 2015, 11(10): e1004539.

[87] Chen M, Guo D, Xia Y, et al. Control of absence seizures by the thalamic feed-forward inhibition[J]. Frontiers in Computational Neuroscience, 2017, 11: 31.

[88] Ermentrout B. Simulating, Analyzing, and Animating Dynamical Systems: A Guide to XPPAUT for Researchers and Students[M]. Society for Industrial and Applied Mathematics, 2002.

第 4 章　丘脑网状核调控失神癫痫发作动力学建模

4.1　引　　言

丘脑网状核 (RE) 主要是由抑制性 GABA (γ-氨基丁酸能) 神经元组成, 释放神经递质 GABA 作用到中继核的特定 $GABA_A$ 受体和 $GABA_B$ 受体上, 实时监控丘脑中继核的电活性, 而且还会释放此类神经递质作用到自身核团上调制其电活性, 所以其也是丘脑的信息控制阀门. 同时, 中继核也会释放兴奋性神经递质谷氨酸作用到网状核上, 提升其电活性. 丘脑网状核, 类似于基底神经节能高效调节和控制机体的运动平衡. 丘脑网状核在调控神经网络信息处理平衡中是极其关键的, 其功能上的降低可能会导致神经疾病的发生如癫痫和精神分裂症等.

RE 可以协调大脑不同区域的慢波振荡[1], 以巩固新记忆、促进信息共享. 特别是非快速眼动 (Nonrapid Eye Movement, NREM) 睡眠时脑电图慢波活动的频谱通常在 0.75~4.5 Hz 范围内[2,3]. 例如, 睡眠慢波可以表现出特征的主频 <2Hz 的 UP-DOWN 状态. 睡眠纺锤波是人类正常 Ⅱ 期睡眠的特征性图形[4], 发生于丘脑网状核[5], 通过投射系统投射到大脑皮质, 其作用是维持纺锤波的均衡性和限制纺锤波的持续性. 纺锤波也是非快速眼动 (NREM) 睡眠脑电图节律[6], 可以观察到小于 13Hz 的慢纺锤波和大于 13Hz 的快纺锤波[7,8]. 例如在猫脑电图上可以观察到 7~14 Hz 节律振荡[9,10], 人脑可以观察到 12~15Hz 节律振荡[9,11], 它们同时与 0.6~0.8 Hz 的慢振荡[11] 或 0.1~0.2 Hz 的慢振荡[9] 组合成复合波. 在正常人的深度睡眠状态下均可发现纺锤波活动, 在精神分裂症[12-14]、帕金森病[15,16]、癫痫[17] 等各种典型疾病患者中也可发现纺锤波活动.

失神癫痫发作的主要临床表现是短暂和突然的意识缺失[18,19]. 电生理实验和临床癫痫患者中都观测到了癫痫失神发作的 SWD 放电与睡眠纺锤波及 UP-DOWN 状态之间的转迁行为[20-27] (图 4.1). 研究证实, 睡眠结构异常与癫痫病有着密切关系[28-30]. 首先睡眠缺失能促进癫痫发作, 而睡眠期间的癫痫发作又可加重睡眠障碍. 癫痫与睡眠之间的相互影响是复杂且多方面的, 正确认识癫痫棘慢波放电与睡眠纺锤波振荡的关系有着重要的现实意义. 一方面可以通过有效地控制癫痫发作来改善睡眠质量, 同时改善癫痫患者的睡眠对控制癫痫发作、提高生活质量也有非常重要的作用.

实验结果已经表明丘脑网状核在睡眠或癫痫发作过程中起着控制纺锤波和

SWDs 的起搏器作用[31-34], 即丘脑网状核可以调节癫痫性 SWD 和睡眠纺锤波的发作和传播. 切断丘脑中继核 TC 与网状核 RE 的神经联系后, 睡眠纺锤波可被消除. 然而, 支持参与启动癫痫和睡眠纺锤波的理论计算证据仍然缺失. 本章将详细研究丘脑网状核 RE 对 SWD 的启动、终止和过渡的控制作用, 以及其演变为纺锤波的过程.

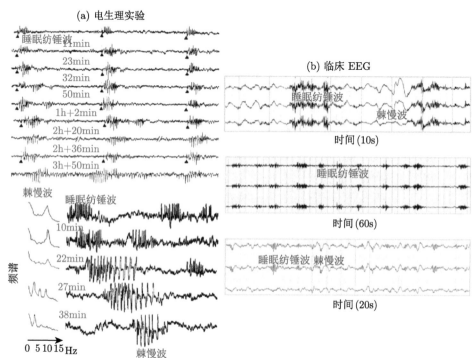

图 4.1　(a) 实验观察到的睡眠纺锤波 (Spindle) 向癫痫棘慢波转迁[20,21]. (b) 癫痫患者睡眠期间 3 个颞叶电极的脑电图记录: 癫痫患者显示 10s 的纺锤波和棘慢波振荡

4.2　丘脑网状核介导的癫痫失神发作与睡眠纺锤波转迁动力学

4.2.1　问题描述

　　研究结果显示, 癫痫和睡眠共享皮质-丘脑回路机制[35-47], 其中睡眠波发生在丘脑, 而癫痫波主要呈现于皮质. 特别地, 已有电生理实验假设认为癫痫的棘慢波是睡眠纺锤波的转化形式[20,21,44,45]. 但是至今还未有一个统一的理论模型来同时描述癫痫波与睡眠波, 以及它们之间相互演化的动力学行为. 因此本节[48] 就是根

据电生理实验 EEG 观察结果, 剖析癫痫与睡眠之间的本质联系, 建立符合生理意义的癫痫失神发作 SWD 与睡眠纺锤波相互演化的皮质–丘脑回路网络动力学模型, 揭示它们的理论本质, 为临床干预和控制癫痫与睡眠提供一定的理论指导. 同时从时空上扩展已有的网络模型, 来研究癫痫波与睡眠波之间产生、传播和演化的时空动力学复杂行为.

4.2.2　模型描述

神经场 (神经元群) 模型可以用来描述神经元集群的宏观动态行为[49-54]. 已经有很多神经元群模型对癫痫的失神发作和睡眠纺锤波振荡进行了广泛的研究[55-69]. 然而, 脑网络拓扑结构对 SWD 和纺锤波出现的影响以及它们之间的时空演化尚未得到很好的理解. 基于文献 [55, 57, 70-74], Taylor 等[75] 发展了一个皮质–丘脑环路神经场网络模型 (详见图 4.2(a)), 来研究刺激对癫痫失神发作的诱导和终止效果. 已经证实特定电刺激调控可以有效终止癫痫活动[75-79], 同时由于癫痫与睡眠波共享皮质–丘脑环路, 以及丘脑网状核在皮质–丘脑环路中具有起搏器的作用, Taylor 发展的模型也因此成为我们研究 RE 诱发睡眠波发生及演化的首选模型.

单室的皮质–丘脑模型由皮质的兴奋性锥体 (EX) 神经元集群和抑制性中间神经元集群 (IN), 以及皮质下的丘脑中继核 (TC) 和丘脑网状核 (RE) 神经元集群共同组成. 网络连接中, 带箭头的线代表由谷氨酸介导的兴奋性投射, 带实心圆圈的线表示 GABA$_A$ 介导的抑制性投射作用. 单室的皮质–丘脑神经场网络模型可表示如下:

$$
\begin{cases}
\dfrac{\mathrm{dEX}}{\mathrm{d}t} = (\varepsilon_{ex} - \mathrm{EX} + k_1 F[\mathrm{EX}] - k_2 F[\mathrm{IN}] + k_3 F[\mathrm{TC}])\tau_1 + u_1(t) \\[2mm]
\dfrac{\mathrm{dIN}}{\mathrm{d}t} = (\varepsilon_{in} - \mathrm{IN} + k_4 F[\mathrm{EX}])\tau_2 + u_2(t) \\[2mm]
\dfrac{\mathrm{dTC}}{\mathrm{d}t} = (\varepsilon_{tc} - \mathrm{TC} + k_5 F[\mathrm{EX}] - k_6 G[\mathrm{RE}])\tau_3 + u_3(t) \\[2mm]
\dfrac{\mathrm{dRE}}{\mathrm{d}t} = (\varepsilon_{re} - \mathrm{RE} + k_7 F[\mathrm{EX}] + k_8 G[\mathrm{TC}] - k_9 G[\mathrm{RE}])\tau_4 + u_4(t)
\end{cases}
\tag{4-1}
$$

其中 EX 代表兴奋性锥体神经元集群, IN 代表抑制性神经元集群. 参数 ε_{ex}, ε_{in}, ε_{tc} 和 ε_{re} 是常量, 代表对不同神经元集群的输入. $k_1, k_2, \cdots, k_9$ 是不同神经元集群之间的连接强度, 其连接规则与实验已知的连接值一致[80]. $F(x) = 1/(1 + v^{-x})$ 是转迁函数, 其中 v 决定转迁速率, $x = \mathrm{EX}, \mathrm{IN}, \mathrm{TC}$. 特别地, 为了简化分析而不会对相关动力学产生定性影响, 我们通过线性函数 $G(y) = \alpha y + \beta$ 近似 $F(x)$ 来简化丘脑子系统动力学行为, 其中 $y = \mathrm{TC}$ 和 RE. $U(t) = (u_1(t), u_2(t), u_3(t), u_4(t))$

是对不同核团的干扰控制项. 在本节为了模拟刺激对皮质 SWD 的影响, 我们仅在状态空间中对皮质 EX 和 IN 添加了干扰控制项, 即 $u_1(t) \neq 0, u_2(t) \neq 0$, 而 $u_3(t) = u_4(t) = 0$. 模型的基本参数值可参考表 3.2, 其中本节的 k_6 是考虑的关键参数, 其在生理意义范围内变化.

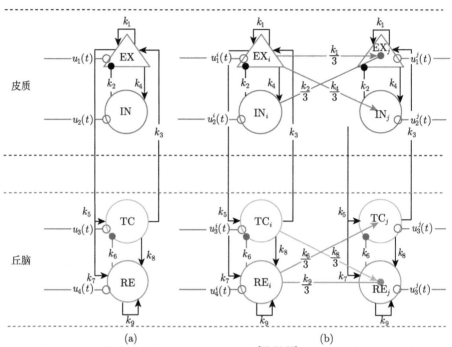

图 4.2　皮质–丘脑计算模型示意图: (a) Taylor 等[57,74,75] 提出的单室皮质–丘脑神经场模型, 其中皮质子网络由兴奋性锥体神经元集群 EX 和抑制性中间神经元集群 IN 组成; 皮质下 TC-RE 回路模型主要由丘脑中继核 (TC) 和丘脑网状核 (RE) 组成. (b) 新提出的两室耦合皮质–丘脑网络模型, 带箭头的线条表示兴奋性突触作用, 带有闭合或空心圆的线代表抑制性突触作用和控制输入

文献 [56, 58, 81-83] 通过建立空间扩展的同质或异质连接网络来研究皮质 SWD 的自发发作或终止, 然而这些模型网络仅包含皮质–皮质连接性. 而皮下结构尤其是丘脑, 在失神发作期间的节律性发生机制中具有重要的调节作用[71,72], 因此有必要合理引入丘脑–丘脑连接性以及不同室丘脑–皮质模块之间的连接性来改进网络模型[84]. 在本节中, 我们通过引入新的合理的网络连接性 (如图 4.2(b)), 将单室皮质–丘脑神经场网络模型进行空间扩展扩展成多室耦合网络 (如图 4.6), 来研究癫痫棘慢波发生、发展以及向睡眠纺锤波转迁和演化终止的动力学行为. 一般地, 两室耦合皮质–丘脑网络动力学模型可表示如下:

$$
\begin{cases}
\dfrac{\mathrm{dEX}_j}{\mathrm{d}t} = (\varepsilon_{ex} - \mathrm{EX}_j + k_1 F\,[\mathrm{EX}_j] - k_2 F\,[\mathrm{IN}_j] + k_3 F\,[\mathrm{TC}_j])\tau_1 + u_1^j(t) \\[2mm]
\qquad + \dfrac{k_1}{m_1} F[\mathrm{EX}_i^S] - \dfrac{k_2}{m_1} F[\mathrm{IN}_i^S] + \dfrac{k_1}{m_2} F[\mathrm{EX}_k^L] + \dfrac{k_1}{m_3} F[\mathrm{EX}_l^D] \\[3mm]
\dfrac{\mathrm{dIN}_j}{\mathrm{d}t} = (\varepsilon_{in} - \mathrm{IN}_j + k_4 F\,[\mathrm{EX}_j])\tau_2 + u_2^j(t) + \dfrac{k_4}{m_1} F\,[\mathrm{EX}_i^S] \\[3mm]
\dfrac{\mathrm{dTC}_j}{\mathrm{d}t} = (\varepsilon_{tc} - \mathrm{TC}_j + k_5 F\,[\mathrm{EX}_j] - k_6 G\,[\mathrm{RE}_j])\tau_3 + u_3^j(t) + \dfrac{k_6}{m_1} G\,[\mathrm{RE}_i^S] \\[3mm]
\dfrac{\mathrm{dRE}_j}{\mathrm{d}t} = (\varepsilon_{re} - \mathrm{RE}_j + k_7 F\,[\mathrm{EX}_j] + k_8 G\,[\mathrm{TC}_j] - k_9 G\,[\mathrm{RE}_j])\tau_4 + u_4^j(t) \\[2mm]
\qquad + \dfrac{k_8}{m_1} G[\mathrm{TC}_i^S] - \dfrac{k_9}{m_1} G\,[\mathrm{RE}_i^S]
\end{cases}
$$

$$(4\text{-}2)$$

其中下标 $i, j, k, l \in \{1, 2, \cdots, 10\}$ 和 $i, k, l < j$ 表示来自突触前神经元集群 i, k, l 到突触后神经元集群 j 的单向突触作用. 特别地, 与其他神经元相比, 皮质兴奋性锥体神经元具有足够长的轴突, 可以将神经冲动传播到较远处的神经元群体而产生显著的突触效果. 而其他神经元集群由于轴突太短只能影响其邻近区域的神经元集群. 因此, 在不同室皮质–丘脑模块之间的网络连接中采用了三种类型的连接模式 (见图 4.6 (g)) 即短程连接构型 (S-型); 锥体神经元的长程兴奋性连接构型 (L-型) 和锥体神经元的远程兴奋性连接 (D-型). 为了定量区分不同的连接构型, 不失一般性, 我们将连接强度 k_i 除以尺度因子 $m_1 = 3$, $m_2 = 6$ 和 $m_3 = 9$ 来分别描述 S-/L-/D-型网络连接强度.

在皮质–丘脑环路中存在一个由皮质兴奋性锥体神经元与丘脑网状核及中继核组成的前馈抑制性神经微回路 $\mathrm{EX} \to \mathrm{RE} \to \mathrm{TC}$. 其中 $\mathrm{RE} \to \mathrm{TC}$ 的前馈抑制通路被证实在癫痫发作和睡眠产生中起着重要的起搏器作用. 因此, 我们在模型中首先关注 k_6 的影响, 即从 RE 到 TC 的耦合强度, 对 SWD 振荡的发生及其转迁动力学, 以及对刺激扰动的响应. 接着, 我们将单室皮质–丘脑模块进行空间扩展, 形成 3 室的皮质–丘脑时空网络来研究前馈抑制性调控 SWD 的发生、播散和演化行为 (图 4.6(a) 和 (b)). 最后, 为了证明前馈抑制性调节下 SWD 动力学行为的演化稳定性, 即不受节点数量和神经网络拓扑结构的影响, 我们进一步将 3 室耦合的网络模型扩展为 10 室耦合网络模型, 其中网络连接模式具有线性和圆形结构 (图 4.6(c) 和 (d)), 最近邻 (NN) 耦合网络 (图 4.6 (e)) 及其通过随机重连实现的小世界 (SW) 拓扑 (图 4.6 (f)) 等构型.

具体的数值模拟与第 3 章类似, 在 MATLAB (MathWorks, USA) 仿真环境下, 采用标准的四阶龙格–库塔求解器求解. 模型计算时长超过 20s, 固定步长

1ms, 采用 10s 之后的稳定数据进行数据分析. 利用分岔和频谱分析[85,86] 来描述各种动力学特性的发生、传播和变化. 这里主要对丘脑的关键参数 k_6 进行了分岔和时频分析, 探讨了不同动力状态之间的转换.

4.2.3 丘脑网状核诱导的癫痫失神发作 SWD 向慢波振荡转迁

在本小节中, 我们研究单室皮质–丘脑系统关于 RE 到 TC 的抑制性突触耦合强度 k_6 的分岔动力学. 图 4.3 显示了系统关于 k_6 的丰富的动力学转迁行为及对刺激干扰的响应. 如图 4.3(a) 所示, 未加入刺激扰动之前, 当 k_6 在 [0, 4] 内增加时, 随着 RE 对 TC 的抑制性增强, 系统首先从高饱和状态 (I) 转迁到周期为 1 或 2 的棘慢波振荡 1-/2-SWD (II, k_6 在 [0, 0.49] 中变化); 当 k_6 增大到 [0.49, 1.17] 时, 系统转迁到低饱和状态 (III); 之后随着 k_6 的进一步增加, 系统在低饱和状态和 SWD 之间切换. 最后, 对于较大的 k_6 值 (> 1.75), 系统从区域 "V" 的低饱和状态转迁到 "VI" 的慢波振荡状态. 这与观察到的实验证据一致, 即从 RE 到 TC 的突触抑制的增加可以逐渐诱导深度睡眠的慢波振荡. 另外, 在图 4.3(a) 的主频演化图中, 可以观测到区域 II 和 IV 的棘慢波频率分别位于 2~4Hz 和 4~10Hz 范围内, 这分别与失神癫痫临床患者和动物癫痫失神发作的频率相一致. 然而, 在引入刺激之后, 如图 4.3(b) 所示, [0.49, 1] 的参数区域中周期性 SWD 可以通过刺激扰动诱发. 在生理学上, 这意味着刺激可以诱导系统从背景状态 (即低饱和状态) 激发出以 2~4Hz SWD 为特征的癫痫性失神发作. 例如, 在图 4.3(d) 中我们观察到当 k_6 取 0.6 时, $t = 20$s 之前系统处于背景低饱和状态. 接着, 我们在 $t = 20$s 时引入单脉冲刺激 (红色竖线), 其中 $U(t) = (u_1(t), u_2(t), u_3(t), u_4(t)) = (-0.3, -0.3, 0, 0)$, 表示背景状态下系统的小幅扰动. 引入刺激后, 系统从背景的低饱和状态转迁到 SWD 振荡. 此外, 刺激还可以终止参数区域 [1.18, 1.195] 的 SWD 振荡转迁到背景低饱和状态. 如图 4.3(e) 所示, 当 k_6 取较大值时, 例如 $k_6 = 1.185$, 系统在引入刺激之前显示 SWD 放电, 而在加入单脉冲刺激之后 $(U(t) = (-0.3, -0.3, 0, 0))$ SWD 被终止, 系统转迁到背景状态.

比较图 4.3(d) 和图 4.3(e), 可以推断刺激对癫痫 SWD 的影响受到 RE 的突触强度即 k_6 的调节. 因此, 在图 4.3(f) 中我们假设从 RE 到 TC 的抑制性突触耦合强度是时间依赖性的, 即 $k_6 = k_6(t)$, 并以阶梯形逐步增加 (如图 4.3(f_1)). 从图 4.3(f_2) 可见, 随着时间增加, 系统的 SWD 的幅度逐步减小而频率增加. 特别地, 当 k_6 增加到约 $k_6 = 1.6$ (对应 $t = 22$s) 时, SWD 被完全抑制, 系统转迁到背景状态. 此时, 若在 $t = 25$s 引入单脉冲刺激 (图 4.3(f_3)), 系统诱发出约 5Hz 的简单慢波振荡. 因此, 单脉冲刺激扰动可以诱导系统从 SWD 到慢波振荡的转迁.

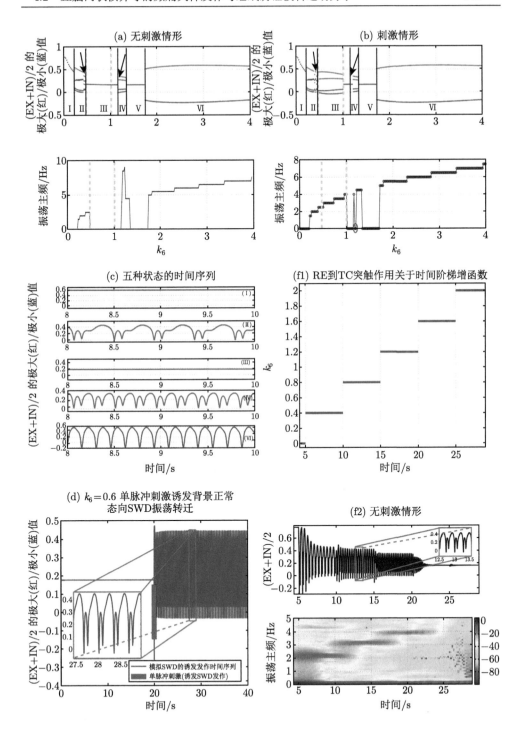

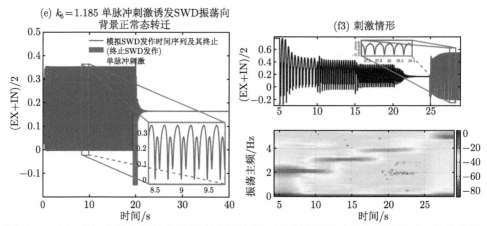

图 4.3　(a), (b) 分别为不具有和具有单脉冲刺激下皮质子网络动力学关于 k_6 的分岔图. (c) 对应于 (a) 中不同状态的时间序列: (I) 高饱和状态 ($k_6 = 0.1$), (II) 周期性 2-SWD ($k_6 = 0.4$), (III) 低饱和度状态 ($k_6 = 1$), (IV) SWD ($k_6 = 1.3$) 和 (VI) 慢波振荡 ($k_6 = 3$). (d) 刺激诱导的 SWD 发作. (e) 刺激诱导的 SWD 终止. (f) 刺激诱导的 SWD 向慢波转迁

4.2.4　刺激诱导 SWD 和慢波振荡的动力学机制

以图 4.3(a) 为例, 我们详细阐述了上述状态转迁行为的动力学分岔机制. 在图 4.4 中, 我们给出了皮质平均时间序列的极值关于 k_6 的动力学分岔图. 比较图 4.4(a) 和图 4.4(b), 我们可以看到, 对于很小的 k_6 值 ($k_6 \leqslant 0.2066$), 只有一个稳定点代表系统的高饱和状态. 系统在 $k_6 \approx 0.2066$ 发生极限环分岔 ($\mathrm{LPC_1}$), 产生一个稳定的极限环, 形成双稳态区域, 即 $0.2066 < k_6 \leqslant 0.2308$ (图 4.4(a) 黑矩形), 即稳定的平衡点和稳定的极限环共存. 因此, 系统从高饱和状态转迁到由背景状态与癫痫失神发作组成的双稳态. 随后, 系统在 $k_6 \approx 0.2308$ 处发生亚临界 Hopf 分岔 ($\mathrm{HB_1}$), 平衡点从稳定状态切换到不稳定状态, 之后进入一个单稳态区域即 $0.2308 < k_6 \leqslant 0.3532$ (绿矩形表示). 紧接着, 由于在 $k_6 \approx 0.3532$ 经历另一个亚临界 Hopf 分岔 ($\mathrm{HB_2}$), 系统恢复到双稳态, 同时平衡点从不稳定又切换回稳定态. 特别地, 当 $k_6 \approx 0.3968$ 时, 系统经历第二次极限环分岔 ($\mathrm{LPC_2}$), 形成一个具有两个稳定极限环和一个稳定焦点的三稳态区域, 即 $0.3968 < k_6 \leqslant 0.5094$ (粉红色矩形). 接着分别经历第三、四次极限环分岔 ($\mathrm{LPC_3}$, $\mathrm{LPC_4}$), 系统从三稳态区域依次转迁到双稳态和单稳态区域. 然后由于在 $k_6 \approx 1.665$ 经历第五次极限环分岔 ($\mathrm{LPC_5}$), 系统再次进入双稳态区域 $1.665 < k_6 \leqslant 4.926$. 其中双稳态区域 $1.665 < k_6 \leqslant 4.194$ 由稳定的平衡点和稳定的极限环组成, 双稳态区域 $4.194 < k_6 \leqslant 4.926$ 由两个不同振幅的稳定极限环组成. 两个双稳态区域之间系统经历了一次超临界 Hopf 分岔 ($\mathrm{HB_3}$). 最后系统在 $k_6 \approx 4.926$ 处发生第六次极限环分岔 ($\mathrm{LPC_6}$), 转迁到由稳定极限环组成的单稳态区域.

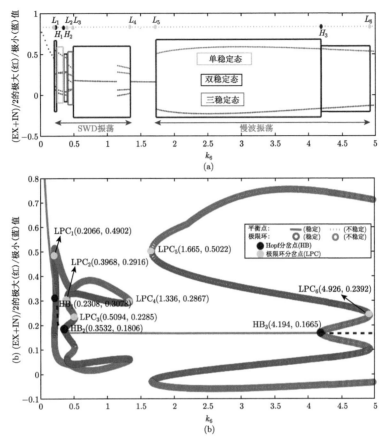

图 4.4 (a) 对应于图 4.3(a), 彩色矩形表示多稳态参数区域, 其中绿色矩形表示单稳态区域, 黑色矩形表示由非癫痫发作和 SWD 状态组成的双稳态区域, 粉红色矩形对应于三稳态区域. (b) 相应的动力学分岔图, 绿点 L_i $(i = 1, 2, \cdots, 6)$ 表示极限环分岔 (LPC), 黑点 H_j $(j = 1, 2, 3)$ 对应于 Hopf 分叉点 (HB)

　　总体来说, 随着 k_6 的增加, 系统可以连续地从高饱和状态、SWD、低饱和状态转迁到慢波振荡. 需要注意的是, 对于多稳态区域, 系统状态最终将取决于四个状态变量的初始值和所应用的刺激扰动. 数值计算时四个状态变量的所有初始值都设置为 [0.1724, 0.1803, −0.0818, 0.2775]. 从数学的观点来看, 在四维状态空间的双稳态区域中存在中心流形即分界面. 特别是当四个状态变量的初始值接近稳定焦点附近的分界面一侧时, 系统将收敛到稳定的饱和态, 而初始值靠近稳定极限环附近的分界面一侧时, 系统将呈现 SWD 或简单慢波振荡. 尽管如此, 刺激扰动可以改变系统的状态相位, 驱动系统超出分界线, 从而最终改变系统的状态. 例如, 对于双稳态情形, 可以出现如图 4.3(a) 和图 4.3(b) 所示的平衡状态与 SWD 振荡之间的双向转迁. 而对于单稳态情形, 对应于系统的自发放电状态, 包括自发的 SWD 和慢波振荡.

4.2.5 最优刺激参数选择

如上所述, 不同的活动状态可以通过特定的单脉冲刺激扰动来诱发转迁, 即单脉冲刺激将系统从一个状态吸引域驱动到另一个状态吸引域. 这里, 背景平衡状态的吸引域作为控制癫痫发作的刺激目标. 一般来说, 稳定态的吸引域并不是时空均匀的. 有效控制癫痫发作的刺激扰动通常取决于刺激的方向、强度和相位. 尽管如此, Taylor 等的工作已经证明固定刺激方向并不影响刺激干扰控制癫痫发作的普适性, 因此在我们的研究中始终固定刺激方向指向状态空间中的 EX 和 IN 变量, 来改变刺激的强度和刺激时刻.

图 4.5(a) 和图 4.5(b) 分别给出了不同 k_6 时, 平衡点与 SWD 或慢波双稳定吸引子及稳定平衡点的吸引域分布. 与图 4.5(b) 相比, 图 4.5(a) 中平衡点的吸引域更接近 SWD 吸引子, 因此 SWD 振荡可以通过特定的刺激扰动更容易地诱发和终止. 而在图 4.5(b) 中, 慢波吸引子离平衡点较远, 因此需要合理选择刺激模式才能激发系统在背景状态与慢波振荡之间转迁. 图 4.5(c) 显示了 SWD ($k_6 = 1.185$, 见图 4.3(e)) 的时间序列受到特定强度 ($U(t) = (-0.3, -0.3, 0, 0)$) 刺激时在不同时刻被有效控制的效果, 其中粉红色和天蓝色分别表示成功和不成功控制 SWD 发作. 图 4.5(d) 给出了其中一个周期的 SWD 时间序列图, 从中发现在 SWD 的慢波分量的上升时相刺激能够成功控制 SWD, 而在慢波分量的下降时相和几乎整个棘波时相, 这种特定的单脉冲刺激都不能有效阻止癫痫发作. 在图 4.5(e) 中我们给出了刺激强度变化时 SWD 的控制效果图, 其中黄色线对应图 4.5(d). 从图 4.5(e) 可以观察到, 对于整个 SWD 时间序列, 只有较弱的刺激可以有效阻止 SWD 发作, 这意味着强刺激并不一定能带来更好的控制效果. 当刺激较强时, 只有施加在 SWD 中慢波分量的后期相位阶段, 才能有效控制 SWD. 特别地, 在 SWD 相位结束阶段, 无论多强刺激都不能终止 SWD. 实际上, 刺激的效果都是与吸引域的几何分布有关, 刺激是否能够有效控制 SWD 取决于刺激是否能够推动系统轨迹从 SWD 吸引域到达平衡点吸引域.

4.2.6 空间扩展的多室网络动力学

电生理学实验证实了癫痫 SWD 放电和睡眠慢波振荡 (包括 UP-DOWN 和纺锤波) 之间的转迁[70,82,87,88], 但是两者之间时空演化的理论研究都很少. 在本节中, 通过引入新的合理的网络连接模式 (如图 4.2), 将单室皮质–丘脑神经场网络模型进行空间扩展成多 (3 或 10) 室耦合网络模型 (图 4.6), 来研究癫痫棘慢波发生、发展以及向睡眠纺锤波转迁和演化终止的动力学行为. 特别地, 我们首先考虑链式连接 (图 4.6(a), (c)) 和环式连接 (图 4.6(b), (d)) 构成的空间扩展模型. 我们主要关注的是这些空间扩展网络是否在理论上为癫痫发作活动的自发过渡和发作终止提供演化路径.

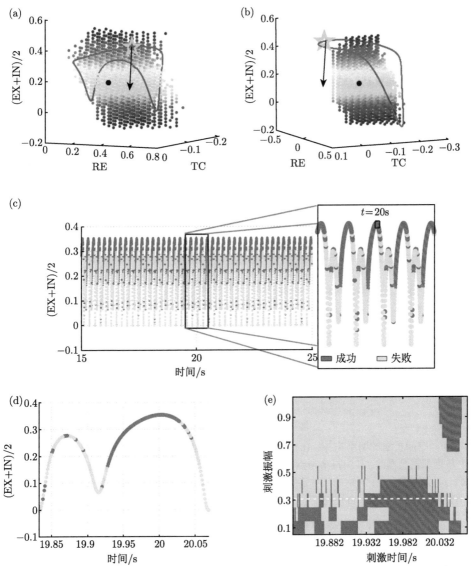

图 4.5 三维状态空间中背景平衡状态 (黑点) 的吸引域, 分别对应于 (a) $k_6 = 0.6$ 和 (b) $k_6 = 1.8$. 红线表示 SWD(a) 和慢波 (b) 吸引子; 五角星指示刺激时间 $t = 20\text{s}$ (a) 和 25s (b); (c) 在 $k_6 = 1.185$ 的 SWD 时间序列, 粉红色部分表示单脉冲刺激成功终止 SWD, 而青色部分表示刺激不能成功终止 SWD, 其中刺激为 $U(t) = (-0.3 - 0.3, 0, 0)$. (d) SWD 一个周期的时间序列. (e) 刺激时刻和刺激振幅对癫痫 SWD 的控制效果, 其中黄线对应 (d)

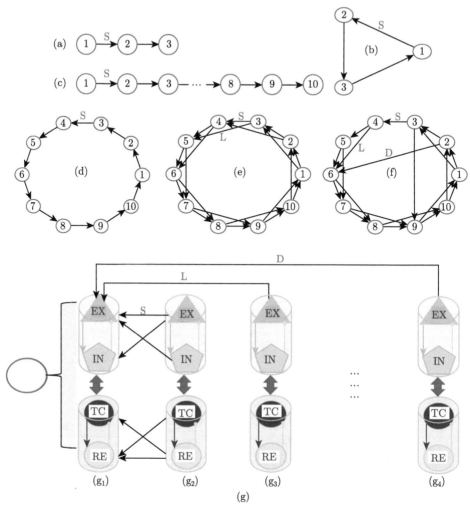

图 4.6　空间扩展的网络拓扑：(a), (c) 开放式 (或线性) 连接; (b), (d) 封闭式 (循环) 连接; (e) 最近邻耦合网络, 其中每个顶点连接到其 $k = 2$ 个最近邻节点; (f) 通过随机重连 $p = 0.1$ 实现小世界拓扑; (g) 网络的三种连接类型, 即 S：短程兴奋性连接 (也见图 4.2(b)), L：长程兴奋性连接和 D：远程兴奋性连接

我们首先考虑 3 室链式连接的皮质–丘脑空间扩展耦合网络. 在图 4.7 (a_1) $\sim$ (a_3) 中, 我们令 $k_6 = 0.6$, 开始时段每室都处于低饱和状态. 当 $t = 20$s 时在第一室的皮质–丘脑模块的皮层子网络引入单脉冲刺激扰动 $U^1(t) = (-0.3, -0.3, 0, 0)$, 诱发出约为 3Hz 的 SWD 振荡. 接着 SWD 振荡信号通过链式连接传播到第二、三室, 致使它们产生了不同激发状态. 特别地, 当第一室中的刺激引起的 SWD 信号传播到第三室时, SWD 已经转变为缓慢的 UP-DOWN 状态. 类似地, 如图 4.7(b_1)$\sim$(b_3) 所示, 当 k_6 增大到 0.8 时, 施加在第一室皮层网络引起的 SWD 传

播到第二室时, 已经转化成约 0.6Hz 的睡眠纺锤波振荡, 每个周期的纺锤波的固有振动频率约为 13Hz; 当 SWD 传播到第三室时系统已经变成了强直振荡. 另外需要注意的是, 对于 10 室链式连接的皮质–丘脑空间扩展耦合网络具有类似的结果, 但为了避免重复, 只给出 3 室情形.

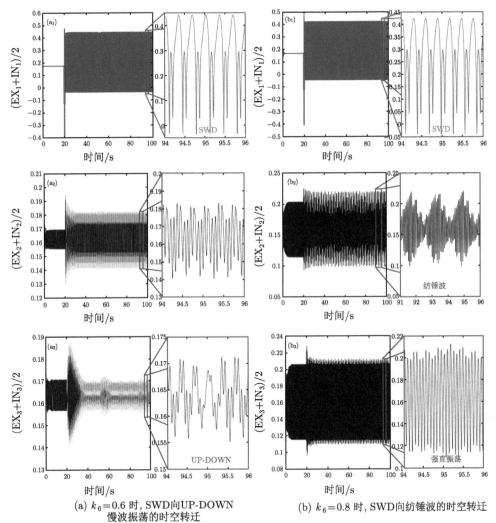

(a) $k_6 = 0.6$ 时, SWD 向 UP-DOWN 慢波振荡的时空转迁

(b) $k_6 = 0.8$ 时, SWD 向纺锤波的时空转迁

图 4.7　线性连接的 3 室耦合模型网络的兴奋性锥体神经元和抑制性中间神经元的平均时间序列: $k_6 = 0.6$(a) 和 $k_6 = 0.8$(b). 三室的刺激扰动分别是 $U^1(t) = (u_1^1(t), u_2^1(t), u_3^1(t), u_4^1(t)) = (-0.3, -0.3, 0, 0)$, $U^2(t) = U^3(t) = 0$, 施加时刻位于红色竖线. (a_1) 和 (a_3) 的放大图中显示周期约 3Hz 的 SWD 和约 3Hz 的 UP-DOWN 慢波振荡; (b_1), (b_2) 和 (b_3) 放大图中显示约 3Hz 的 SWD, 0.6～13Hz 纺锤波与约 13Hz 强直振荡

　　对于环式连接, 我们同样给出 3 室耦合情形. 此时我们固定 $k_6 = 0.6$, 继而考虑不同强度刺激扰动的影响. 在图 4.8(a) 中, 开始三室都处于低饱和状态 (稳定平衡点), 经过环路的信号传播效应后, 三室都从低饱和态转迁到强直振荡. 接着在 $t = 20\mathrm{s}$ 我们对第一室的皮质子网络施加较弱的刺激 $U^1(t) = (-0.01, -0.01, 0, 0)$ (图 4.8(a_1)), 经过循环传播, 整个多室系统从强直振荡转迁到约 0.2Hz 纺锤波振荡, 每个周期的纺锤波的固有振动频率约为 13Hz (图 4.8(a_4)). 这些都属于电生理范围, 具有一定的生理和临床意义. 如果我们提高刺激强度到 $U^1(t) = (-0.3, -0.3, 0, 0)$, 如图 4.8(b) 所示, 这时第一室系统从强直振荡转迁到周期约 3Hz 的 SWD (图 4.8(b_4)); 如果紧接着给一个相同的刺激信号, 它又从 SWD 转迁到周期的纺锤波振荡 (0.2～13Hz); 如果周期性地施加相同的刺激, 它就周期性 (约 0.025Hz) 地在 SWD 与纺锤波之间转迁. 特别地, 当这一转迁效果从第一室系统转迁到第二、三室时, 刺激效应逐步减弱, SWD 逐步演化成随机的强直振荡,

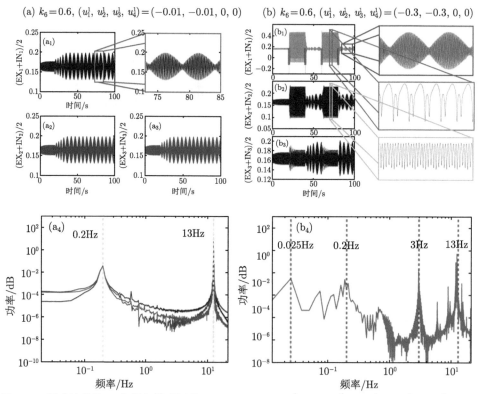

图 4.8　环式连接的 3 室耦合模型网络: (a) $k_6 = 0.6$, $U^1(t) = (u_1^1(t), u_2^1(t), u_3^1(t), u_4^1(t)) = (-0.01, -0.01, 0, 0)$, $U^2(t) = U^3(t) = 0$. 系统呈现周期性 ~ 0.2Hz + 13Hz 纺锤波振荡. (b) $k_6 = 0.6$, $U^1(t) = (-0.3, -0.3, 0, 0)$, $U^2(t) = U^3(t) = 0$. (a_4), (b_4) 对应时间序列的功率谱

但睡眠纺锤波基本保持它的节律周期. 尽管如此, 它们仍然基本保持类似于第一室的转迁节律. 值得注意的是, SWD 与纺锤波之间的切换模式定性上与电生理实验观测到的癫痫波与睡眠波相互演化相一致. 对于 10 室环式连接的空间扩展的皮质–丘脑耦合网络具有类似的结果, 为了避免重复, 这里也只给出 3 室情形.

4.2.7　转迁动力学的多稳态吸引子共存结构

从上述 3 室时空扩展网络的结果可以看到, 系统除了饱和态、强直振荡和 SWD 振荡之外, 还产生了睡眠 UP-DOWN 振荡和纺锤波振荡. 为了从动力学的角度理解这些活动状态的时空演变, 我们研究了整个动力系统的吸引子及其吸引域. 从图 4.7 和图 4.8 中, 我们可以推断出耦合系统主要由癫痫 SWD 吸引子、睡眠的 UP-DOWN 吸引子和纺锤波吸引子、极限环吸引子以及平衡点吸引子组成. 图 4.9 是三个子系统组成的 12 维空间变量在单个子系统上的投影. 图 4.9(a) 和图 4.9(b) 分别对应图 4.7(a_3) 和图 4.7(b_2) 的 UP-DOWN 吸引子和纺锤波吸引子. 图 4.9(c) 对应于图 4.8(b_1) 的由背景状态、纺锤波和 SWD 吸引子组成的共

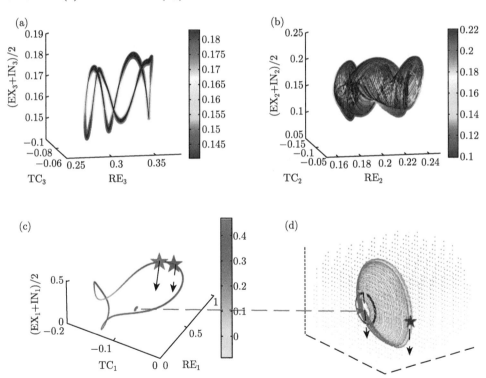

图 4.9　(a), (b) 表示 UP-DOWN 和纺锤波吸引子, 分别对应图 4.7(a_3) 和图 4.7(b_2), (c) 多吸引子共存：SWD、纺锤波、极限环和平衡点吸引子. (d) 是 (c) 的放大图

存吸引子. 因此, 整个 3 室扩展网络的吸引子对应的吸引域相互交叠, 适当的刺激即可诱发系统状态在不同吸引域之间转迁.

值得注意的是, 不同室之间的相互作用可以看作彼此之间的扰动输入. 我们的模型使用的是单向连接, 通常前一室接收的扰动输入要强于其对后一室的扰动强度. 因此对于链式连接情形, 即如图 4.7(a) 和图 4.7(b) 所示的情形, 随后相继的交互扰动输入变弱, 施加在第一室上的单脉冲刺激引起的高振幅 SWD 对后接的其他室扰动输入只能使其达到低振幅的睡眠振荡 (UP-DOWN 和纺锤波) 或背景状态 (低幅极限环和平衡点) 吸引域. 图 4.9(c) 显示了四个吸引子的共存, 即 SWD 吸引子、纺锤波吸引子和背景状态吸引子 (包括稳定极限环和稳定平衡点). 特别地, 平衡点吸引子、极限环吸引子和纺锤波吸引子彼此紧密相邻, 使得相对较弱的刺激扰动就可以诱导系统从稳定平衡点到极限环和纺锤波吸引域的转迁. 因此, 对应于图 4.8(a), 弱刺激可以通过不同子系统之间的交互式扰动输入, 在整个 3 室耦合网络内引起从稳定平衡点到稳定极限环和纺锤波振荡的转迁. 详细研究表明, 只有大于 0.255 的刺激强度才能使系统从背景状态诱导出 SWD. 特别地, 周期性强刺激可以驱使系统在 SWD 吸引域和纺锤波吸引域之间切换. 然而, 由于这种转迁信号对下游室的扰动输入较弱, 第一室中产生的 SWD 振荡传播到下游室时只能使系统在极限环吸引域和纺锤波吸引域之间切换.

4.2.8　棘慢波与纺锤波的网络演化稳定性

如前所述, 我们的网络模型使用的是单向连接, 通常前一室接收的扰动输入要强于其对后一室的扰动强度. 因此随着空间扩展网络规模的增大, 网络的强振荡行为可以通过在不同室之间依次减弱的扰动输入而在有限时间内自发地消除.

对于 10 室链式和环式子网络模型已经在前面论述, SWD 最终都演化成了低幅的随机强直振荡. 最后, 为了验证上述动力学行为时空演化的鲁棒性, 特别地, 为了观察具有复杂拓扑结构的多室耦合网络中 SWD 的演化, 我们考虑了两种拓扑形式即最近邻 (NN) 耦合网络 (图 4.6 (e)) 和小世界 (SW) 拓扑结构 (图 4.6 (f)).

结果如图 4.10 所示, 从中可以看到, 类似于链式或环式情形, SWD 在两种网络中最终都演化成了低幅的振荡状态. 特别地, 对于 NN 型网络, SWD 首先转变为简单的强直振荡 (图 $4.10(a_2) \sim (a_5)$). 当活动波传播到第六室时, 会产生类似纺锤波的振荡 (图 4.10 (a_6)), 最终演变成不规则的纺锤的振荡 (图 $4.10(a_7) \sim (a_{10})$). 与 NN 型网络相比, SWD 在 SW 型网络中最终演变成规则的极限环振荡. 这表明 SWD 的演变对网络拓扑敏感. 尽管如此, 我们可以看到, 癫痫 SWD 在较大规模网络中都最终演化成了正常的大脑活动 (如纺锤波和背景振荡), 这在生理上意味着神经系统可以自我调节, 防止疾病扩散.

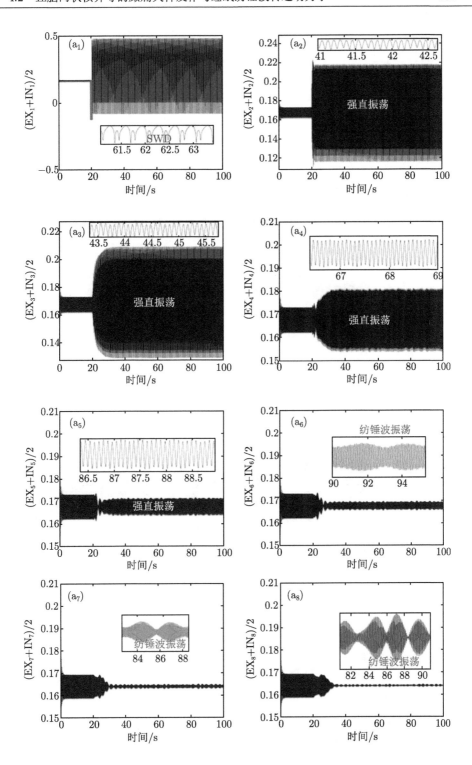

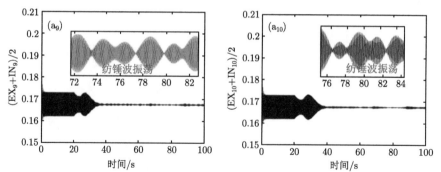

图 4.10　10 室最近邻耦合网络模型：$U^1(t) = (u_1^1(t), u_2^1(t), u_3^1(t), u_4^1(t)) = (-0.3, -0.3, 0, 0)$, $U^i(t) = 0, (i = 2, 3, \cdots, 10)$. 即单脉冲刺激在 $t = 20\text{s}$ 处施加在第一室节点上 (a_1)

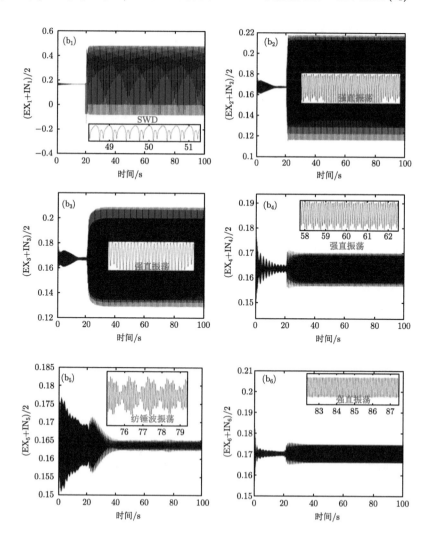

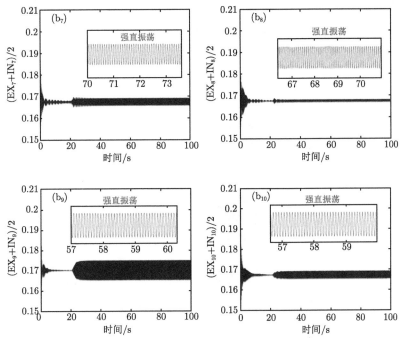

图 4.11 10 室小世界网络模型：$U^1(t) = (-0.25, -0.25, 0, 0)$ 和 $U^i(t) = 0$ $(i = 2, 3, \cdots, 10)$. 即单脉冲刺激在 $t = 20\mathrm{s}$ 处施加在第一室节点上 (b_1)

4.3 丘脑网状核对癫痫失神发作的起搏器作用

4.3.1 问题描述

实验表明, 丘脑网状核 (RE) 在睡眠和癫痫发作过程中起着控制纺锤波和棘慢波放电的起搏器作用. 特别地, Lehtimaki 等[89] 研究了丘脑 DBS 对癫痫控制的影响, 发现 RE 可以诱导局部皮质状态的快速调节. 虽然人们早就知道, 癫痫棘慢波和纺锤波可以由丘脑刺激引起[90,91], 但支持 RE 参与启动癫痫和睡眠纺锤波的计算证据仍然缺失. 基于 4.2 节的理论模型, 本节将进一步分析 RE 对 SWD 启动、终止和过渡的控制作用, 以及其演变为纺锤波的过程[92]. 为此, 我们将刺激施加在皮质–丘脑网络模型的第四个变量 RE 上, 即 $U(t) = (u_1(t), u_2(t), u_3(t), u_4(t))$ 中 $u_1(t) = u_2(t) = u_3(t) = 0, u_4(t) \neq 0$. 因此, 后面的刺激都是针对 $u_4(t)$ 的讨论分析.

4.3.2 单室模型情形

我们首先考虑单室的皮质–丘脑环路神经场理论模型, 研究 RE 对 SWD 发作、转迁及其终止的驱动效果与动力学特性.

我们首先观测刺激 RE 诱导 SWD 振荡的发作与终止. 详细的时间序列如图 4.12(a) 所示, 其中可以看到, 皮质和皮下 RE-TC 子系统最初呈现稳定的背景状态. 接着在 $t = 20$s 对 RE 施加一个单脉冲刺激 $u_4(t) = -0.3$, 脉冲激励诱发 RE

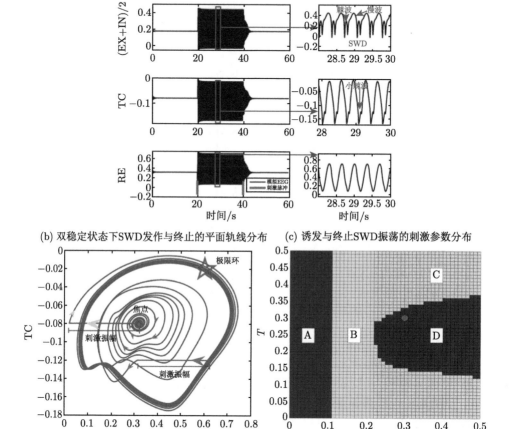

图 4.12　刺激诱导棘慢波放电 (SWD) 的启动和终止, $U(t) = (u_1(t), u_2(t), u_3(t), u_4(t)) = (0, 0, 0, -0.3)$. (a) RE (下)、TC (中) 和 Mean (E, I) (上) 的时间序列. (b) 二维平面 (RE, TC) 上的相位轨迹, 用来说明背景振荡与病态 SWD 之间的定性转变, 即两个单脉冲扰动分别用于启动和终止癫痫发作. 红点表示稳定焦点, 星号表示稳定极限环, 即 SWD 吸引子. 绿色箭头表示激活刺激, 粉色箭头表示去激活刺激, 粉红色小箭头表示相轨道的运动方向, 线段部分表示刺激幅度. (c) 启动刺激 (I) 和终止刺激 (T) 在二维平面 $I \times T \in [0, 0.5] \times [0, 0.5]$ 上的效果分布图. A : I 未能诱导皮质振荡; B : I 诱导的 SWD 的自发终止; C : I 诱导的 SWD 不能被 T 终止; D : I 诱导的 SWD 可以被 T 终止. 蓝点表示 (A) 中应用的单脉冲刺激, 即 $(-I, -T) = (-0.3, -0.3)$

产生反弹峰放电, 并最终以低频 (约 3Hz) 慢波振荡. 与此同时, 通过 RE→TC 路径 TC 也被诱导出几乎同频率的低频棘慢波 SWD 振荡. 紧接着通过 TC→Cortex 通道激发皮质产生 SWD 振荡. 需要注意的是, RE 的活化可以发挥抑制 TC 的功能, 而 TC 的活化可以发挥兴奋 Cortex 的功能. 所以如图所示, TC 和 Cortex 的节律活动基本一致, 而 RE 与 TC 的节律活动具有一定的相位偏差. 刚开始时, RE 瞬间受到一个负脉冲刺激使其活动水平陡然降低, 从而使得 RE 对 TC 进行去抑制, TC 开始去极化放电, 继而激发 Cortex 进行去极化放电. 随后 RE 活动水平逐渐升高, TC 也逐步受到 RE 的抑制作用而使得去极化放电的速率逐渐减小, 当 RE 达到一定值时, 如 RE ≈ 0.4, TC 达到峰值; 这时受到 TC 和 Cortex 的反馈兴奋性作用, RE 进一步升高, 从而导致更高的抑制性作用于 TC, 使其开始复极化; TC 和 Cortex 的复极化活动水平开始降低使得当 RE 达到一个峰值后开始下降, 此时 RE 自身的抑制作用仍然可以使 TC 和 Cortex 的活动水平继续降低; 当 RE ⩽ 0.4 时, TC 首先取得谷值, 此时完全被抑制; 当 RE 继续下降时, TC 开始得到恢复从而活动水平开始上升. 当 RE 几乎达到谷底时, TC 受到一个短暂的抑制增强作用, 使其呈现一个小尖峰电位. 这是因为 RE 对 TC 的 $GABA_A$ 受体介导的抑制性作用由 $GABA_A$-快和 $GABA_A$-慢两种尺度组成, 当 $GABA_A$ 介导的抑制性作用足够小时, $GABA_B$ 经过特定的时间延迟之后才开始起作用, 形成了一个突然增强的抑制性作用. 相反, 在 $t = 40\text{s}$ 时, 对 RE 施加另一个脉冲刺激 $u_4(t) = -0.3$, RE 的活动水平陡然降低, 此时 TC 和 Cortex 经过短暂的下降之后出现一定程度的恢复上升. 最后 RE 开始衰减振荡, 导致 TC 和 Cortex 依次呈现衰减振荡. 这一转迁行为可以通过后面的动力学机制分析给出解释.

从动力学的角度来讲, 单脉冲刺激诱导的 SWD 振荡发作和终止归因于由稳定焦点和稳定极限环组成的双稳定机制. 由于皮质 SWD 动力学由通道 RE→TC → Cortex 依次激发, 所以如图 4.12(b) 所示, 我们主要考虑四维动力学状态在平面 (RE, TC) 上的投影. 初始时, 系统处于稳定的平衡点 (焦点), 在 $t = 20\text{s}$ 受到第一次脉冲刺激扰动后, 系统状态脱离稳定焦点的吸引域进入稳定极限环的吸引域开始周期运动. 当在 $t = 40\text{s}$ 受到第二次脉冲刺激扰动后, 系统从稳定极限环吸引域脱离重新进入稳定焦点吸引域, 开始做衰减运动, 最后趋于稳定. 图 4.12 (c) 显示在启动刺激 (I) 和终止刺激 (T) 组成的二维平面 $I \times T \in [0, 0.5] \times [0, 0.5]$ 上诱发和终止 SWD 振荡的效果分布图. 在前面的部分中我们已经探讨过刺激强度、刺激时刻和刺激方向等几个方面, 这里我们主要强调刺激强度. 如图所示, 较小的 I (区域 A) 不能激发皮质 SWD 振荡, 适中的 I (区域 B) 诱导出可以自发终止的 SWD 振荡, 较大的 I (区域 C 和 D) 可以诱导出恒定的 SWD. 另外, 对于 I 诱导的恒定的 SWD, 只有适中的 T (区域 D) 可以终止 SWD, 较大或较小的 T (区域 C) 都不能成功终止 SWD 振荡.

对于图 4.12(c) 区域 B 刺激诱导的 SWD 自发终止的情形, 图 4.13 给出了几个刺激范例, 即 RE 受到单脉冲激励后, RE、TC 和 Cortex 在恢复到静息态之前需要持续振荡一段时间. 特别地, 从图 4.13(c) 可以看出, 随着对 RE 刺激强度的增强, 周期振荡的时长越长. 从动力学的角度来讲, 这可以由如图 4.13(b) 所示的单稳定 (稳定的焦点和不稳定的极限环) 或兴奋性机制来解释. 图 4.14(a) 给出了两个单脉冲刺激 (即诱发刺激 I 和增强刺激 S) 诱导的系统依次从静息态到低幅多棘慢波 (2-SWD) 再到高幅棘慢波 SWD 振荡的转迁, 对应的动力学行为可以由图 4.14(b) 的由一个稳定的焦点和两个稳定的极限环组成的三稳态机制来解释. 当固定刺激时刻和刺激方向之后, 从图 4.14(c) 可见, 多稳态机制下系统的振荡转迁也依赖于刺激的强度大小.

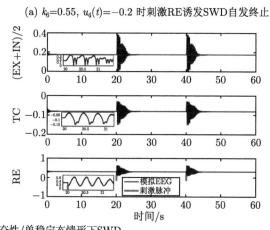

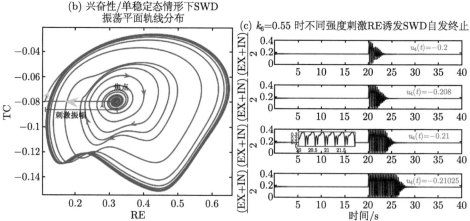

图 4.13   刺激诱导的棘慢波 SWD 自发终止, $k_6 = 0.55$, (a) $U(t) = (u_1(t), u_2(t), u_3(t), u_4(t)) = (0, 0, 0, -0.2)$, (c) $u_4(t) = -0.20, -0.208, -0.21, -0.21025$; (b) 二维平面 (RE, TC) 上的相位轨迹, 定性反映兴奋性 (即单稳态) 的动力学特性

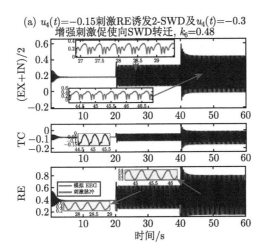

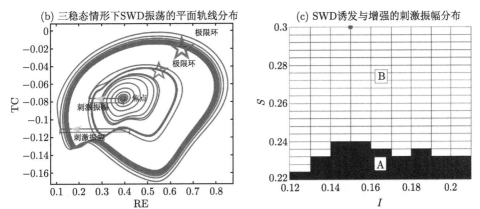

图 4.14 刺激诱导的系统从背景静息态到多棘慢波振荡的转迁. (a) 时间序列图 $k_6 = 0.48$, $u_4(t) = (-0.15)/(-0.3)$. (b) 二维平面 (RE, TC) 上的相位轨迹, 表示三稳态之间的定性转迁. (c) 启动刺激 ($I, t = 20s$) 和增强刺激 ($S, t = 40s$) 在二维平面 $I \times S \in [0.12, 0.21] \times [0.22, 0.3]$ 上的效果分布图, A 或 B 表示 S 能或未能进一步增强 I 诱导的 SWD. 圆点代表 (a) 中施加的单脉冲刺激, 即 $(-I, -S) = (-0.15, -0.3)$

前面讨论的是当 RE → TC 通路耦合强度固定且各子系统初始状态为静息态时 (如 $k_6 = 0.55$ 或 0.48) 刺激诱导的 SWD 振荡节律活动. 接下来分析 RE 连续变化诱导的系统状态转迁, 进而观察刺激的效果, 并给出相应的动力学特性解释. 图 4.15 系统地给出了 $k_6 \in [0, 1.5]$ 连续变化时皮质子系统的包括 SWD 振荡的各种丰富动力学状态的分岔转迁图. 单脉冲刺激固定为 $u_4(t) = -0.3$. 从图 4.15(a) 可以观测到, 当 $k_6 (\leqslant 0.21)$ 较小时, 系统呈现高饱和状态 (I); 随着 k_6 增大, 系统从高饱和状态转迁到 SWD 振荡 (II); 随着 k_6 的进一步增加, 系统依次从 SWD 转迁

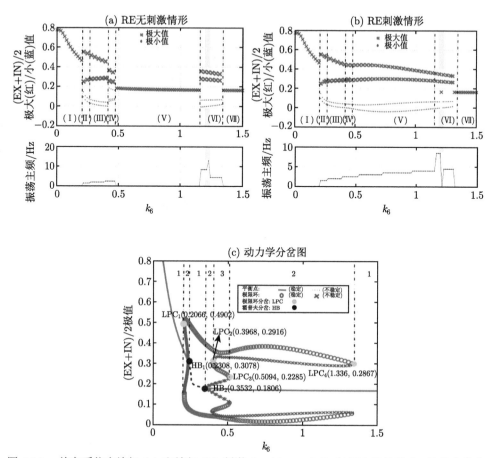

图 4.15　单室系统未施加 (a) 和施加 (b) 刺激 $(u_4(t) = -0.3)$ 在 RE 时关于 k_6 的状态分岔图及其相应的主频变化图. (c) 相应的动力学分岔图, 符号含义如前面章节所述, 其中 1, 2 和 3 分别代表单稳态、双稳态和三稳态参数区域

到 2-SWD (Ⅲ)、SWD (Ⅳ), 继而到低饱和放电状态 (V, 对应 $k_6 \geqslant 0.47$); 对于较大的 k_6 (如 $1.15 \leqslant k_6 \leqslant 1.35$), 系统再次转迁到 SWD (Ⅵ); 最后当 $k_6 \geqslant 1.35$, 系统重新回归到背景的低饱和放电状态 (Ⅶ). 整体看来, k_6 增长过程中可以重复引起 1/2-SWD 与饱和态之间的周期性转迁. 尽管如此, 从图 4.15(a) 的主频演化图可见, 对于 RE 的弱抑制作用 $(0.21 \leqslant k_6 \leqslant 0.47)$, SWD 振荡频率为 2~4Hz, 代表癫痫患者的临床失神发作; 而对于较强的 RE 抑制作用 $(1.15 \leqslant k_6 \leqslant 1.35)$, SWD 振荡频率范围为 5~10Hz, 对应啮齿动物模型的癫痫失神发作. 图 4.15(b) 是对 RE 施加刺激之后系统的状态转迁及其主频率分布图. 对比 4.15(a) 可见, 在 $0.47 \leqslant k_6 \leqslant 1.15$, 刺激可以诱导系统从背景的低饱和状态转迁到 2~4Hz 的 SWD 振荡. 相反, 在 $k_6 \in [1.19, 1.23]$ 和 $k_6 \in [1.3, 1.35]$ 刺激亦可终止 SWD

振荡. 刺激 RE 诱导的丰富的放电行为的动力学特性可由图 4.15 (c) 来解释 (参考图 4.4), 在 k_6 增长过程中系统依次经历了两次 Hopf 分岔 (HB) 和四次极限环折叠分岔 (LPC), 同时形成了单稳态、双稳态和三稳态等多稳定性区域之间的转迁.

4.3.3 链式扩展模型

脑网络拓扑结构对刺激 RE 诱发的 SWD 和睡眠波及其转迁的影响尚未清楚. 因此, 我们接着基于分别由链式 (图 4.6(a)) 和环式连接 (图 4.6(b)) 构成的空间扩展的 3 室耦合网络模型, 来研究 RE 对 SWD 和睡眠波的时空效果. 特别地, 研究 RE 驱动下, SWD 振荡与睡眠纺锤波在多室之间的演化路径和动力学特性. 我们首先考虑 3 室链式连接的皮质–丘脑空间扩展耦合网络. 如图 4.16 所示, 初始时第一室处于静息态, 当第一室的 RE_1 受到刺激后激励的振荡会传递到第二、三室, 彼此之间的耦合输入会依次引起第二和第三室低幅简单振荡. 这里, 在 $t = 20s$ 左右对第一室的 RE_1 施加一个大小为 $u_4^1(t) = -0.5$ 的单脉冲刺激来激活 RE_1 使其产生周期振荡 (图 4.16(a)), RE_1 的激活进一步通过 $RE_1 \rightarrow TC_1 \rightarrow Cortex_1$ 路径依次激励 TC_1 和 $Cortex_1$ 使其产生 SWD 振荡. 继而第一室 $Thalamus_1$-$Cortex_1$ 的动力学特性通过路径 $Thalamus_i \rightarrow Thalamus_{i+1} \rightarrow Cortex_{i+1}$ 和 $Cortex_i \rightarrow Cortex_{i+1}$, $i = 1, 2$, 依次传递给第二和第三室, 致使它们产生了不同的激发状态. 特别地, 如图 4.16 (c) 所示, 当第一室中的刺激 RE_1 引起的 SWD 信号传播到第二室时, 皮质状态也从低幅简单波振荡转变为睡眠纺锤波振荡, 其对应的极限环吸引子和睡眠吸引子如图 4.19(a) 所示. 当振荡信号传递到第三室时, 耦合输入强度大幅减小, 因此只能引起微弱扰动.

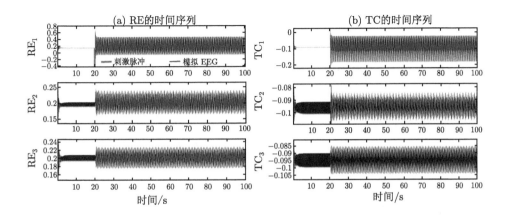

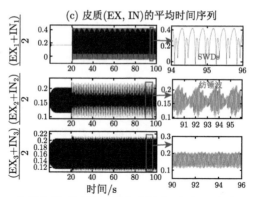

图 4.16　链式连接的 3 室耦合模型网络：单脉冲刺激 (红色竖直线) 在 $t = 20\text{s}$ 施加在第一室的 RE_1，其中 $k_6 = 0.8$ 和 $u_4^1(t) = -0.5$，模型的其他基本参数与 4.3.2 节相同. 三室中 (a) $(\text{RE}_1, \text{RE}_2, \text{RE}_3)$,(b)$(\text{TC}_1, \text{TC}_2, \text{TC}_3)$ 和 (c)$\left(\dfrac{\text{EX}_1 + \text{IN}_1}{2}, \dfrac{\text{EX}_2 + \text{IN}_2}{2}, \dfrac{\text{EX}_3 + \text{IN}_3}{2}\right)$ 的时间序列图. 第一和第二室的皮质呈现 SWD 和睡眠纺锤波 (Spindle) 振荡

4.3.4　环式扩展模型

对于环式连接, 我们同样给出 3 室耦合情形, 并分别考虑弱刺激 (图 4.17) 和强刺激 (图 4.18) 脉冲对 SWD 和纺锤波振荡的作用效果. 和链式连接不同, 环式连接时每室都受到前一室的耦合输入作用, 所以初始时每室 (RE, TC, Mean (E, I)) 都处于背景的低幅度简单振荡. 接着在 $t = 20\text{s}$ 对第一室的 RE_1 施加一个大小为 $u_4^1(t) = -0.02$ 的弱单脉冲刺激 (图 4.17(a)) 扰动, RE_1 受到刺激后开始逐渐增幅波动, 经过大约 40s 后, RE_1 逐渐从简单振荡演化成稳定的睡眠纺锤波振荡. 与此同时, 通过 $\text{RE}_1 \to \text{TC}_1 \to \text{Cortex}_1$ 路径, TC_1 和 Cortex_1 也从简单振荡演化成稳定的睡眠纺锤波振荡, 其对应的极限环吸引子和睡眠纺锤波吸引子如图 4.19(b) 所示. 继而第一室 Thalamus_1-Cortex_1 的动力学特性通过路径 $\text{Thalamus}_i \to \text{Thalamus}_{i+1} \to \text{Cortex}_{i+1}$ 和 $\text{Cortex}_i \to \text{Cortex}_{i+1}$, $i = 1,2$, 依次传递给第二和第三室, 致使它们产生了一致的睡眠纺锤波振荡. 特别地, 详细观测可见, 传递过程中不同室核团之间的纺锤波存在大约 2s 的时相偏差.

接着, 我们增强单脉冲刺激强度至 $u_4^1(t) = -0.3$, 并在 $t = 20\text{s}$ 对第一室的 RE_1 施加周期性刺激. 如图 4.18(a) 所示. 此时 RE_1 从背景低幅度简单振荡被激发出睡眠纺锤波与高幅度简单振荡的周期性转迁. 与此同时, 通过 $\text{RE}_1 \to \text{TC}_1 \to \text{Cortex}_1$ 路径, TC_1 和 Cortex_1 从低幅度的简单振荡被激发出睡眠纺锤波与 SWD 振荡的周期性转迁, 其对应的极限环吸引子、SWD 吸引子和睡眠纺锤波吸引子如图 4.19 (c)~ (e) 所示. 继而第一室 Thalamus_1-Cortex_1 的动力学特性通过路径 $\text{Thalamus}_i \to \text{Thalamus}_{i+1} \to \text{Cortex}_{i+1}$ 和 $\text{Cortex}_i \to \text{Cortex}_{i+1}$, $i = 1,2$, 依次传递给第二和第三室, 致使它们产生了类似的动力学转迁行为. 同样地, 详细观测

可见, 传递过程中不同室核团之间的纺锤波存在大约 2s 的时相偏差.

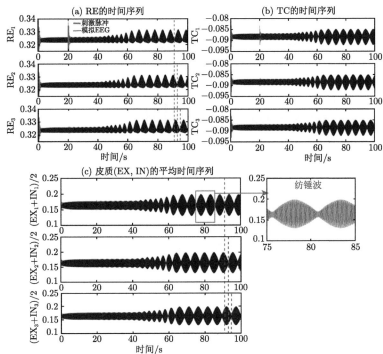

图 4.17 环式连接的 3 室耦合模型网络: 单脉冲刺激 (红色竖直线) 在 $t = 20$s 施加在第一室的 RE_1, 其中 $k_6 = 0.6$ 和 $u_4^1(t) = -0.02$ (弱刺激), 模型的其他基本参数与 4.3.2 节相同. 三室中 (a) (RE_1, RE_2, RE_3), (b) (TC_1, TC_2, TC_3) 和 (c) $\left(\dfrac{EX_1 + IN_1}{2}, \dfrac{EX_2 + IN_2}{2}, \dfrac{EX_3 + IN_3}{2}\right)$ 的时间序列图. 三室的不同核团都呈现纺锤波振荡, 但是相邻室的纺锤波振荡具有时相偏差

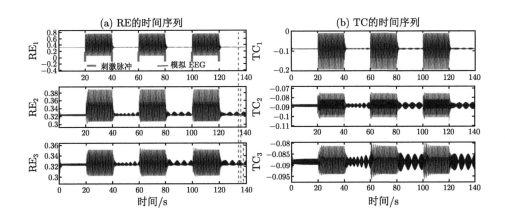

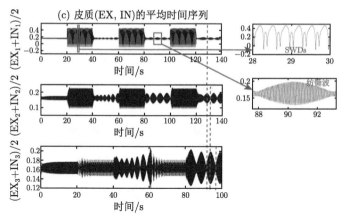

图 4.18　环式连接的 3 室耦合模型网络: 周期单脉冲刺激 (红色竖直线) 从 $t = 20s$ 开始间隔 20s 依次施加刺激在第一室的 RE_1, 其中 $k_6 = 0.6$ 和 $u_4^1(t) = -0.3$ (强刺激), 模型的其他基本参数与 4.3.2 节相同. 三室中 (a) (RE_1, RE_2, RE_3), (b) (TC_1, TC_2, TC_3) 和 (c) $\left(\dfrac{EX_1 + IN_1}{2}, \dfrac{EX_2 + IN_2}{2}, \dfrac{EX_3 + IN_3}{2}\right)$ 的时间序列图. 三室的不同核团都呈现 SWD 与纺锤波振荡的周期性转迁, 而且相邻室的振荡波具有时相偏差

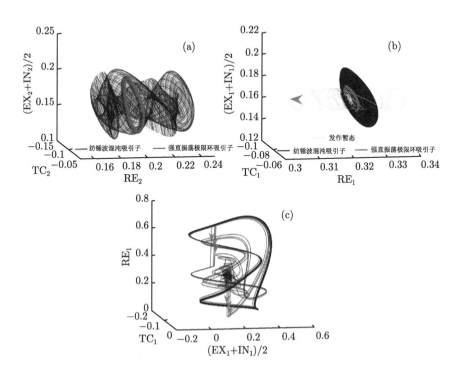

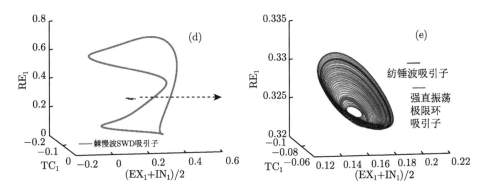

图 4.19 三维相空间 (a) $\left(\mathrm{RE}_2, \mathrm{TC}_2, \dfrac{\mathrm{EX}_2 + \mathrm{IN}_2}{2}\right)$, (b) $\left(\mathrm{RE}_1, \mathrm{TC}_1, \dfrac{\mathrm{EX}_1 + \mathrm{IN}_1}{2}\right)$, (c) $\left(\dfrac{\mathrm{EX}_1 + \mathrm{IN}_1}{2}, \mathrm{TC}_1, \mathrm{RE}_1\right)$ 中 (分别对应图 4.16、图 4.17 和图 4.18) 纺锤波吸引子, 极限环吸引子 (低幅度简单波振荡, 背景正常状态) 和 SWD 吸引子. 粉色箭头代表对 RE 施加的刺激. 黑色箭头是 (d) 的局部放大图 (e)

4.4 本 章 小 结

实验证实, 丘脑网状核 (RE) 可以控制癫痫样棘慢波 (SWD) 与睡眠纺锤波的发作和传播, 然而这两类活动间时空演化的动力学机制尚未清楚. 因此, 通过计算建模, 首先考虑了单室的皮质–丘脑环路神经场理论模型, 研究了 RE 对 SWD 发作及其转迁的调节效果. 结果显示, 在 RE 对丘脑中继核 (TC) 的抑制作用调节下, 单脉冲刺激皮质可以诱发 SWD 和慢波振荡, 并且增强抑制作用能够促使 SWD 向慢波振荡的转迁. 接着发展了一个空间扩展的分别由链式、环式、最近邻和小世界等多种脑网络拓扑连接模式构成的多室耦合网络模型, 来研究 RE 对 SWD 和纺锤波的时空演化效果. 结果表明, 对于链式和环式连接网络, 刺激皮层产生的 SWD 可以通过网络环路下行投射路径在不同节点进行传播, 并逐步演化成睡眠样 UP-DOWN 或纺锤波. 特别地, 较强的周期性刺激可以诱发环式连接网络节点产生 SWD 和纺锤波及其之间的周期性转迁. 详细分析表明, 由 SWD、纺锤波和背景状态组成的多吸引子共存机制构成了这些状态时空演化的动力学基础. 而对于最近邻网络和小世界网络, 研究发现特定节点产生的 SWD 可以通过下行投射路径, 分别在整个网络节点中逐步演化成低幅的正常纺锤波和背景强直振荡, 代表了癫痫样 SWD 的自发终止. 我们的建模和模拟研究强调网络拓扑结构在 SWD 和纺锤波演变中的作用, 为癫痫发生发展机制提供新的理论见解.

为了进一步证实 RE 的起搏器作用, 我们基于单室皮质–丘脑环路模型接着研究施加刺激于 RE 来观察其对 SWD 发作、转迁及其终止的驱动效果. 研究结果显示, 通过单脉冲刺激激活和失活 RE 可以诱发整个系统癫痫性 SWD 的发作和自发终止, 以及向多棘慢波的转迁. 特别地, 随着 RE 对丘脑中继核 (TC) 抑制程度的增加, 通过环路系统上行的投射路径 RE → TC → Cortex 可以使皮层产生丰富的动力学转迁行为. 另一方面, 我们基于空间扩展的分别由链式和环式连接的三室耦合网络模型, 研究了刺激 RE 对整个系统模块产生的 SWD 和睡眠波的时空激励效果. 结果表明, 第一室 RE_1 的不同激活程度分别通过环路投射路径 RE_1 → TC_1 → $Cortex_1$ 和 $Cortex_1$ → $Cortex_2$ → $Cortex_3$ 可以使整个网络系统产生包括 SWD 和睡眠波及其之间相互传播和转迁等在内的丰富的时空演化特征. 这些结果证实, RE 具有控制 SWD 和睡眠纺锤波振荡的起搏器功能, 为 RE 参与癫痫失神发作和睡眠纺锤波振荡提供理论支持.

参 考 文 献

[1] Lewis L D, Voigts J, Flores F J, et al. Thalamic reticular nucleus induces fast and local modulation of arousal state[J]. Elife, 2015, 4: e08760.

[2] Achermann P, Borbely A A. Low-frequency ($< 1Hz$) oscillations in the human sleep electroencephalogram[J]. Neuroscience, 1997, 81(1): 213-222.

[3] Amzica F, Steriade M. The K-complex: its slow (< 1-Hz) rhythmicity and relation to delta waves[J]. Neurology, 1997, 49(4): 952-959.

[4] Manni R, Terzaghi M. Comorbidity between epilepsy and sleep disorders[J]. Epilepsy Research, 2010, 90(3): 171-177.

[5] Sitnikova E, Hramov A E, Grubov V, et al. Rhythmic activity in EEG and sleep in rats with absence epilepsy[J]. Brain Research Bulletin, 2016, 120: 106-116.

[6] De Gennaro L, Ferrara M. Sleep spindles: an overview[J]. Sleep Medicine Reviews, 2003, 7(5): 423-440.

[7] Molle M, Bergmann T O, Marshall L, et al. Fast and slow spindles during the sleep slow oscillation: disparate coalescence and engagement in memory processing[J]. Sleep, 2011, 34(10): 1411-1421.

[8] Chatburn A, Coussens S, Lushington K, et al. Sleep spindle activity and cognitive performance in healthy children[J]. Sleep, 2013, 36(2): 237-243.

[9] Steriade M. The corticothalamic system in sleep[J]. Front Biosci, 2003, 8(4): d878-d899.

[10] Contreras D, Destexhe A, Steriade M. Spindle oscillations during cortical spreading depression in naturally sleeping cats[J]. Neuroscience, 1997, 77(4): 933-936.

[11] Rosanova M, Ulrich D. Pattern-specific associative long-term potentiation induced by a sleep spindle-related spike train[J]. Journal of Neuroscience, 2005, 25(41): 9398-9405.

[12] Wamsley E J, Tucker M A, Shinn A K, et al. Reduced sleep spindles and spindle coherence in schizophrenia: mechanisms of impaired memory consolidation?[J]. Biological Psychiatry, 2012, 71(2): 154-161.

[13] Tsekou H, Angelopoulos E, Paparrigopoulos T, et al. Sleep EEG and spindle characteristics after combination treatment with clozapine in drug-resistant schizophrenia: a

pilot study[J]. Journal of Clinical Neurophysiology, 2015, 32(2): 159-163.

[14] Ferrarelli F. Sleep in patients with schizophrenia[J]. Current Sleep Medicine Reports, 2015, 1(2): 150-156.

[15] Christensen J A E, Nikolic M, Warby S C, et al. Sleep spindle alterations in patients with Parkinson's disease[J]. Frontiers in Human Neuroscience, 2015, 9: 233.

[16] Latreille V, Carrier J, Lafortune M, et al. Sleep spindles in Parkinson's disease may predict the development of dementia[J]. Neurobiology of aging, 2015, 36(2): 1083-1090.

[17] Boly M, Jones B, Findlay G, et al. Altered sleep homeostasis correlates with cognitive impairment in patients with focal epilepsy[J]. Brain, 2017, 140(4): 1026-1040.

[18] Lockman L A. Absence, myoclonic, and atonic seizures[J]. Pediatric Clinics of North America, 1989, 36(2):331-341.

[19] Meeren H K M, Pijn J P M, Van Luijtelaar E L J M, et al. Cortical focus drives widespread corticothalamic networks during spontaneous absence seizures in rats[J]. Journal of Neuroscience, 2002, 22(4): 1480-1495.

[20] Kostopoulos G, Gloor P, Pellegrini A, et al. A study of the transition from spindles to spike and wave discharge in feline generalized penicillin epilepsy: microphysiological features[J]. Experimental Neurology, 1981, 73(1): 55-77.

[21] Kostopoulos G K. Spike-and-wave discharges of absence seizures as a transformation of sleep spindles: the continuing development of a hypothesis[J]. Clinical Neurophysiology, 2000, 111: S27-S38.

[22] Neuroscience N. Cellular and network mechanisms of rhythmic recurrent activity in neocortex[J]. Nature Neuroscience, 2000, 3(10):1027.

[23] Crunelli V, David F, Lorincz M L, et al. The thalamocortical network as a single slow wave-generating unit[J]. Current Opinion in Neurobiology, 2015, 31: 72-80.

[24] Eschenko O, Magri C, Panzeri S, et al. Noradrenergic neurons of the locus coeruleus are phase locked to cortical up-down states during sleep[J]. Cerebral Cortex, 2012, 22(2): 426-435.

[25] Snead O C. Basic mechanisms of generalized absence seizures[J]. Annals of Neurology: Official Journal of the American Neurological Association and the Child Neurology Society, 1995, 37(2): 146-157.

[26] Avoli M, Gloor P, Kostopoulos G, et al. An analysis of penicillin-induced generalized spike and wave discharges using simultaneous recordings of cortical and thalamic single neurons[J]. Journal of Neurophysiology, 1983, 50(4): 819-837.

[27] Steriade M, Llinas R R. The functional states of the thalamus and the associated neuronal interplay[J]. Physiological Reviews, 1988, 68(3): 649-742.

[28] Crespel A, Baldy-Moulinier M, Coubes P. The relationship between sleep and epilepsy in frontal and temporal lobe epilepsies: practical and physiopathologic considerations[J]. Epilepsia, 1998, 39(2): 150-157.

[29] Manni R, Zambrelli E, Bellazzi R, et al. The relationship between focal seizures and sleep: an analysis of the cyclic alternating pattern[J]. Epilepsy Research, 2005, 67(1-2):

73-80.

[30] Mackenzie L, Pope K J, Willoughby J O. Physiological and pathological spindling phenomena have similar regional EEG power distributions[J]. Brain Research, 2004, 1008(1): 92-106.

[31] Lee J, Song K, Lee K, et al. Sleep spindles are generated in the absence of T-type calcium channel-mediated low-threshold burst firing of thalamocortical neurons[J]. Proceedings of the National Academy of Sciences, 2013, 110(50): 20266-20271.

[32] Steriade M, Deschenes M, Domich L, et al. Abolition of spindle oscillations in thalamic neurons disconnected from nucleus reticularis thalami[J]. Journal of Neurophysiology, 1985, 54(6): 1473-1497.

[33] Steriade M, Domich L, Oakson G, et al. The deafferented reticular thalamic nucleus generates spindle rhythmicity[J]. Journal of Neurophysiology, 1987, 57(1): 260-273.

[34] Von Krosigk M, Bal T, McCormick D A. Cellular mechanisms of a synchronized oscillation in the thalamus[J]. Science, 1993, 261(5119): 361-364.

[35] Sitnikova E. Thalamo-cortical mechanisms of sleep spindles and spike-wave discharges in rat model of absence epilepsy(a review)[J]. Epilepsy Research, 2010, 89(1): 17-26.

[36] Siapas A G, Wilson M A. Coordinated interactions between hippocampal ripples and cortical spindles during slow-wave sleep[J]. Neuron, 1998, 21(5): 1123-1128.

[37] Veggiotti P, Beccaria F, Guerrini R, et al. Continuous spike-and-wave activity during slow-wave sleep: syndrome or EEG pattern?[J]. Epilepsia, 1999, 40(11): 1593-1601.

[38] Tamaki M, Matsuoka T, Nittono H, et al. Fast sleep spindle(13∼15 Hz) activity correlates with sleep-dependent improvement in visuomotor performance[J]. Sleep, 2008, 31(2): 204-211.

[39] Van Luijtelaar E L J M. Spike-wave discharges and sleep spindles in rats[J]. Acta Neurobiologiae Experimentalis, 1997, 57: 113-121.

[40] Traub R D, Contreras D, Cunningham M O, et al. Single-column thalamocortical network model exhibiting gamma oscillations, sleep spindles, and epileptogenic bursts[J]. Journal of Neurophysiology, 2005, 93(4): 2194-2232.

[41] Sitnikova E, Hramov A E, Grubov V, et al. Age-dependent increase of absence seizures and intrinsic frequency dynamics of sleep spindles in rats[J]. Neuroscience Journal, 2014, DOI: 10.1155/2014/370764.

[42] Sitnikova E, Hramov A E, Grubov V, et al. Time-frequency characteristics and dynamics of sleep spindles in WAG/Rij rats with absence epilepsy[J]. Brain Research, 2014, 1543: 290-299.

[43] Kandel A, Buzsaki G. Cellular-synaptic generation of sleep spindles, spike-and-wave discharges, and evoked thalamocortical responses in the neocortex of the rat[J]. Journal of Neuroscience, 1997, 17(17): 6783-6797.

[44] Da Silva F L, Blanes W, Kalitzin S N, et al. Epilepsies as dynamical diseases of brain systems: basic models of the transition between normal and epileptic activity[J]. Epilepsia, 2003, 44: 72-83.

[45] Shouse M N, Farber P R, Staba R J. Physiological basis: how NREM sleep components can promote and REM sleep components can suppress seizure discharge propagation[J]. Clinical Neurophysiology, 2000, 111: S9-S18.

[46] Steriade M, McCormick D A, Sejnowski T J. Thalamocortical oscillations in the sleeping and aroused brain[J]. Science, 1993, 262(5134): 679-685.

[47] Meeren H K M, Veening J G, Moderscheim T A E, et al. Thalamic lesions in a genetic rat model of absence epilepsy: dissociation between spike-wave discharges and sleep spindles[J]. Experimental Neurology, 2009, 217(1): 25-37.

[48] Fan D, Wang Q, Su J, et al. Stimulus-induced transitions between spike-wave discharges and spindles with the modulation of thalamic reticular nucleus[J]. Journal of Computational Neuroscience, 2017, 43(3): 203-225.

[49] Deco G, Jirsa V K, Robinson P A, et al. The dynamic brain: from spiking neurons to neural masses and cortical fields[J]. PLoS Computational Biology, 2008, 4(8): e1000092.

[50] Friston K. Mean-fields and neural masses[J]. PLOS Computational Biology, 2008, 4(8): e1000081.

[51] Pinotsis D, Robinson P, Friston K. Neural masses and fields: modeling the dynamics of brain activity[J]. Frontiers in Computational Neuroscience, 2014, 8: 149.

[52] Jirsa V K, Stefanescu R A. Neural population modes capture biologically realistic large scale network dynamics[J]. Bulletin of Mathematical Biology, 2011, 73(2): 325-343.

[53] Pinotsis D, Leite M, Friston K. On conductance-based neural field models[J]. Frontiers in Computational Neuroscience, 2013, 7: 158.

[54] Amari S. Dynamics of pattern formation in lateral-inhibition type neural fields[J]. Biological Cybernetics, 1977, 27(2): 77-87.

[55] Breakspear M, Roberts J A, Terry J R, et al. A unifying explanation of primary generalized seizures through nonlinear brain modeling and bifurcation analysis[J]. Cerebral Cortex, 2006, 16(9): 1296-1313.

[56] Goodfellow M, Schindler K, Baier G. Intermittent spike-wave dynamics in a heterogeneous, spatially extended neural mass model[J]. Neuroimage, 2011, 55(3): 920-932.

[57] Taylor P N, Wang Y, Goodfellow M, et al. A computational study of stimulus driven epileptic seizure abatement[J]. PLoS ONE, 2014, 9(12): e114316.

[58] Taylor P N, Baier G A spatially extended model for macroscopic spike-wave discharges[J]. Journal of Computational Neuroscience, 2011, 31(3): 679-684.

[59] Suffczynski P, Kalitzin S, Da Silva F H L. Dynamics of non-convulsive epileptic phenomena modeled by a bistable neuronal network[J]. Neuroscience, 2004, 126(2): 467-484.

[60] Sargsyan A, Sitnikova E, Melkonyan A, et al. Simulation of sleep spindles and spike and wave discharges using a novel method for the calculation of field potentials in rats[J]. Journal of Neuroscience Methods, 2007, 164(1): 161-176.

[61] Steyn-Ross D A, Steyn-Ross M L, Sleigh J W, et al. The sleep cycle modelled as a cortical phase transition[J]. Journal of Biological Physics, 2005, 31(3-4): 547-569.

[62] Steyn-Ross M L, Steyn-Ross D A, Sleigh J W, et al. Proposed mechanism for learning

and memory erasure in a white-noise-driven sleeping cortex[J]. Physical Review E, 2005, 72(6): 061910.

[63] Wilson M T, Steyn-Ross M L, Steyn-Ross D A, et al. Predictions and simulations of cortical dynamics during natural sleep using a continuum approach[J]. Physical Review E., 2005, 72(5): 051910.

[64] Yousif N A B, Denham M. A population-based model of the nonlinear dynamics of the thalamocortical feedback network displays intrinsic oscillations in the spindling (7~14 Hz) range[J]. European Journal of Neuroscience, 2005, 22(12): 3179-3187.

[65] Drover J D, Schiff N D, Victor J D. Dynamics of coupled thalamocortical modules[J]. Journal of Computational Neuroscience, 2010, 28(3): 605-616.

[66] Destexhe A, Neubig M, Ulrich D, et al. Dendritic low-threshold calcium currents in thalamic relay cells[J]. Journal of Neuroscience, 1998, 18(10): 3574-3588.

[67] O'Reilly C, Godin I, Montplaisir J, et al. REM sleep behaviour disorder is associated with lower fast and higher slow sleep spindle densities[J]. Journal of Sleep Research, 2015, 24(6): 593-601.

[68] Sinha N, Taylor P N, Dauwels J, et al. Development of optimal stimuli in a heterogeneous model of epileptic spike-wave oscillations[C]. 2014 IEEE International Conference on Systems, Man, and Cybernetics(SMC). IEEE, 2014: 3160-3165.

[69] Baier G, Taylor P N, Wang Y. Understanding epileptiform after-discharges as rhythmic oscillatory transients[J]. Frontiers in Computational Neuroscience, 2017, 11: 25.

[70] Evangelista E, Benar C, Bonini F, et al. Does the thalamo-cortical synchrony play a role in seizure termination?[J]. Frontiers in Neurology, 2015, 6: 192.

[71] Liu Z, Vergnes M, Depaulis A, et al. Evidence for a critical role of GABAergic transmission within the thalamus in the genesis and control of absence seizures in the rat[J]. Brain Research, 1991, 545(1-2): 1-7.

[72] Moeller F, Muthuraman M, Stephani U, et al. Representation and propagation of epileptic activity in absences and generalized photoparoxysmal responses[J]. Human Brain Mapping, 2013, 34(8): 1896-1909.

[73] Robinson P A, Rennie C J, Rowe D L. Dynamics of large-scale brain activity in normal arousal states and epileptic seizures[J]. Physical Review E, 2002, 65(4): 041924.

[74] Taylor P N, Baier G, Cash S S, et al. A model of stimulus induced epileptic spike-wave discharges[C]. 2013 IEEE Symposium on Computational Intelligence, Cognitive Algorithms, Mind, and Brain(CCMB). IEEE, 2013: 53-59.

[75] Taylor P N, Thomas J, Sinha N, et al. Optimal control based seizure abatement using patient derived connectivity[J]. Frontiers in Neuroscience, 2015, 9: 202.

[76] Salem K M I, Goodger L, Bowyer K, et al. Does transcranial stimulation for motor evoked potentials(TcMEP) worsen seizures in epileptic patients following spinal deformity surgery?[J]. European Spine Journal, 2016, 25(10): 3044-3048.

[77] Blik V. Electric stimulation of the tuberomamillary nucleus affects epileptic activity and sleep-wake cycle in a genetic absence epilepsy model[J]. Epilepsy Research, 2015,

109: 119-125.

[78] Schiller Y, Bankirer Y. Cellular mechanisms underlying antiepileptic effects of low- and high-frequency electrical stimulation in acute epilepsy in neocortical brain slices in vitro[J]. Journal of Neurophysiology, 2007, 97(3): 1887-1902.

[79] Su Y, Radman T, Vaynshteyn J, et al. Effects of high-frequency stimulation on epileptiform activity in vitro: ON/OFF control paradigm[J]. Epilepsia, 2008, 49(9): 1586-1593.

[80] Pinault D, O'brien T J. Cellular and network mechanisms of genetically-determined absence seizures[J]. Thalamus & Related Systems, 2005, 3(3): 181-203.

[81] Jansen B H, Rit V G. Electroencephalogram and visual evoked potential generation in a mathematical model of coupled cortical columns[J]. Biological Cybernetics, 1995, 73(4): 357-366.

[82] Ursino M, Cona F, Zavaglia M. The generation of rhythms within a cortical region: analysis of a neural mass model[J]. NeuroImage, 2010, 52(3): 1080-1094.

[83] Sotero R C, Trujillo-Barreto N J, Iturria-Medina Y, et al. Realistically coupled neural mass models can generate EEG rhythms[J]. Neural Computation, 2007, 19(2): 478-512.

[84] Yan B, Li P. An integrative view of mechanisms underlying generalized spike-and-wave epileptic seizures and its implication on optimal therapeutic treatments[J]. PloS ONE, 2011, 6(7): e22440.

[85] Chen M, Guo D, Li M, et al. Critical roles of the direct GABAergic pallido-cortical pathway in controlling absence seizures[J]. PLoS Computational Biology, 2015, 11(10): e1004539.

[86] Chen M, Guo D, Wang T, et al. Bidirectional control of absence seizures by the basal ganglia: a computational evidence[J]. PLoS Computational Biology, 2014, 10(3): e1003495.

[87] Golomb D, Wang X J, Rinzel J. Propagation of spindle waves in a thalamic slice model[J]. Journal of Neurophysiology, 1996, 75(2): 750-769.

[88] Westmijse I, Ossenblok P, Gunning B, et al. Onset and propagation of spike and slow wave discharges in human absence epilepsy: a MEG study[J]. Epilepsia, 2009, 50(12): 2538-2548.

[89] Lehtimaki K, Mottonen T, Järventausta K, et al. Outcome based definition of the anterior thalamic deep brain stimulation target in refractory epilepsy[J]. Brain Stimulation, 2016, 9(2): 268-275.

[90] Jasper H H. Experimental studies on the functional anatomy of petit mal epilepsy[C]. Assoc Res Nerv Ment Dis., 1974, 26: 272-298.

[91] Gloor P, Pellegrini A, Kostopoulos G K. Effects of changes in cortical excitability upon the epileptic bursts in generalized penicillin epilepsy of the cat[J]. Electroencephalography and Clinical Neurophysiology, 1979, 46(3): 274-289.

[92] Fan D, Liao F, Wang Q. The pacemaker role of thalamic reticular nucleus in controlling spike-wave discharges and spindles[J]. Chaos: An Interdisciplinary Journal of Nonlinear Science, 2017, 27(7): 073103.

第 5 章 皮质–丘脑环路时滞调控癫痫失神发作及其同步转迁动力学

5.1 前　　言

通过前面几章已经知道, 癫痫失神发作主要源于皮质–丘脑环路网络信息交流异常. 为了揭示癫痫失神发作棘慢波 (SWD) 的网络动力学机制, 皮质[1-3] 和皮质–丘脑[4-6] 神经场网络模型, 以及它们空间扩展的耦合多室网络动力学模型[1-3,6-8] 被相继提出, 为失神癫痫的发作机制提供了有价值的理论见解.

在神经系统的动态演化过程中, 神经信息的传递具有明显的时滞效应, 这是神经系统的固有特性, 所以经常用时滞系统来理想地描述神经系统动态演化过程中的信息传递延迟[9]. 事实上, 时滞可以改变系统的动态行为并增加系统的复杂性. 然而, 在皮质–丘脑系统中时滞对失神发作的动力学作用机制尚没有得到全面的研究. 文献 [10,11] 在皮质–丘脑网络中只简单考虑了丘脑子系统内的时滞, 而没有考虑皮质–丘脑子网络间的时间延迟. 文献 [4] 只考虑了皮质–丘脑子网络间时滞, 对丘脑内子网络时滞并未考虑. 特别地, 实验证明[12] 在自发性失神发作期间皮质与皮质间以及皮质–丘脑回路都存在明显时滞现象. 所以, 全面系统地研究时滞对癫痫失神发作的调节机制有助于发展更加合理的动力学模型. 另外, 耦合神经系统的同步问题是研究脑信息处理的关键, 因此需要发展合理的同步度量方法及其控制策略[13-16] 来研究癫痫的发作控制动力学. 研究表明, 即使在两个远程癫痫发作区域之间也能够观察到异常同步现象, 而远程皮质区域间同步发作的动力学机制仍不清楚, SWD 的同步转迁机制尚未给出统一的动力学机理解释[12,17-21], 因此需要进行深入分析.

鉴于此, 本章[22] 通过引入皮质–丘脑回路时滞和丘脑内子系统网络时滞, 提出一个改进的皮质–丘脑 (Modified Corticothalamic, MCT) 时滞网络动力学模型. 另外还考虑了具有不同时空距离的两室 MCT 时滞耦合网络动力学模型, 以研究不同类型的时间延迟 (包括固有时滞和耦合时滞) 对癫痫发作动力学的综合影响, 特别是自发性癫痫发作和癫痫同步发作转迁.

5.2 改进的单室 MCT 时滞网络动力学模型

5.2.1 模型描述

对于失神癫痫发作已经开展了广泛的实验[18,23-25] 和理论[10,26-28] 研究. 神经场模型通常被用来描述由脑电图信号表征的神经元集群的平均演化动力学[29-31]. 因此, 和前两章一样, 这里仍然考虑皮质–丘脑神经场网络模型, 如图 5.1 所示.

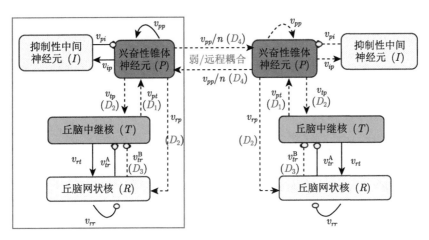

图 5.1 两室弱 (远程) 耦合的改进的皮质–丘脑 (MCT) 网络动力学模型. P, I, T 和 R 代表不同的神经元集群. $v_{xy}, x, y \in \{p, i, t, r\}$ 是耦合强度. n 决定了两室 MCT 间的耦合强度. v_{tr}^{A} 和 v_{tr}^{B} 分别是 GABA$_{\mathrm{A}}$ 和 GABA$_{\mathrm{B}}$ 受体介导的耦合强度. $D_k, k \in \{1,2,3,4\}$ 是耦合时滞. 实线和虚线箭头分别表示由谷氨酸能 AMPA 和 NMDA 受体介导的兴奋性突触连接. 带有圆形黄色头部的实线和虚线分别表示由 GABA$_{\mathrm{A}}$ 和 GABA$_{\mathrm{B}}$ 受体介导的抑制性投射

需要注意的是, 单室皮质–丘脑网络可以看作一个有皮质模块和丘脑模块构成的功能柱, 其中皮质子网络模块又由兴奋性锥体神经元集群 (P) 和抑制性中间神经元集群 (I) 组成; 丘脑子网络模块包括丘脑中继核 (T) 和丘脑网状核 (R) 组成. 不同核团内部及核团之间的网络连接参考了先前的文献 [4,10,11,21,32], 分别采用谷氨酸能 AMPA 与 NMDA 受体调节的兴奋性投射 (箭头) 和伽马氨基丁酸能 GABA$_{\mathrm{A}}$ 和 GABA$_{\mathrm{B}}$ 受体介导的抑制性投射 (圆头). 从图中可以看到, 锥体神经元集群和丘脑网状核都存在自突触连接. 因为 AMPA 和 GABA$_{\mathrm{A}}$ 的时间尺度分别比 NMDA 和 GABA$_{\mathrm{B}}$ 快得多[33], 因此在癫痫的失神发作过程中由这些不同时间尺度受体介导的时滞动力学可能起了关键的作用[34,35]. 这里我们在不同核团之间合理引入 NMDA 和 GABA$_{\mathrm{B}}$ 介导的信息传递时滞 (虚线) 来发展一个改进的时滞网络动力学模型 (MCT). 特别地, 我们重点考虑丘脑中继核与皮质锥体

神经元集群之间组成的递归兴奋性回路 $(T \leftrightarrow P)$ 时滞和皮质锥体神经元集群、丘脑网状核及中继核 $(P \to R \to T)$ 组成的前馈抑制性回路中 $R \to T$ 的通道时滞.

根据上述网络结构描述, 我们可以给出对应于单室皮质–丘脑功能柱网络动力学模型的多时滞微分方程如下:

$$
\begin{cases}
\dfrac{\mathrm{d}P}{\mathrm{d}t} = \epsilon_p \left(h_p - P + v_{pp}F\left[P\right] - v_{pi}F\left[I\right] + v_{pt}F\left[T\left(t - D_1\right)\right] \right) \\[2mm]
\dfrac{\mathrm{d}I}{\mathrm{d}t} = \epsilon_i \left(h_i - I + v_{ip}F\left[P\right] \right) \\[2mm]
\dfrac{\mathrm{d}T}{\mathrm{d}t} = \epsilon_t \left(h_t - T + v_{tp}F\left[P\left(t - D_2\right)\right] - v_{tr}^A G\left[R\left(t\right)\right] - v_{tr}^B G\left[R\left(t - D_3\right)\right] \right) \\[2mm]
\dfrac{\mathrm{d}R}{\mathrm{d}t} = \epsilon_r \left(h_r - R + v_{rp}F\left[P\left(t - D_2\right)\right] + v_{rt}G\left[T\right] - v_{rr}G\left[R\right] \right)
\end{cases}
$$

$$\tag{5-1}$$

其中 P, I, T 和 R 是放电率, $h_{p,i,t,r}$ 是外加常量, $\epsilon_{p,i,t,r}$ 是时间尺度参数, $v_{pp,pi,pt,ip,tp,tr^A,tr^B,rp,rt,rr}$ 是不同神经元集群之间的连接强度, $D_{1,2,3}$ 是从 $T \to P$、$P \to T/R$ 和 $R \to T$ 的信息传输延迟时滞. $F(x) = 1/\left(1 + \theta^{-x}\right)$ 和 $G(y) = \alpha y + \beta$ 分别是皮质和丘脑模块的激发响应函数, $x = P, I, T; y = T, R$. θ 决定了响应速率.

皮质–丘脑神经场网络模型 (5-1) 可以写成如下的一般形式 ([36,37]):

$$
\dot{H} = H\left(X(t - D), v\right)
\tag{5-2}
$$

其中 $X = (P, I, T, R)$, $H = (H_p, H_i, H_t, H_r) \in C^k\left(\mathbf{R}^4 \times \mathbf{R}^{21}, \mathbf{R}^4\right)$ 是系统 (5-1) 的向量场, H_p, H_i, H_t, H_r 分别是关于神经元集群 P、I、T 和 R 的函数. $v \in \mathbf{R}^{21}$ 是总参数空间, 其中感兴趣的参数主要是皮质–丘脑环路的突触时滞, 即 $D = (D_1, D_2, D_3, D_4) \subset v$.

5.2.2　数值算法

本书中使用的大多数参数值 (见表 5.1) 取自先前文献 [5,32] 的实验估计. 由于缺乏实验数据, 不同核之间传出的时间延迟是通过数值估计的. 具体数值模拟过程采用 MATLAB (MathWorks, USA) 环境, 使用 dde23 和 ddesd 求解器 (以下类似), 数值积分的时间分辨率固定为 0.1s. 此外, 通过计算皮质稳定放电活动的局部极值 (即皮质兴奋性和抑制性神经元群稳定的平均活动水平的局部极大值和极小值) 来绘制状态分岔图, 并使用快速傅里叶变换 (FFT) 估计相应的状态活动主频.

表 5.1 本章模型基本参数列表 (也可参考前面其他章节)

名称	取值	名称	取值
v_{pp}	1.8	$\epsilon_t = \epsilon_r$	2.6
v_{ip}	4	h_p	-0.35
$v_{tp} = v_{rp}$	3	h_i	-3.4
v_{pi}	1.5	h_t	-2
v_{pt}	1	h_r	-5
v_{rt}	10.5	D_1, D_2, D_3, D_4	变化
v_{rr}	0.4	θ	2.5×10^5
$v_{tr}^{\mathrm{A}} = v_{tr}^{\mathrm{B}}$	0.55/0.1	α	2.8
ϵ_p	26	β	0.5
ϵ_i	32.5		

P: 兴奋性锥体神经元, I: 抑制性中间神经元, T: 丘脑中继核, R: 丘脑网状核.

5.2.3 时滞诱导的睡眠纺锤波向多棘慢波转迁

本节分析时滞诱导的 SWD 棘慢波和睡眠纺锤波[38,39] 振荡及其转迁的动力学行为[40,41]. 特别地, 我们首先分析丘脑网状核到中继核的信息传递时滞, 即参数 D_3 对皮质棘慢波振荡转迁的影响机制. 如图 5.2 所示, 当固定 $D_1 = 0.8$ 和

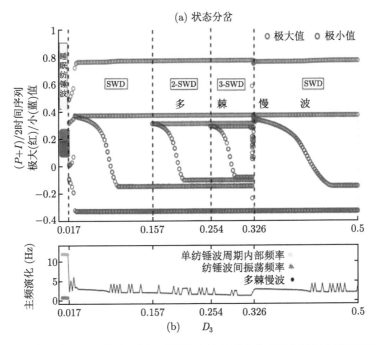

图 5.2 皮质动力学关于 D_3 的分岔图: 系统状态连续地从纺锤波振荡转迁到 SWD、2-SWD 和 3-SWD, 对应的临界值分别在 $D_3 =$ 0.017, 0.157, 0.254 和 0.326 处. D_3 大于 0.326 时系统再次转迁到 SWD. 青色和粉红色分别代表纺锤波振荡的一个周期内和周期间的频率

$D_2 = 0.1$. 而变化 D_3 时, 系统经历了睡眠纺锤波向癫痫多棘慢波的转迁. 具体来看, 弱时滞 D_3(如 $D_3 \leqslant 0.017$) 可以诱导系统呈现纺锤波振荡 (图 5.2(上) 或图 5.3(a-I), 图 5.3(b-I)), 其相应的振荡主频如图 5.2(下) 所示, 显示了 0.86Hz 和 12Hz 的混合模式振荡 (图 5.3(b-II)), 分别代表纺锤波之间和纺锤波内部的主频, 与睡眠的电生理观测结果一致. 然而, 随着 D_3 逐渐增大, 系统放电活动的幅度显著增加. 与此同时, 系统状态也依次从纺锤波振荡转迁到 SWD(图 5.3(a-II)),

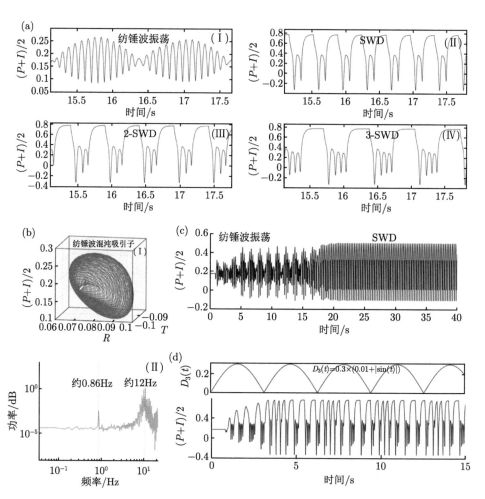

图 5.3　(a) 兴奋性锥体神经元和抑制性中间神经元集群的平均时间序列: (I) 纺锤波: $D_3 =$ 0.01, (II) SWD, $D_3 = 0.1$, (III) 2-SWD, $D_3 = 0.2$, (IV) 3-SWD, $D_3 = 0.3$. (b) 纺锤波吸引子 (I) 和相应的频谱图 (II). (c) 从纺锤波振荡到 SWD 的自发转迁 ($D_3 = 0.0185$). (d) 周期性 m-SWD($m = 0,1,2,3$, 其中 $m = 0$ 表示慢波振荡) 转迁, $D_3 = 0.3 \times (0.01 + |\sin(t)|)$. $D_1 = 0.8$ 和 $D_2 = 0.1$

2-SWD (图 5.3(a-Ⅲ)) 和 3-SWD(图 5.3(a-Ⅳ)) 等多周期棘慢波振荡[42]. 当 $D_3 \geqslant$ 0.326 之后, 系统再次转迁到 SWD. 需要注意的是 m-SWD(m=1,2,3) 的振荡频率也基本在正常的生理范围内 (即 2 ~ 4Hz). 特别地, 如图 5.3(c) 所示, 当 $D_3 = 0.0185$ 时, 系统显示了从纺锤波振荡到 SWD 的自发转迁行为. 另外, 如图 5.3(d) 所示, 当设置 $D_3 = 0.3 \times (0.01 + |\sin(t)|)$ 正弦波振荡时, 系统在多棘慢波 m-SWD 之间周期性转迁.

我们继续研究丘脑网状核到中继核的时滞, 即 D_1 对癫痫发作的作用效果. 研究发现, D_1 可能促使系统从背景状态转迁到由 D_3 诱导的纺锤波振荡或 m-SWD. 特别地, 如图 5.4 所示, D_1 可以精确控制这一转迁行为. 考虑到 D_1 是皮质下丘脑网络的固有时滞, 因此, 这一结果意味着丘脑可以自发地、精确地控制皮质的 m-SWD 发作动力学行为. 已有研究表明, 丘脑网状核对丘脑中继核和皮质起着重要的起搏器作用, 其中丘脑网状核首先将皮下信号传递到丘脑中继核, 中继核接着中继这些信号到大脑皮质. 然而由于丘脑网状核到中继核的时滞 D_1 的存在, 来自丘脑网状核的信息只能在经历 D_1 的时间延迟后到达中继核, 然后再进一步驱动皮质呈现癫痫发作活动. 因此调整 D_1 的值可以定量和精确地改变癫痫发作的开始时刻.

此外, 与 D_1 和 D_3 不同, 皮质到丘脑的时滞 D_2 对癫痫发作转迁动力学的效果并不明显, 但是它特别地与癫痫失神发作的同步动力学紧密关联, 这将在下一节中探讨.

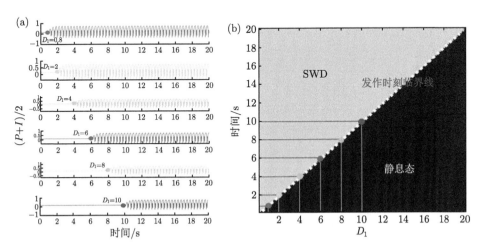

图 5.4 D_1 诱导的 SWD 精确发作: (a) SWD 的时间序列, 其中分别随机选择 $D_1 = 0.8,$ 2, 4, 6, 8, 10; (b) D_1 与其诱导 SWD 的发作时刻呈线性增长关系 (白色虚线)

5.3　两室 MCT 时滞耦合网络动力学模型

5.3.1　时滞耦合的同步动力学模型

在这一节我们考虑两室时滞耦合的 MCT 模型的同步动力学. 因为和其他神经元相比, 皮质兴奋性锥体神经元具有足够长的轴突, 可以对另一个位于远端区域的神经元集群产生显著的传播效应, 这表明皮质兴奋性锥体神经元可以调节远距离皮质通讯活动. 因此, 我们特别地通过锥体神经元集群模块来耦合两室 MCT 功能柱模型并添加相互耦合信息延迟. 因此, 具有固有和耦合时滞的两室耦合 MCT 模型可以表示如下:

$$\begin{cases} \dot{X} = H\left(X(t - D^X), v_1\right) + \omega_{p_1 p_2} F\left[p_2(t - D_4)\right] \\ \dot{Y} = H\left(Y(t - D^Y), v_2\right) + \omega_{p_2 p_1} F\left[p_1(t - D_4)\right] \end{cases} \tag{5-3}$$

其中

$$X = (P_1, I_1, T_1, R_1), \quad Y = (P_2, I_2, T_2, R_2)$$

$$D^X = \left(D_1^X, D_2, D_3\right) \subset v_1, \quad D^Y = \left(D_1^Y, D_2, D_3\right) \subset v_2$$

$F\left(P_1\left(t - D_4\right)\right)$ 和 $F\left(P_2\left(t - D_4\right)\right)$ 是耦合项. 特别地, 我们使用 S 形激活函数模拟耦合效应, 这在生理学上是至关重要的, 它可以将锥体神经元集群的突触后平均电位转换为动作电位的平均脉冲密度. D_4 是耦合时滞, $\omega_{p_1 p_2}$ 和 $\omega_{p_2 p_1}$ 是耦合强度. 我们假设 $\omega_{p_1 p_2} = \omega_{p_2 p_1} = v_{pp}/n$, 其中 n 大于 1, 表示远程耦合模式. 基于这种耦合网络模型, 我们将研究由固有时滞和耦合时滞引起的癫痫发作同步转迁动力学.

为了度量两室耦合 MCT 模型的同步水平, 考虑序列 X 和 Y 的皮尔逊 (Pearson)[43] 相关系数 R, 其被定义为 X 和 Y 的协方差与它们各自标准偏差的乘积的比率, 即

$$R = \frac{\mathrm{Cov}\,(X, Y)}{\sigma_X \sigma_Y} \tag{5-4}$$

其中 Cov 是协方差, σ 代表标准差. R 范围从 -1 到 $+1$, $R = \pm 1$ 分别表示 X 和 Y 完全同步和反向同步, $|R| = 0$ 表示去同步状态.

5.3.2　时滞诱导的 m-SWD 同步动力学

接下来, 我们主要分析两室 MCT 模型联结起来组成的网络模型在活动模式上有什么新的特性. 特别地, 我们将分析时滞 (包括单室 MCT 固有时滞和耦合时滞) 对两室耦合模型的多棘慢波同步振荡及其转迁的动力学行为特性.

图 5.4 已经证实 D_1 可以精确诱导与控制多周期棘慢波 (m-SWD) 发作. 这表明耦合的 MCT 网络模型的子系统之间发作时刻的具体偏差可能有助于 m-SWD

同步的发生. 因此, 在本节中, 我们将基于 $(D_1^X, D_1^Y) = [0, 1] \times [0, 1]$ 的二维平面上观察多时滞对同步演化的作用效果. 图 5.5 通过固定 $D_2 = 0.1, D_4 = 0.05$ 分别在三维空间 (图 5.5 (a$_1$), (b$_1$), (c$_1$)) 和二维平面 (图 5.5 (a$_2$), (b$_2$), (c$_3$)) 给出了系统关于不同 D_1 和 D_3 的同步演化图. 特别地, 为了观察 SWD、2-SWD 和 3-SWD 同步, D_3 分别设置为 0.1 (图 5.5 (a$_1$), (a$_2$))、0.2 (图 5.5 (b$_1$), (b$_2$)) 和 0.3 (图 5.5 (c$_1$), (c$_2$)). 从图 5.5 (a$_2$) 可以看出, SWD 达到了高水平同步. 例如从图 5.5 (d) 可以看出, 当取 $(D_1^X, D_1^Y) = (0.5, 0.5)$ 时, $R \to +1$, 此时系统达到完全同步. 而当 $(D_1^X, D_1^Y) = (0.3, 0.5)$ 时 (图 5.5 (e)), 耦合系统达到了反向同步, 即 $R \to -1$, 两系统的 SWD 波有规律地交替振荡. 特别地, 仔细观察发现, 耦合 MCT 系统发生同步的时差与两 MCT 子系统的精确发作时刻偏差, 即 $|D_1^X - D_1^Y|$, 存在明显的线性相关性. 但是从图 5.5 (b$_2$) 和图 5.5 (c$_2$) 来看, 2-SWD 和 3-SWD 的同步演化与 $|D_1^X - D_1^Y|$ 没有明显的线性关系.

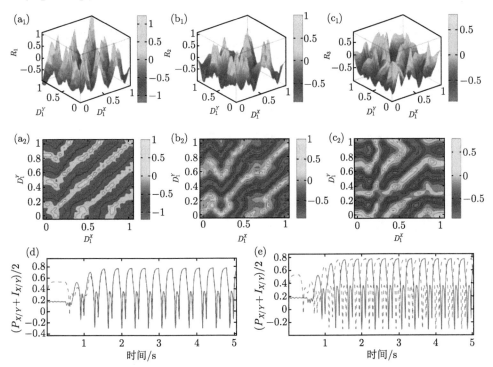

图 5.5 D_1^X 和 D_1^Y 诱导的 SWD (a$_1$), (a$_2$), 2-SWD (b$_1$), (b$_2$) 和 3-SWD (c$_1$), (c$_2$) 的同步演化 (a$_1$), (b$_1$), (c$_1$) 及相应的等高线图 (a$_2$), (b$_2$), (c$_2$). 参数设置为 $D_2 = 0.1, D_4 = 0.05$, $n = 5$ 和 $D_3 = 0.1$ (a$_1$), (a$_2$), $D_3 = 0.2$ (b$_1$), (b$_2$), $D_3 = 0.3$ (c$_1$), (c$_2$). (d), (e) 两子系统的时间序列图, 其中 (d) $D_1^X = D_1^Y = 0.5$ 和 (e) $D_1^X = 0.3, D_1^Y = 0.5$ 对应于 (a$_2$)

尽管如此, 如图 5.6 所示, 随着 D_2 越来越大, 2-SWD 和 3-SWD 同步演化模

式与 $|D_1^X - D_1^Y|$ 线性相关性明显增强. 特别地, 多周期棘慢波需要更大的 D_2 来调节与 $|D_1^X - D_1^Y|$ 的线性关系. 此外, 从图 5.6 (a_{22}, b_{22}, c_{22}) 详细观察发现, 二维参数平面上近似完全同步区域和反向同步区域之间的距离随多周期棘慢波 (m-SWD) 中棘峰数 m 的增加而逐渐增加. 特别地, 从图 5.7 中我们发现, m-SWD 两次近似完全同步或反向同步之间的距离近似等于各自的振荡周期, 这意味着耦合 MCT 网络模型的同步演化与 m-SWD 的活动节律密切相关.

最后, 从图 5.8 (a) 可以看出, D_1 引起的同步演化对耦合强度具有鲁棒性. 具体地, 我们计算了同步相关系数 R 关于五个不同耦合强度比例系数 $n = 1, 3, 5, 7, 9$ 的平均值及其误差限, 在对应同步 (包括完全同步和反向同步) 的时滞 D_1 处, 误差限都很小. 同样地, 图 5.8 (b) 和图 5.8 (c) 显示两种类型同步对耦合时滞亦具有鲁棒性.

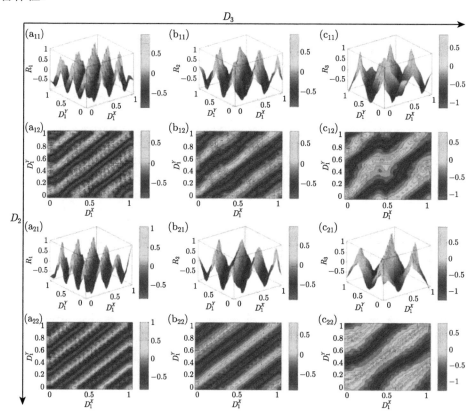

图 5.6　由 D_1^X 和 D_1^Y 诱导的 SWD (第一列, $D_3 = 0.1$), 2-SWD (第二列, $D_3 = 0.2$) 和 3-SWD (第三列, $D_3 = 0.3$) 同步演变和相应的等高线图. 从上到下 $D_2 = 0.5(a_{11}, a_{12})$ 和 $D_2 = 1(a_{21}, a_{22})$; $D_2 = 1(b_{11}, b_{12})$ 和 $D_2 = 2(b_{21}, b_{22})$; $D_2 = 2 (c_{11}, c_{12})$ 和 $D_2 = 3(c_{21}, c_{22})$. $D_4 = 0.05$, $n = 5$

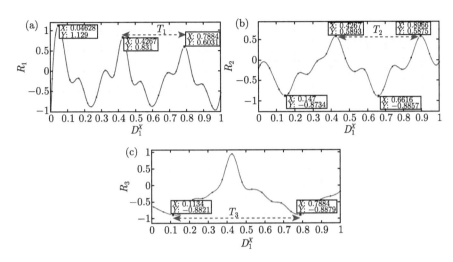

图 5.7   固定 $D_1^Y = 0.5$, 系统关于 D_1^X 的同步演变, 分别对应于图 5.6(a22), (b22), (c22). $T_{1,2,3}$ 代表 SWD(a), 2-SWD(b) 和 3-SWD(c) 的放电周期

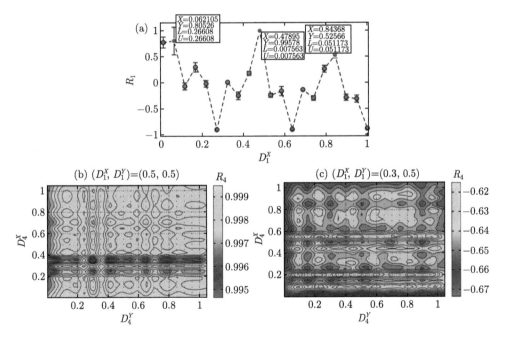

图 5.8   通过固定 $D_1^Y = 0.5$, 子系统 X 关于单参数 D_1^X 同步演化的均值–方差图, 其中红点是同步相关系数 R 关于五个不同耦合强度比例系数 $n = 1, 3, 5, 7, 9$ 的平均值. 蓝点表示峰值和谷值, 误差棒表示相应的方差. (b), (c) 由两室 MCT 模型耦合时滞 D_4^X 和 D_4^Y 诱发的同步演变, 其中参数分别取 $(D_1^X, D_1^Y) = (0.5, 0.5)$(b) 和 $(D_1^X, D_1^Y) = (0.3, 0.5)$(c). 另外固定 $D_2 = 0.1$, $D_3 = 0.1$, $n = 5$

　　而对于图 5.8 (a) 中无法通过调整 D_1 实现同步的情况, 我们可能需要寻找替代方法来获得同步, 而不是简单地调制耦合强度和时间延迟.

5.4　失神发作同步转迁的自适应反馈控制

　　本节主要研究由自适应控制理论调制的同步振荡. 特别地, 我们提供了自适应控制律和耦合时滞的参数估计更新律, 来研究多周期棘慢波 m-SWD 的发作同步. 因此, 我们需要将耦合系统 (5-3) 改写为驱动-响应模型的形式.

$$\text{驱动模块}: \dot{X}_1^d = H\left(X_1^d(t-D^d), v_1\right) + \omega_{p_1p_2}F\left[p_2(t-D_4^d)\right] \tag{5-5}$$

$$\text{响应模块}: \dot{X}_2^r = H\left(X_2^r(t-D^r), v_2\right) + \omega_{p_2p_1}F\left[p_1(t-D_4^r(t))\right] + U(t) \tag{5-6}$$

其中 $D_4^r(t)$ 是响应系统的参数, 需要根据驱动系统的未知参数 D_4^d 进行估算. $D^d = \left(D_1^d, D_2, D_3\right) \subset v_1$, $D^r = \left(D_1^r, D_2, D_3\right) \subset v_2$, $U(t) = \left(u_1(t), u_2(t), u_3(t), u_4(t)\right)^{\mathrm{T}}$ 是要设计并应用于响应模块的控制器. 这里的目标是确定适当的参数更新法则和控制输入, 以使响应系统与驱动系统同步. 特别地, 我们取不同的 h_p^d 和 h_p^r, 以使驱动系统和响应系统显示不同的初始状态.

　　首先, 将误差信号定义为

$$(e_p, e_i, e_t, e_r) = (P_2 - P_1, I_2 - I_1, T_2 - T_1, R_2 - R_1) \tag{5-7}$$

从 (5-1)、(5-5)、(5-6)、(5-7), 可得误差动力学如下:

$$
\begin{cases}
\dot{e}_p = \begin{bmatrix} \epsilon_p \left[h_p^r - h_p^d - e_p + \nu_{pp}E_{[P_2,P_1]}(t) - \nu_{pi}E_{[I_2,I_1]}(t) \right. \\ \left. + \nu_{pt}\left(F\left(T_2\left(t-D_1^r\right)\right) - F\left(T_1\left(t-D_1^d\right)\right)\right)\right] \\ + \omega_{p_1p_2}F'(\xi)\left[P_1'(\eta)\left(D_4^d - D_4^r(t)\right) - e_p\left(t-D_4^d\right)\right] \\ + u_1(t) \end{bmatrix} \\
\dot{e}_i = \epsilon_i\left[-e_i + \nu_{ip}E_{[P_2,P_1]}(t)\right] + u_2(t) \\
\dot{e}_t = \epsilon_t\left[-e_t + \nu_{tp}E_{[P_2,P_1]}\left(t-D_2\right) - \nu_{tr}^A \alpha e_r - \nu_{tr}^B \alpha e_r\left(t-D_3\right)\right] + u_3(t) \\
\dot{e}_r = \epsilon_r\left[-e_r + \nu_{rp}E_{[P_2,P_1]}\left(t-D_2\right) + \nu_{rt}\alpha e_t - \nu_{rr}\alpha e_r\right] + u_4(t)
\end{cases} \tag{5-8}
$$

其中

$$\begin{cases} E_{[x_1,x_2]}(t) = F\left(x_1(t)\right) - F\left(x_2(t)\right) \\ F'(\xi)\left[P'_1(\eta)\left(D_4^d - D_4^r(r)\right) - e_p\left(t - D_4^d\right)\right] = F\left(P_1\left(t - D_4^r(t)\right)\right) - F\left(P_2\left(t - D_4^d\right)\right) \\ \xi \in \left(P_1\left(t - D_4^r(t)\right), P_2\left(t - D_4^d\right)\right) \\ \eta \in \left(t - D_4^r(t), t - D_4^d\right) \end{cases}$$

$$(5\text{-}9)$$

与时间有关.

两室耦合的 MCT 系统的同步满足: 当 $t \to \infty$ 时, $|e_x| \to 0$, $x = p, i, t, r$. 因此, 同步问题转化为误差系统 (5-8) 在原点 $(0, 0)$ 的稳定性问题.

引理 5.1 函数 $F(x)$ 满足拉格朗日均值定理, $|F(x)| < 1$, $|F'(x)| \leqslant L = \dfrac{\ln\theta}{4}$, 因此函数 $F(x)$ 也满足利普希茨 (Lipschitz) 条件, 即

$$|F\left(x_1\right) - F\left(x_2\right)| = |F'(\rho)|\,|x_1 - x_2| \leqslant L|x_1 - x_2| \tag{5-10}$$

其中 $\theta = 2.5 \times 10^5$, $\rho \in (x_1, x_2)$ 和 $\forall x_1, x_2 \in \mathbf{R}$.

引理 5.2[44] 对于对称矩阵 $\varPhi$ 和任意向量 X, 以下不等式成立:

$$\min\left\{\lambda_j\right\} ||X||^2 \leqslant X\varPhi X^{\mathrm{T}} \tag{5-11}$$

其中 λ_j 是矩阵的特征值, T 和 $||\cdot||$ 分别表示向量的转置和向量范数.

引理 5.3[45,46] (Barbalat) 引理 设 $f : R \to R$ 是 $[0, \infty)$ 上的一致连续函数. 如果积分 $\displaystyle\lim_{t\to\infty} \int_0^t f(\tau)\,\mathrm{d}\tau$ 的极限存在且有限, 那么 $\displaystyle\lim_{t\to\infty} f(t) = 0$.

因此, 基于李雅普诺夫 (Lyapunov) 泛函和适当控制方案, 驱动和响应系统同步的充分条件可归纳为以下定理.

定理 5.1 在控制律 (5-12) 和参数估计更新律 (5-13) 条件下, 驱动-响应系统 (5-5) 和 (5-6) 可以实现完全同步, 其中

$$U(t) = (u_1(t), u_2(t), u_3(t), u_4(t))^{\mathrm{T}}$$

$$= \begin{bmatrix} \epsilon_p\left(v_{pi}E_{[I_2,I_1]}(t) + h_p^d - h_p^r - v_{pt}\left(F\left(T_2\left(t - D_1^r\right)\right) - F\left(T_1\left(t - D_1^d\right)\right)\right)\right) \\ + \omega_{p_1 p_2}F'(\xi)e_p\left(t - D_4^d\right) - L\epsilon_p v_{pp}e_p - \dfrac{L}{2}\epsilon_i v_{ip}ae_p - Ne_p \\ 0 \\ \epsilon_t\left(v_{tr}^A \alpha e_r + v_{tr}^B \alpha e_r\left(t - D_3\right)\right) \\ \epsilon_r\left(v_{rr}\alpha e_r - v_{rt}\alpha e_t\right) \end{bmatrix}$$

$$(5\text{-}12)$$

参数更新律为

$$\dot{D}_4^r(t) = e_p \omega_{p_1 p_2} F'(\xi) P_1'(\eta) \tag{5-13}$$

证明　选择一个合适的 Lyapunov 函数如下:

$$V = \frac{1}{2} \left[e_p^2 + e_i^2 + e_t^2 + e_r^2 + (D_4^r(t) - D_4^d)^2 \right] + N \int_{t-D_2}^{t} e_p^2 \mathrm{d}s \geqslant 0 \tag{5-14}$$

则 V 沿着 (5-8) 的导数为

$$\dot{V} = e_p \dot{e}_p + e_i \dot{e}_i + e_t \dot{e}_t + e_r \dot{e}_r + (D_4^r(t) - D_4^d)\dot{D}_4^r(t) + N\left(e_p^2(t) - e_p^2(t - D_2)\right) \tag{5-15}$$

将 (5-7)~(5-11) 代入 (5-15), 我们得到

$$\dot{V} = -\epsilon_p e_p^2 + \epsilon_p e_p \left[\begin{array}{c} v_{pp} E_{[P_2, P_1]}(t) - v_{pi} E_{[I_2, I_1]}(t) + \left(h_p^r - h_p^d\right) \\ + v_{pt}\left(F\left(T_2\left(t - D_1^r\right)\right) - F\left(T_1\left(t - D_1^d\right)\right)\right) \end{array} \right]$$
$$+ e_p \omega_{p_1 p_2} F'(\xi) \left[P_1'(\eta)\left(D_4^d - D_4^r(t)\right) - e_p\left(t - D_4^d\right) \right] + e_p u_1(t)$$
$$- \epsilon_i e_i^2 + \epsilon_i e_i v_{ip} E_{[P_2, P_1]}(t) + e_i u_2(t)$$
$$- \epsilon_t e_t^2 + \epsilon_t e_t v_{tp} E_{[P_2, P_1]}(t - D_2) - \epsilon_t v_{tr}^A \alpha e_r e_t - \epsilon_t v_{tr}^B \alpha e_r(t - D_3) e_t + e_t u_3(t)$$
$$- \epsilon_r e_r^2 + \epsilon_r e_r v_{rp} E_{[P_2, P_1]}(t - D_2) + \epsilon_r v_{rt} \alpha e_t e_r - \epsilon_r v_{rr} \alpha e_r^2 + e_r u_4(t)$$
$$+ \left(D_4^r(t) - D_4^d\right)\dot{D}_4^r(t) + N e_p^2 - N e_p^2(t - D_2)$$
$$\leqslant -\epsilon_p e_p^2 - \epsilon_i e_i^2 - \epsilon_t e_t^2 - \epsilon_r e_r^2 - N e_p^2(t - D_2)$$
$$+ \left(\epsilon_p v_{pp} |e_p| + \epsilon_i v_{ip} |e_i|\right) \left|E_{[P_2, P_1]}(t)\right| + \left(\epsilon_t v_{tp} |e_t| + \epsilon_r v_{rp} |e_r|\right) \left|E_{[P_2, P_1]}(t - D_2)\right|$$
$$- \epsilon_p e_p \left(v_{pi} E_{[I_2, I_1]}(t) - \left(h_p^r - h_p^d\right) - v_{pt}\left(F\left(T_2\left(t - D_1^r\right)\right) - F\left(T_1\left(t - D_1^d\right)\right)\right)\right)$$
$$- \epsilon_t e_t \alpha \left(v_{tr}^A e_r + v_{tr}^B e_r(t - D_3)\right) + N e_p^2$$
$$+ \epsilon_r e_r \alpha \left(v_{rt} e_t - v_{rr} e_r\right)$$
$$+ \left(D_4^r(t) - D_4^d\right)\dot{D}_4^r(t) + e_p \omega_{p_1 p_2} F'(\xi) \left[P_1'(\eta)\left(D_4^d - D_4^r(t)\right) - e_p\left(t - D_4^d\right)\right]$$
$$+ e_p u_1(t) + e_i u_2(t) + e_t u_3(t) + e_r u_4(t) \tag{5-16}$$

依据引理 5.1, 我们进一步得到

$$\dot{V} \leqslant -\epsilon_p e_p^2 - \epsilon_i e_i^2 - \epsilon_t e_t^2 - \epsilon_r e_r^2 - N e_p^2(t - D_2)$$

$$
+ \frac{L}{2} \left[\begin{array}{c} 2\epsilon_p v_{pp} e_p^2 + \epsilon_i v_{ip} \left(a^{-1} e_i^2 + a e_p^2 \right) \\ + \epsilon_t v_{tp} \left(b^{-1} e_t^2 + b e_p^2 \left(t - D_2 \right) \right) + \epsilon_r v_{rp} \left(c^{-1} e_r^2 + c e_p^2 \left(t - D_2 \right) \right) \end{array} \right]
$$

$$
- \epsilon_p e_p \left(v_{pi} E_{[I_2, I_1]}(t) - \left(h_p^r - h_p^d \right) - v_{pt} \left(F \left(T_2 \left(t - D_1^r \right) \right) - F \left(T_1 \left(t - D_1^d \right) \right) \right) \right)
$$

$$
- \epsilon_t e_t \alpha \left(v_{tr}^A e_r + v_{tr}^B e_r \left(t - D_3 \right) \right) + N e_p^2
$$

$$
+ \epsilon_r e_r \alpha \left(v_{rt} e_t - v_{rr} e_r \right)
$$

$$
+ \left(D_4^r(t) - D_4^d \right) \dot{D}_4^r(t) + e_p \omega_{p_1 p_2} F'(\xi) \left[P_1'(\eta) \left(D_4^d - D_4^r(t) \right) - e_p \left(t - D_4^d \right) \right]
$$

$$
+ e_p u_1(t) + e_i u_2(t) + e_t u_3(t) + e_r u_4(t) \tag{5-17}
$$

将 (5-12) 和 (5-13) 代入以上表达式, 我们最终得到

$$
\dot{V} \leqslant - \epsilon_p e_p^2
$$

$$
- \epsilon_i \left(1 - \frac{L}{2} v_{ip} a^{-1} \right) e_i^2
$$

$$
- \epsilon_t \left(1 - \frac{L}{2} v_{tp} b^{-1} \right) e_t^2
$$

$$
- \epsilon_r \left(1 - \frac{L}{2} v_{rp} c^{-1} \right) e_r^2
$$

$$
- \left(N - \frac{L}{2} \epsilon_t v_{tp} b - \frac{L}{2} \epsilon_r v_{rp} c \right) e_p^2 \left(t - D_2 \right)
$$

$$
\leqslant - e \Phi e^{\mathrm{T}} \tag{5-18}
$$

其中 a, b, c, d, N 为正实数, 并且

$$
e = \left(e_p, e_i, e_t, e_r, e_p \left(t - D_2 \right) \right) \tag{5-19}
$$

$$
\Phi = \left[\begin{array}{ccc} A_{11} & O & O \\ O & A_{22} & O \\ O & O & A_{33} \end{array} \right] \tag{5-20}
$$

$$
A_{11} = \epsilon_p \tag{5-21}
$$

$$A_{22} = \begin{bmatrix} \epsilon_i \left(1 - \dfrac{L}{2} v_{ip} a^{-1}\right) & O & O \\ O & \epsilon_t \left(1 - \dfrac{L}{2} v_{tp} b^{-1}\right) & O \\ O & O & \epsilon_r \left(1 - \dfrac{L}{2} v_{rp} c^{-1}\right) \end{bmatrix} \tag{5-22}$$

$$A_{33} = N - \frac{L}{2} \epsilon_t v_{tp} b - \frac{L}{2} \epsilon_r v_{rp} c \tag{5-23}$$

因此, 选取适当的 a, b, c, d, N 满足

$$\begin{cases} a > \dfrac{L}{2} v_{ip} \\ b > \dfrac{L}{2} v_{tp} \\ c > \dfrac{L}{2} v_{rp} \\ N > \dfrac{L}{2} \left(\epsilon_t v_{tp} b + \epsilon_r v_{rp} c\right) \end{cases} \tag{5-24}$$

则 $\dot{V}$ 是半负定, 即 $\dot{V} \leqslant 0$, $e \Phi e^{\mathrm{T}} \leqslant -\dot{V}$, 那么,

$$\int_0^t e(s) \Phi e^{\mathrm{T}}(s) \mathrm{d}s \leqslant -\int_0^t \dot{V}(s) \mathrm{d}s = V(0) - V(t) \leqslant V(0) \tag{5-25}$$

由引理 5.2 得到

$$\int_0^t \|e(s)\|^2 \mathrm{d}s \leqslant \frac{V(0)}{\lambda_{\min}(\Phi)} \tag{5-26}$$

式 (5-26) 意味着 $\lim\limits_{t \to \infty} \displaystyle\int_0^t e_x(s) \mathrm{d}s \, (x = p, i, t, r)$ 存在并且是有限的. 根据引理 5.3 (或者直接利用引理 1.2) 我们有 $\lim\limits_{s \to \infty} e_x(s) = 0$. 因此, (5-5) 和 (5-6) 中的驱动-响应系统在 (5-12) 中的控制法则和 (5-13) 中的参数自适应法则下彼此同步.

接下来, 我们通过自适应反馈控制律和参数估计更新律, 研究两个不匹配的驱动-响应 MCT 耦合模型的 SWD 同步转迁. 为了验证所提方法的有效性, 即在控制法则 (5-12) 和参数估计更新定律 (5-13) 下响应系统 (5-6) 与驱动系统 (5-5) 实现同步, 我们给出三个数值例子. 在模拟中, 外部控制参数设置为 $a = \dfrac{L}{2} v_{ip} + 10^{-3}$; $N = \dfrac{L^2}{4} \left(\epsilon_t v_{tp}^2 + \epsilon_r v_{rp}^2\right) + 10^{-3}$, 其中 $L = \dfrac{\ln \theta}{4}$. 驱动系统的初始条件设置

为 $P(0) = 0.1, I(0) = 0.1, T(0) = 0.01, R(0) = 0.1$, 而响应系统的初始条件设置为 $P(0) = 0.17, I(0) = 0.17, T(0) = -0.08, R(0) = 0.27$. 初始估计参数 $D_4^d(0) = 0.21, D_4^r(0) = 0.2$.

研究人员[47,48] 所熟知的慢波振荡 (0.75~4.5Hz) 通常与正常人的睡眠节律有关. 它可以通过人体脑电图研究检测到, 是对正常人体睡眠阶段 (如清醒、浅睡、深睡等) 进行分类的标志. 因此, 当以癫痫患者为研究对象时, 从癫痫患者睡眠时的脑电图可以大致观察到 SWD 和慢波节律, 以及两者之间的相互演变. 图 5.9 给出了皮质关于兴奋性锥体神经元外加输入 h_p 的分岔动力学. 从中可见, 随着 h_p 增大, 系统依次从高幅度慢波振荡转迁到多棘慢波 (m-SWD), 再到低幅度慢波振荡的转迁. 因此可以选择不同的 h_p 来调节 MCT 子系统的动力学状态.

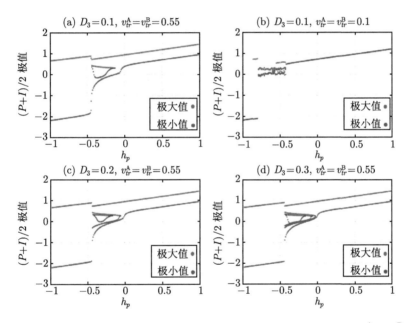

图 5.9 P 和 I 的平均动力学 $(P+I)/2$ 关于 h_p 的分岔图. (a) $D_3 = 0.1, v_{tr}^A = v_{tr}^B = 0.55$; (b) $D_3 = 0.1, v_{tr}^A = v_{tr}^B = 0.1$; (c) $D_3 = 0.2, v_{tr}^A = v_{tr}^B = 0.55$; (d) $D_3 = 0.3, v_{tr}^A = v_{tr}^B = 0.55, D_1 = 0.8, D_2 = 0.1$

为了使两个 MCT 子系统不匹配, 我们可以适当选择不同的 h_p. 在图 5.10 中, 系统参数设置为: $h_p^d = h_p^r = -0.35, D_1^d = 0.01, D_1^r = 0.03, v_{tr}^A = v_{tr}^B = 0.55, D_2 = D_3 = 0.1$. 在此条件下, 驱动和响应系统初始都呈现 SWD 放电, 但活动节律不一致 (图 5.10(a)), 这也可以从图 5.10(b) 的误差曲线和图 5.10(c) 的相图来验证. 尽管如此, 利用定理我们在 $t = 10s$ 施加自适应控制器和参数估计更新律后, 驱动系统驱动响应系统最终实现了与驱动系统步调一致的 SWD 活动, 即达到了同步状态, 如图 5.10(d) 所示. 另外, 参数 $D_4^r(t)$ 也逐渐收敛到稳定值, 如图 5.10(e) 所示.

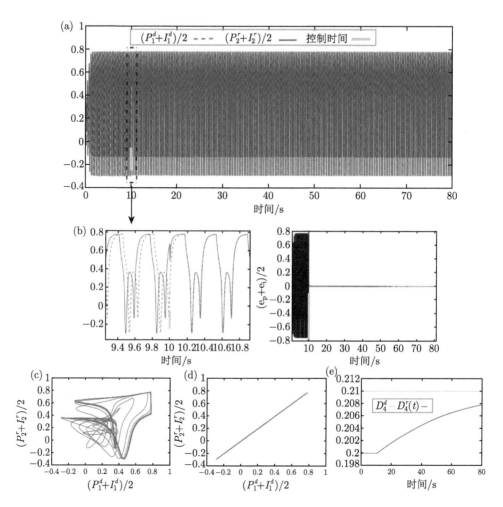

图 5.10　(a) 两室耦合 MCT 模型的 SWD 的时间序列, 其中绿线表示控制输入. (b) SWD 局部放大图及同步误差线. (c) 同步前和 (d) 同步后相应的相空间图. (e) 未知参数 D_4^d 的 $D_4^r(t)$ 参数估计. $D_1^d = 0.01, D_1^r = 0.03, n = 5, D_4^d = 0.21, D_4^r(0) = 0.2, D_2 = D_3 = 0.1$

接着为了观测不同动力学状态之间的同步转迁, 我们分别将驱动和响应系统的锥体神经元集群的输入参数分别设置为 $(h_p^d, h_p^r) = (-0.35, -0.1)$ (图 5.11 (a) 和图 5.11 (b)) 和 $(h_p^d, h_p^r) = (-0.1, -0.35)$ (图 5.11 (c) 和图 5.11 (d)), 此时驱动系统和响应系统分别呈现 SWD 振荡与简单慢波振荡. 随后在 $t = 10\text{s}$ 引入控制之后, 驱动系统驱动响应系统实现了与响应系统一致的动力学状态.

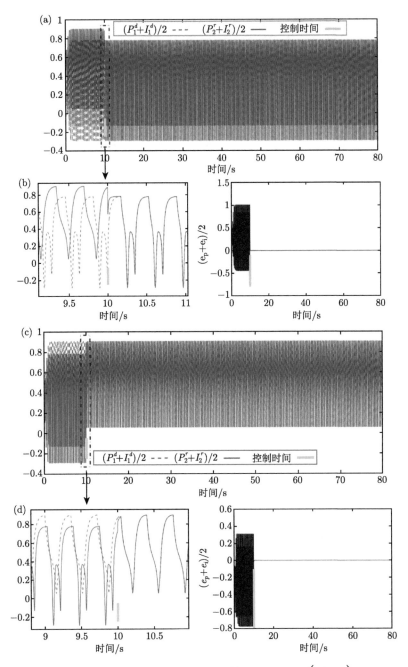

图 5.11 简单慢波与棘慢波 SWD 之间的相互同步转迁. (a), (b):$\left(h^d,\ h^r\right) = (-0.35, -0.1)$,
(c), (d):$\left(h^d, h^r\right) = (-0.1, -0.35)$. $D_1^d = D_1^r = 0.01, v_{tr}^A = v_{tr}^B = 0.55, n = 5, D_4^d = 0.21, D_4^r(0) = 0.2, D_2 = D_3 = 0.1$

电生理 EEG 观测显示, 癫痫样多棘慢波放电 (m-SWD) 既可以从背景静息状态激发出来, 也可以自发地或外部干扰驱动趋于静息状态. 因此, 在这里我们分别将驱动和响应系统的锥体神经元集群的输入参数设置为 $(h_p^d, h_p^r) = (-0.5, -0.35)$ (图 5.12 (a)) 和 $(h_p^d, h_p^r) = (-0.35, -0.5)$ (图 5.12 (b)). 从图 5.12 (a) 中可以看到, 在未施加控制之前, 驱动系统和响应系统分别处于 m-SWD 和静息状态. 然后, 在 $t = 10\text{s}$ 引入控制之后, 驱动系统驱动响应系统从静息态转迁到与响应系统一致的 m-SWD 振荡. 类似地, 如图 5.12 (b) 所示, 当驱动系统处于静息状态时, 它也可以驱动响应系统从 m-SWD 振荡转迁到静息态. 这种双向转迁意味着可以通过执行自适应反馈控制来诱发和终止癫痫样棘慢波放电.

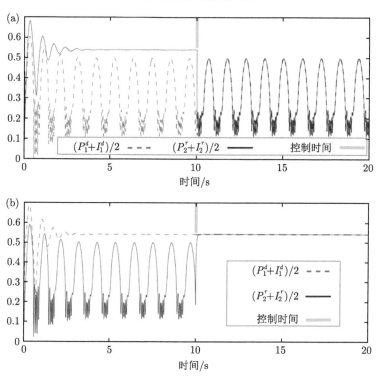

图 5.12　驱动系统驱动响应系统从正常静止状态转迁到癫痫多棘慢波放电 (a); 驱动系统驱动响应系统的癫痫多棘慢波放电终止 (b). 绿线表示控制输入. $D_1^d = D_1^r = 0.01, n = 5, D_4^d = 0.21, D_4^r(0) = 0.2, D_2 = D_3 = 0.1$

5.5　本章小结

失神癫痫临床发作表征为 2~4Hz 超同步棘慢波放电. 其动力学机制基本清楚, 但时滞的动力学效果研究较少. 本章基于皮质–丘脑 (CT) 环路计算模型, 通过在丘脑内部不同核团间及与皮质间引入信息传递时滞, 提出了改进的 MCT 模型, 综合分析了时滞对癫痫自发发作及同步转迁的影响. 结果显示, 增大丘脑网状核到中继核时滞 D_3 可以诱导单个 MCT 系统从睡眠纺锤波到癫痫样多棘慢波的自发转迁. 特别地, 这一转迁由丘脑中继核到皮质时滞 D_1 精确控制. 此外, 实验观测不同发作区域间存在同步行为. 通过建立两室 MCT 时滞耦合系统, 发现两室棘慢波同步强度依赖于两室发作时刻 D_1 偏差, 这一偏差特定地与多棘慢波周期定量相关. 有趣的是, 皮质到丘脑中继核时滞 D_2 能有效规范同步发作的参数区域, 使得发作时刻偏差趋于恒定. 最后给出耦合时滞 D_4 估计律与自适应控制器建立驱动-响应系统, 得到两室同步的充分条件, 并实现了两室多棘慢波发作与终止的转迁. 本章研究突出时滞的效果, 为理解和分析癫痫临床数据提供理论依据.

参 考 文 献

[1] Goodfellow M, Schindler K, Baier G. Intermittent spike–wave dynamics in a heterogeneous, spatially extended neural mass model[J]. Neuroimage, 2011, 55(3): 920-932.

[2] Taylor P N, Baier G. A spatially extended model for macroscopic spike-wave discharges[J]. Journal of Computational Neuroscience, 2011, 31(3): 679-684.

[3] Fan D, Wang Q, Perc M. Disinhibition-induced transitions between absence and tonic-clonic epileptic seizures[J]. Scientific Reports, 2015, 5(1): 1-12.

[4] Breakspear M, Roberts J A, Terry J R, et al. A unifying explanation of primary generalized seizures through nonlinear brain modeling and bifurcation analysis[J]. Cerebral Cortex, 2006, 16(9): 1296-1313.

[5] Taylor P N, Wang Y, Goodfellow M, et al. A computational study of stimulus driven epileptic seizure abatement[J]. PLoS ONE, 2014, 9(12): e114316.

[6] Fan D, Liu S, Wang Q. Stimulus-induced epileptic spike-wave discharges in thalamo-cortical model with disinhibition[J]. Scientific Reports, 2016, 6(1): 1-21.

[7] Fan D, Wang Q, Su J, et al. Stimulus-induced transitions between spike-wave discharges and spindles with the modulation of thalamic reticular nucleus[J]. Journal of Computational Neuroscience, 2017, 43(3): 203-225.

[8] Fan D, Liao F, Wang Q. The pacemaker role of thalamic reticular nucleus in controlling spike-wave discharges and spindles[J]. Chaos: An Interdisciplinary Journal of Nonlinear Science, 2017, 27(7): 073103.

[9] Wang Q, Perc M, Duan Z, et al. Synchronization transitions on scale-free neuronal networks due to finite information transmission delays[J]. Physical Review E, 2009, 80(2): 026206.

[10] Chen M, Guo D, Li M, et al. Critical roles of the direct GABAergic pallido-cortical pathway in controlling absence seizures[J]. PLoS Computational Biology, 2015, 11(10): e1004539.

[11]　Chen M, Guo D, Wang T, et al. Bidirectional control of absence seizures by the basal ganglia: a computational evidence[J]. PLoS Computational Biology, 2014, 10(3): e1003495.

[12]　Meeren H, van Luijtelaar G, da Silva F L, et al. Evolving concepts on the pathophysiology of absence seizures: the cortical focus theory[J]. Archives of Neurology, 2005, 62(3): 371-376.

[13]　Jin X Z, Wang S F, Yang G H, et al. Robust adaptive hierarchical insensitive tracking control of a class of leader-follower agents[J]. Information Sciences, 2017, 406: 234-247.

[14]　Jin X, Wang S, Qin J, et al. Adaptive fault-tolerant consensus for a class of uncertain nonlinear second-order multi-agent systems with circuit implementation[J]. IEEE Transactions on Circuits and Systems I: Regular Papers, 2017, 65(7): 2243-2255.

[15]　Inoue J, Doi S, Tsuneki R. Synchronization[M]. Cambridge: Cambridge University Press, 2003.

[16]　Frank T D, Richardson M J. On a test statistic for the Kuramoto order parameter of synchronization: An illustration for group synchronization during rocking chairs[J]. Physica D: Nonlinear Phenomena, 2010, 239(23-24): 2084-2092.

[17]　Gloor P. Neurophysiological basis of generalized seizures termed centrencephalic[J]. The physiopathogenesis of the Epilepsies, 1969: 209-236.

[18]　Kostopoulos G K. Spike-and-wave discharges of absence seizures as a transformation of sleep spindles: the continuing development of a hypothesis[J]. Clinical Neurophysiology, 2000, 111: S27-S38.

[19]　Sitnikova E. Thalamo-cortical mechanisms of sleep spindles and spike–wave discharges in rat model of absence epilepsy (a review)[J]. Epilepsy Research, 2010, 89(1): 17-26.

[20]　Meeren H K M, Pijn J P M, Van Luijtelaar E L J M, et al. Cortical focus drives widespread corticothalamic networks during spontaneous absence seizures in rats[J]. Journal of Neuroscience, 2002, 22(4): 1480-1495.

[21]　Drover J D, Schiff N D, Victor J D. Dynamics of coupled thalamocortical modules[J]. Journal of Computational Neuroscience, 2010, 28(3): 605-616.

[22]　Fan D, Zhang L, Wang Q. Transition dynamics and adaptive synchronization of time-delay interconnected corticothalamic systems via nonlinear control[J]. Nonlinear Dynamics, 2018, 94(4): 2807-2825.

[23]　Mayville C, Fakhoury T, Abou-Khalil B. Absence seizures with evolution into generalized tonic-clonic activity: clinical and EEG features[J]. Epilepsia, 2000, 41(4): 391-394.

[24]　Caplan R, Siddarth P, Stahl L, et al. Childhood absence epilepsy: behavioral, cognitive, and linguistic comorbidities[J]. Epilepsia, 2008, 49(11): 1838-1846.

[25]　Kostopoulos G, Gloor P, Pellegrini A, et al. A study of the transition from spindles to spike and wave discharge in feline generalized penicillin epilepsy: EEG features[J]. Experimental Neurology, 1981, 73(1): 43-54.

[26]　Wang Z, Wang Q. Eliminating absence seizures through the deep brain stimulation to thalamus reticular nucleus[J]. Frontiers in Computational Neuroscience, 2017, 11: 22.

[27] Liu S, Wang Q. Transition dynamics of generalized multiple epileptic seizures associated with thalamic reticular nucleus excitability: A computational study[J]. Communications in Nonlinear Science and Numerical Simulation, 2017, 52: 203-213.

[28] Zhang H, Su J, Wang Q, et al. Predicting seizure by modeling synaptic plasticity based on EEG signals-a case study of inherited epilepsy[J]. Communications in Nonlinear Science and Numerical Simulation, 2018, 56: 330-343.

[29] Costa M S, Weigenand A, Ngo H V V, et al. A Thalamocortical Neural Mass Model of the EEG during NREM Sleep and Its Response to Auditory Stimulation[J]. PLoS Computational Biology, 2016, 12(9):e1005022.

[30] Coombes S. Waves, bumps, and patterns in neural field theories[J]. Biological Cybernetics, 2005, 93(2): 91-108.

[31] Deco G, Jirsa V K, Robinson P A, et al. The dynamic brain: from spiking neurons to neural masses and cortical fields[J]. PLoS Computational Biology, 2008, 4(8): e1000092.

[32] Taylor P N, Thomas J, Sinha N, et al. Optimal control based seizure abatement using patient derived connectivity[J]. Frontiers in Neuroscience, 2015, 9: 202.

[33] Destexhe A, Mainen Z F, Sejnowski T J. Fast kinetic models for simulating AMPA, NMDA, GABA A and GABA B receptors[M]. The Neurobiology of Computation. Springer, Boston, MA, 1995: 9-14.

[34] Jirsa V K. Neural field dynamics with local and global connectivity and time delay[J]. Philosophical Transactions of the Royal Society A: Mathematical, Physical and Engineering Sciences, 2009, 367(1891): 1131-1143.

[35] Nakagawa T T, Woolrich M, Luckhoo H, et al. How delays matter in an oscillatory whole-brain spiking-neuron network model for MEG alpha-rhythms at rest[J]. Neuroimage, 2014, 87: 383-394.

[36] Rodrigues S, Barton D, Szalai R, et al. Transitions to spike-wave oscillations and epileptic dynamics in a human cortico-thalamic mean-field model[J]. Journal of Computational Neuroscience, 2009, 27(3): 507-526.

[37] Rodrigues S, Gonçalves J, Terry J R. Existence and stability of limit cycles in a macroscopic neuronal population model[J]. Physica D: Nonlinear Phenomena, 2007, 233(1): 39-65.

[38] Steriade M. Thalamic origin of sleep spindles: Morison and Bassett (1945)[J]. Journal of Neurophysiology, 1995, 73(3): 921-922.

[39] Crunelli V, Hughes S W. The slow (< 1 Hz) rhythm of non-REM sleep: a dialogue between three cardinal oscillators[J]. Nature Neuroscience, 2010, 13(1): 9-17.

[40] Traub R D, Contreras D, Cunningham M O, et al. Single-column thalamocortical network model exhibiting gamma oscillations, sleep spindles, and epileptogenic bursts[J]. Journal of neurophysiology, 2005, 93(4): 2194-2232.

[41] van Luijtelaar E L J M. Spike-wave discharges and sleep spindles in rats[J]. 1997.

[42] Fong G C Y, Shah P U, Gee M N, et al. Childhood absence epilepsy with tonic-clonic seizures and electroencephalogram 3–4-Hz spike and multispike–slow wave complexes:

Linkage to chromosome 8q24[J]. The American Journal of Human Genetics, 1998, 63(4): 1117-1129.

[43] Egghe L, Leydesdorff L. The relation between Pearson's correlation coefficient r and Salton's cosine measure[J]. Journal of the American Society for information Science and Technology, 2009, 60(5): 1027-1036.

[44] Hong K S. Adaptive synchronization of two coupled chaotic Hindmarsh–Rose neurons by controlling the membrane potential of a slave neuron[J]. Applied Mathematical Modelling, 2013, 37(4): 2460-2468.

[45] Shi X, Wang Z. Adaptive synchronization of time delay Hindmarsh–Rose neuron system via self-feedback[J]. Nonlinear Dynamics, 2012, 69(4): 2147-2153.

[46] Hettiarachchi I T, Lakshmanan S, Bhatti A, et al. Chaotic synchronization of time-delay coupled Hindmarsh–Rose neurons via nonlinear control[J]. Nonlinear Dynamics, 2016, 86(2): 1249-1262.

[47] Achermann P, Borbely A A. Low-frequency (< 1 Hz) oscillations in the human sleep electroencephalogram[J]. Neuroscience, 1997, 81(1): 213-222.

[48] Amzica F, Steriade M. The K-complex: its slow (< 1-Hz) rhythmicity and relation to delta waves[J]. Neurology, 1997, 49(4): 952-959.

第 6 章　基于皮质–基底节–丘脑环路的癫痫失神发作的调控动力学

6.1　引　　言

神经疾病的治疗手段主要有药物 (如抗癫痫药物) 治疗, 外科手术 (如病灶切除) 治疗, 以及深脑高频电极刺激治疗 (Deep Brain Stimulation, DBS)[1-8] 等. 而深脑高频电刺激是一种重建性治疗方式, 不会破坏细胞本身的结构, 它产生的兴奋性或抑制性场作用会产生可逆的功能性毁损, 通过调节刺激的强度和频率会改变深脑刺激的作用效果[9-12], 因此是一种比较理想的癫痫治疗手段. 关于电刺激控制癫痫神经疾病的病态特性, 已经开展了广泛的生物实验研究[13-25].

皮质–基底节–丘脑环路系统构成了锥外系统主要的神经纤维联系, 也是锥体外系疾病的主要生理结构基础. 皮质、基底节和丘脑也成为深脑电刺激控制神经性疾病如癫痫和帕金森病的主要刺激靶点. 尽管如此, 临床试验证据证实不同的刺激靶点以及不同的刺激策略对癫痫的控制效果有优劣之分, 如何选择刺激靶点和选择有效的刺激策略成为控制癫痫神经疾病的一个重要科学问题. 在先前的研究中, DBS 的靶点往往都集中在单一结构模块, 持久地刺激单一部位会造成特定的物理损伤, 产生副作用, 同时会消耗掉更多的电流. 因此, 如何改变这种固有的治疗策略, 选择更加安全有效且节能的刺激方式是本章研究的主要问题.

目前, 皮质–基底节–丘脑环路网络动力学模型框架已经成为研究癫痫发作机理的标准模型. 本章将基于这个网络框架, 来具体分析研究失神癫痫发作的网络动力学机理及其调控策略.

6.2　刺激基底节及其自激作用对癫痫失神发作的控制效果

6.2.1　问题描述

已经证实, 癫痫的失神发作源于皮质–丘脑环路的作用异常[26-29]. 然而越来越多的证据表明, 基底神经节 (BG) 也参与癫痫的失神发作[30-34]. 特别地, 基底节通过作用于皮质–丘脑环路来调节癫痫的失神发作, 由此形成的皮质–基底节–丘脑环路 (BGCT) 提供了一个理解癫痫失神发作的理论框架. 在 BGCT 环路中除了各种核团神经元群体之间的相互连接外 (如图 6.1 所示), 自突触连接 (Autapse),

即神经元到自身的突触连接, 在神经系统中也很常见[35-41]. 例如, 兴奋性锥体神经元 (PY)、抑制性中间神经元 (IN) 和外苍白球 (GPe) 的自突触动力学已经被引入到 BGCT. 研究表明自突触可能提供了有效的或经济的途径来影响和控制神经元的活动动态. 另一方面, 在 BGCT 环路的基底神经节 (BG) 中的丘脑底核 (STN) 在神经性疾病如癫痫和帕金森病中起着关键性的调节作用. 尽管如此, 在 BGCT 环路中, STN 的自突触动力学从未被涉及, 它对癫痫失神发作也可能有特定的控制效果. 另外, 深部脑刺激 (DBS) 已被开发用于神经系统疾病的外科手术疗法[42-44]. 特别地, 临床证据表明对于耐药性或对手术治疗效果不佳的癫痫患者, STN-DBS 可能是一种有效的治疗手段[1,45-47]. 更重要的是, 过去的实验和计算研究表明将合适的 DBS 刺激应用于 STN 可以抑制失神癫痫的产生. 然而, 优化每个特定患者的 DBS 参数是困难的, 这通常通过实验或临床经验来确定. 为了获得 DBS 期望的疗效, 需要不断调整刺激参数和刺激模式. 除了刺激效果之外, 在设计刺激模式时还应考虑如何延长电池寿命并潜在地减少副作用. 因此, 由以上问题启发, 我们首先通过在已有的 BGCT 模型中[31,32,48-52] 引入 STN 自突触连接提出改进的皮质–基底节–丘脑 (MBGCT) 网络 (见图 6.1), 来研究 STN 自突触动力学对癫痫失神发作的作用效果[53]. 在此基础上, 我们特别地引入了一种新的刺激模式 (即电荷平衡的双相脉冲刺激模式 (CBBP)[54]), 来研究 STN 自突触调节下 CBBP 刺激 STN 对皮质癫痫失神发作的控制效果.

6.2.2　改进的皮质–基底节–丘脑环路结构和模型描述

如图 6.1 所示, MBGCT 环路由三个模块组成: ① 皮质, 由兴奋性锥体神经元集群 (PY, p) 和抑制性中间神经元集群 (IN, i) 组成; ② 丘脑, 其中包括丘脑网状核 (RE, r) 和丘脑中继核 (TC, t); ③ 基底神经节包括纹状体神经元 $D_1/D_2(d_1/d_2)$, 内/外苍白球 (GPi / GPe, g_1/g_2) 和丘脑底核 (STN, s) 构成. 这九个神经元群体在解剖学和拓扑学上由三种类型的神经投射相互联系. 带圆头和箭头的实线分别代表由 GABA$_A$ 和谷氨酸介导的抑制性和兴奋性投射, 虚线代表 GABA$_B$ 介导 (慢时间尺度) 的具有传输延迟的抑制性投射. 此外, TC 接收非特定外部输入 ϕ_n. 另外 MBGCT 还包含了 PY、IN 和 GPe 的自突触动力学, 特别地, 我们引入了 STN 自突触动力学 (红色箭头).

MBGCT 环路动力学用平均场模型来描述. 每个神经元集群的时空平均放电率 $R_x(\boldsymbol{r},t)$ 可通过其相应的平均膜电位 $V_x(\boldsymbol{r},t)$ 来估算, 用 Sigmoid 函数可以表示为

$$R_x(\boldsymbol{r},t) = \Gamma\left[V_x(\boldsymbol{r},t)\right] = \frac{R_x^{\max}}{1 + \exp\left[-\dfrac{\pi\left(V_x(\boldsymbol{r},t) - \Theta_x\right)}{\sqrt{3}\sigma_x}\right]} \tag{6-1}$$

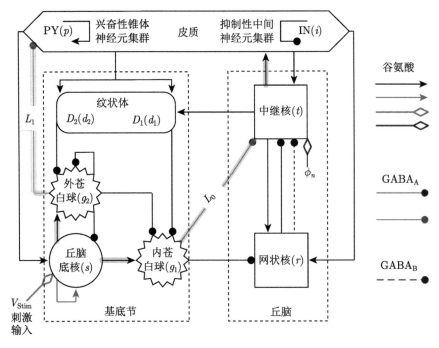

图 6.1 皮质–基底节–丘脑环路网络框架图. 皮质由兴奋性锥体神经元 (PY) 和抑制性中间神经元 (IN) 组成; 丘脑由中继核 (TC) 和网状核 (RE) 组成; 基底节由纹状体 (D_1/D_2)、丘脑底核 (STN)、内苍白球 (GPi) 和外苍白球 (GPe) 组成. 箭头代表神经元集群之间的兴奋性投射作用, 带有实心圆端点的射线代表由 GABA$_A$(实线) 和 GABA$_B$(虚线) 调节的抑制性投射作用. ϕ_n 代表到 TC 的非特定外部输入. 红色箭头代表新引入的 STN 自突触作用, V_{stim} 为注入的外部刺激干扰. 阴影线分别代表从 STN 到皮质的前驱 (L_0) 和后驱 (L_1) 投射路径

其中 $x \in \Lambda = \{p, i, d_1, d_2, g_1, g_2, s, r, t\}$ 代表不同的神经元集群, $R_x^{\max}$ 代表最大放电率, r 表示神经元群在大脑内的空间位置. 和前面文献 [31,32] 一致, $R_x^{\max}$ 被设置在合理的生理参数范围内 (参见表 6.1), 其中 STN 具有最大的放电率 $R_s^{\max}=$ 500Hz, GPe 的最大放电率较低为 $R_{g_2}^{\max}=300$Hz, 皮质神经元群 (p,i) 和丘脑神经元群 (t,r) 以及 GPi(g_1) 的最大放电率次之且都相等为 $R_p^{\max} = R_i^{\max} = R_{g_1}^{\max} = R_t^{\max} = R_r^{\max}=250$Hz, 另外纹状体的最大放电率最低为 $R_{d_1}^{\max} = R_{d_2}^{\max} = 65$Hz. Θ_x 指平均放电阈值, σ_x 表示放电率阈值的标准方差. 如果 V_x 超过了 Θ_x, 神经元群以放电率 R_x 发放动作电位. 而平均膜电压 $V_x(\boldsymbol{r}, t)$ 最终由来自其他神经元群体的突触后电位来决定, 可以将其模型化为

$$D_{ab}V_x(\boldsymbol{r}, t) = \sum_{y \in \Lambda} v_{xy}\phi_y(\boldsymbol{r}, t) \tag{6-2}$$

表 6.1　皮质-基底节-丘脑环路网络动力学模型基本参数

参数	生理意义	标准值
$R_p^{\max} = R_i^{\max}$	皮质最大放电率	250Hz
$R_t^{\max} = R_r^{\max}$	丘脑最大放电率	250Hz
$R_s^{\max}$	丘脑底核最大放电率	500Hz
$R_{d_1}^{\max} = R_{d_2}^{\max}$	纹状体 D_1 和 D_2 最大放电率	65Hz
$R_{g_1}^{\max}$	苍白球内侧部 (黑质网状部) 最大放电率	250Hz
$R_{g_2}^{\max}$	苍白球外侧部最大放电率	300Hz
$\Theta_p = \Theta_i$	皮质平均放电阈值	15mV
$\Theta_t = \Theta_r$	丘脑平均放电阈值	15mV
Θ_s	丘脑底核平均放电阈值	10mV
$\Theta_{d_1} = \Theta_{d_2}$	纹状体 D_1 和 D_2 平均放电阈值	19mV
Θ_{g_1}	苍白球内侧部 (黑质网状部) 平均放电阈值	10mV
Θ_{g_2}	苍白球外侧部平均放电阈值	9mV
v_{pp}	皮质兴奋性神经元群的自耦合强度	1mV·s
v_{pi}	皮质抑制性神经元群到兴奋性神经元群的耦合强度	−1.8mV·s
v_{rp}	皮质兴奋性神经元群到丘脑网状核的耦合强度	0.05mV·s
v_{rt}	特定丘脑中继核到丘脑网状核的耦合强度	0.5mV·s
$v_{tr}^{\mathrm{A}} = v_{tr}^{\mathrm{B}}$	丘脑网状核到特定丘脑中继核的耦合强度	−0.8mV·s
$v_{d_1 p}$	皮质兴奋性神经元群到纹状体 D_1 型神经元群的耦合强度	1mV·s
$v_{d_1 d_1}$	纹状体 D_1 型神经元群的自耦合强度	−0.2mV·s
$v_{d_1 t}$	特定丘脑中继核到纹状体 D_1 型神经元群的耦合强度	0.1mV·s
$v_{d_2 p}$	皮质兴奋性神经元群到纹状体 D_2 型神经元群的耦合强度	0.7mV·s
$v_{d_2 d_2}$	纹状体 D_2 型神经元群的自耦合强度	−0.3mV·s
$v_{d_2 t}$	特定丘脑中继核到纹状体 D_2 型神经元群的耦合强度	0.05mV·s
$v_{g_1 d_1}$	纹状体 D_1 型神经元群到苍白球内侧部的耦合强度	−0.1mV·s
$v_{g_1 g_2}$	苍白球外侧部到苍白球内侧部的耦合强度	−0.03mV·s
$v_{g_1 s}$	丘脑底核到苍白球内侧部的耦合强度	0.3mV·s
$v_{g_2 d_2}$	纹状体 D_2 型神经元群到苍白球外侧部的耦合强度	−0.3mV·s
$v_{g_2 g_2}$	苍白球外侧部的自耦合强度	−0.075mV·s
$v_{g_2 s}$	丘脑底核到苍白球外侧部的耦合强度	0.45mV·s
$v_{s g_2}$	苍白球外侧部到丘脑底核的耦合强度	−0.04mV·s
v_{pt}	特定丘脑中继核到皮质兴奋性神经元群的耦合强度	1.8mV·s
$v_{p g_2}$	苍白球外侧部到皮质兴奋性神经元群的耦合强度	−0.05mV·s
v_{tp}	皮质兴奋性神经元群到特定丘脑中继核的耦合强度	2.75mV·s
v_{sp}	皮质兴奋性神经元群到丘脑底核的耦合强度	0.1mV·s
$v_{t g_1} = v_{r g_1}$	苍白球内侧部到丘脑的耦合强度	−0.035mV·s
γ_p	皮质脉冲时间衰减率	100Hz
ϕ_n	非特定丘脑输入	2mV·s
a	突触树突衰减时间常数的倒数	$50\mathrm{s}^{-1}$
b	突触树突上升时间常数的倒数	$200\mathrm{s}^{-1}$
σ	放电率阈值的标准方差	6mV

这里, D_{ab} 是具有如下形式的微分算子

$$D_{ab} = \frac{1}{ab} \left[\frac{\partial^2}{\partial t^2} + (a+b)\frac{\partial}{\partial t} + ab \right] \tag{6-3}$$

其可以理解为输入信号的突触滤波和树突滤波. $\phi_y(\boldsymbol{r},t)$ 是由神经集群 y 产生的神经场, 表示作用于其他神经集群的输入脉冲率. 为了简化模型, 不同神经元群之间的传递延迟在此模型中均未被考虑. 但在 RE 的输入脉冲率中特别地考虑了延迟参数时滞 τ, 即 $\phi_r(\boldsymbol{r}, t-\tau)$ 来描述由于 GABA$_B$ 通过第二信息作用而导致的慢的突触动力学. 和之前研究中的设置一致[31,32], τ 在 [20ms,70ms] 范围内变动. 注意, $\phi_n = 2$mV·s 是 TC 上的非特异性输入. v_{xy} 描述从神经元集群 y 到神经元集群 x 的耦合强度. $a=50$s^{-1} 和 $b=200$s^{-1} 分别表示细胞体对输入信号响应的衰减和上升时间常数的倒数, 既依赖于投射神经元, 也依赖于接收神经元, 但是为了模型操作上的简便, 这里假设所有被考虑的神经元群的 a 和 b 值相同.

在本节中将考虑对 STN(s) 加入电刺激信号. 特别地, 当外部刺激应用于 STN 时, STN 的膜电压 $V_s(\boldsymbol{r}, t)$, 由下式确定:

$$D_{ab}V_x(\boldsymbol{r}, t) = \sum_{y\in\Lambda} v_{xy}\phi_y(\boldsymbol{r}, t) + v_s\phi_{\text{DBS}}(\boldsymbol{r}, t) \tag{6-4}$$

其中 $\phi_{\text{DBS}}(\boldsymbol{r}, t)$ 是由刺激电极产生的电场的输入脉冲, v_s 是刺激电场的强度, 单位为 V.

针对考察的网络系统, 其每个神经元群 x 的脉冲以平均传导速率 v_x 传播到其他神经元群时会引起场 ϕ_x. 在连续的范围内, 这种传播的类型近似于衰减的波动方程[31,32], 定义如下:

$$\frac{1}{\gamma_x^2} \left[\frac{\partial^2}{\partial t^2} + 2\gamma_x\frac{\partial}{\partial t} + \gamma_x^2 - v_x^2\nabla^2 \right] \phi_x(\boldsymbol{r}, t) = R_x(\boldsymbol{r}, t) = \Gamma\left[V_x(\boldsymbol{r}, t)\right] \tag{6-5}$$

这里 ∇^2 表示拉普拉斯算子 (二阶空间导数), r_x 表示神经元群 x 轴突的特征范围, $\gamma_x = v_x/r_x$ 控制脉冲的时间衰减率. 失神癫痫发作是一种典型的广义性发作, 其动力学活动遍布整个大脑. 当将全脑视为一个连续体, 且假设此平均场模型中的空间活动是均匀分布时[55], 可以忽略其空间导数, 并令公式 (6-5) 中的 $\nabla^2 = 0$. 另外, 与其他神经元集群相比, 皮质兴奋性锥体神经元 PY 具有足够长的轴突, 其产生的突触电场 ϕ_p 传播到其他神经元集群时会产生显著的投射效应. 由以上假设, 皮质的兴奋性轴突场最终被定义为

$$\frac{1}{\gamma_p^2} \left[\frac{\partial^2}{\partial t^2} + 2\gamma_p\frac{\partial}{\partial t} + \gamma_p^2 \right] \phi_p = R_p(t) = \Gamma\left[V_p\right] \tag{6-6}$$

其中 $\gamma_p = 100\text{Hz}$ 是控制皮质脉冲的时间阻尼率. 对于其余的神经元集群, 由于轴突较短, 其传播效果可以被忽略, 即假设脉冲 $\phi_z = \Gamma(V_z) = R_z(t), z \in \{i, d_1, d_2, g_1, g_2, s, r, t\}$. 特别地, 我们假设 $V_i = V_p$ 和 $R_i = R_p$, 这是因为皮质内连接性的耦合强度与涉及的突触数目成比例[56-58]. 这样就进一步地简化了平均场模型, 使得其在数值仿真上变得更容易处理.

因此, 根据方程式 (6-1)~(6-6), 具有 STN 自突触动力学和电刺激 STN 的MBGCT 模型可写为以下非自治系统:

$$\frac{\mathrm{d}^2\phi_p(\mathrm{t})}{\mathrm{d}t^2} = -2\gamma_p \frac{\mathrm{d}\phi_p(t)}{\mathrm{d}t}(t) - \gamma_p^2 \phi_p(t) + \gamma_p^2 \Gamma(V_p(t)) \tag{6-7}$$

$$\frac{\mathrm{d}^2 X(t)}{\mathrm{d}t^2} = abY(t) - (a+b)\frac{\mathrm{d}X(t)}{\mathrm{d}t} \tag{6-8}$$

其中

$$X(t) = [V_p(t), V_{d_1}(t), V_{d_2}(t), V_{g_1}(t), V_{g_2}(t), V_s(t), V_r(t), V_t(t)]^\mathrm{T} \tag{6-9}$$

$$Y(t) = \begin{bmatrix} v_{pp}\phi_p + v_{pi}\Gamma(V_p) + v_{pt}\Gamma(V_t) + \underline{v_{pg_2}\Gamma(V_{g_2})} - V_p(t) \\ v_{d_1p}\phi_p + v_{d_1d_1}\Gamma(V_{d_1}) + v_{d_1t}\Gamma(V_t) - V_{d_1}(t) \\ v_{d_2p}\phi_p + v_{d_2d_2}\Gamma(V_{d_2}) + v_{d_2t}\Gamma(V_t) - V_{d_2}(t) \\ v_{g_1d_1}\Gamma(V_{d_1}) + v_{g_1g_2}\Gamma(V_{g_2}) + v_{g_1s}\Gamma(V_s) - V_{g_1}(t) \\ v_{g_2d_2}\Gamma(V_{d_2}) + v_{g_2g_2}\Gamma(V_{g_2}) + v_{g_2s}\Gamma(V_s) - V_{g_2}(t) \\ v_{sp}\phi_p + v_{sg_2}\Gamma(V_{g_2}) + \underline{v_{ss}\Gamma(V_s)} - V_s(t) + \boxed{v_s\phi_{DBS}(t)} \\ v_{rp}\phi_p + v_{rg_1}\Gamma(V_{g_1}) + v_{rt}\Gamma(V_t) - V_r(\mathrm{t}) \\ v_{tp}\phi_p + v_{tg_1}\Gamma(V_{g_1}) + v_{tr}^A\Gamma(V_r) + v_{tr}^B\Gamma(V_r(t-\tau)) - V_t(\mathrm{t}) + \phi_n \end{bmatrix}$$
$$\tag{6-10}$$

其中双下画线和矩形框分别代表 STN 自突触动力学和 STN 电刺激.

6.2.3 电荷平衡的双相脉冲刺激模式

本节考虑的刺激模式为电荷平衡的双相脉冲刺激模式 (CBBP)[24,59], 基本的刺激单元为阳极和阴极之间短暂且规则地重复的电压差. 图 6.2 分别展示了不对称 (AS) 和对称 (S) 的分别具有 $(x \neq 0)$ 和不具有 $(x = 0)$ 相位间期 (Inter-Phase Gap, IPG) 的 CBBP, 即 AS-CBBP-IPG0 (图 6.2(a))、AS-CBBP-IPGx (图 6.2(b))、S-CBBP-IPG0 (图 6.2(c)) 和 S-CBBP-IPGx (图 6.2(d)). 在本节中,

该刺激脉冲表示为可调幅度 (电压: 0~1.25V)、持续时间 (脉冲宽度: 0~2.2ms) 和频率 (10~230Hz) 的矩形脉冲.

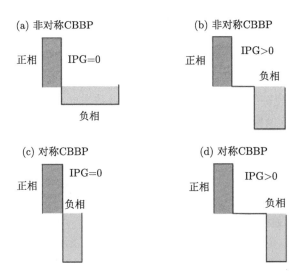

图 6.2 非对称 (a), (b) 和对称 (c), (d) 的电荷平衡的双相脉冲 (CBBP) 深脑刺激 (DBS) 示意图. IPG 是脉冲间期

特别地, CBBP 的四种刺激范例可以用如下计算式表达:

$$\phi_{DBS}(t) = D_{S/AS}(t) \tag{6-11}$$

其中

$$D_S(t) = \begin{cases} \delta, & kT < |t| \leqslant kT + \delta \\ -\delta, & kT + \delta + IPG < |t| \leqslant kT + 2\delta + IPG \\ 0, & \text{其他} \end{cases} \tag{6-12}$$

和

$$D_{AS}(t) = \begin{cases} \delta, & kT < |t| \leqslant kT + \delta \\ 0, & kT + \delta < |t| \leqslant kT + \delta + IPG \\ \dfrac{-\delta}{T - \delta - IPG} & kT + \delta + IPG < |t| \leqslant (k+l)T \end{cases} \tag{6-13}$$

分别代表具有 IPG 的对称和非对称 CBBP, T 和 δ 是刺激脉冲周期和脉冲电流持续时间, $k \in \mathbf{N}$.

6.2.4　SWD 的控制指标

本节的模拟环境为 MATLAB, 采用标准四阶龙格–库塔方法. 模拟时长设为 25s 以便使系统达到稳定状态, 时间分辨率固定为 0.05ms. 5~25s 稳定状态下的数据用于统计分析. 我们对模型的几个关键参数进行动力学状态分岔和主频分析, 以表征临界状态转换和神经振荡. 分岔图是通过计算时间序列 ϕ_p 的稳定局部极小值和极大值来获得的, 同时通过 ϕ_p 的快速傅里叶变换估计功率谱密度, 其中最大峰值频率被定义为神经振荡的主频. 在二维参数平面上, 通过状态分岔和主频分析, 可以粗略地区分出典型的 2~4Hz SWD 振荡区域 (例如, 参见图 6.3(a) 中的区域 II). 为了定量观察 SWD 的控制效果, 我们给出了如下的 SWD 的控制百分比:

$$\eta = \frac{M\,(\mathrm{SWD}) - N\,(\mathrm{SWD})}{M\,(\mathrm{SWD})} \times 100 \tag{6-14}$$

这里我们把二维参数区域进行均匀网格划分, 得到 $n \times n$ 个网格点, 其中 $M\,(\mathrm{SWD})$ 表示系统显示 SWD 的最大参数网格点数, $N\,(\mathrm{SWD})$ 表示 STN 经过 CBBP 刺激后系统呈现 SWD 的参数网格点数. 因此, η 代表 SWD 被有效控制的比例.

6.2.5　STN 自突触动力学诱导的 SWD 发作终止

先前的实验和计算证据已经证明, 基底神经节的典型核团的自突触连接可能涉及癫痫的发生机制. 此外, 研究表明, 丘脑网状核 (RE) 中的 GABA$_B$ 受体的缓慢动态过程在触发失神发作的发生和终止中起重要作用. 为了理论上分析 STN 自突触对 RE 中 GABA$_B$ 受体诱导的失神癫痫的调节效果, 我们在由自突触耦合强度和 RE 突触时滞组成的二维 (v_{ss}, τ) 平面上, 对模型进行动力学状态分岔和主频分析. 如图 6.3(a) 所示, (v_{ss}, τ) 参数平面上呈现四种类型的动力学状态即 I: 饱和状态, II: SWD 放电, III: 低放电状态和 IV: 简单振荡. 当从 GPe 投射到皮质的抑制作用较小 (如 $v_{pg_2} = 0.05$mV·s) 且 GABA$_B$ 介导的时间延迟 τ 太长时, STN 的自突触兴奋作用和 RE 的抑制作用对 TC 神经元的影响相当微弱. 此时, 大脑皮质和 TC 之间的递归兴奋性能够在短时间内驱动皮质锥体神经元集群放电率达到饱和状态 (区域 I). 对于适中大小的 τ 和较小的突触强度 v_{ss} (例如, $v_{ss} \leqslant 0.075$mV·s), STN 通过前向的 L_0: STN→GPi→TC→PY 通路和后向的 L_1: STN→GPe→PY 通路对皮质起作用, 此时影响较弱. 但是, 由于 RE→TC 通路中 GABA$_A$ 和 GABA$_B$ 独立地起作用, 所以 TC 可以在不同的时刻被有效地抑制, 从而形成 TC 特定的振荡模式. 当这种效应传播到皮质时, 就能产生 SWD 振荡 (区域 II). 与图 6.3(b) 对照可见, SWD 的振荡频率在 2~4Hz 范围内, 这与失神癫痫患者的临床 EEG 记录一致. 最后, 当 τ 足够小时, GABA$_A$ 和 GABA$_B$ 的独立调解间隔足够接近, 因此这两个作用效果就会融合在一起, 最终导致简单振荡 (区域 IV).

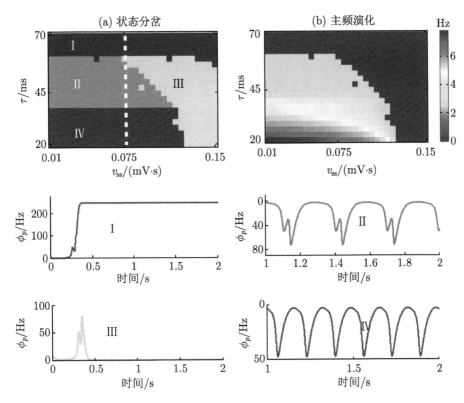

图 6.3 STN 自突触对癫痫失神发作的控制效果. 二维参数平面 (v_{ss}, τ) 上四种动力学分布及其相应的主频演化图. (I) 饱和放电状态 (τ=65ms, v_{ss}=0.05mV·s); (II) 棘慢波 (SWD) (τ=45ms, v_{ss}=0.05mV·s); (III) 低放电状态 (τ=45ms, v_{ss}=0.14mV·s); (IV) 简单振荡 (τ=25ms, v_{ss}=0.05mV·s). 其他模型参数参见表 6.1

注意到, GPi→TC 和 GPi→RE→TC 对 TC 的两条抑制性作用路径之间存在竞争关系. 然而, 由于 GPi→RE 的间接调制功能, GPi→TC 的抑制作用路径占主导地位. 因此, 我们主要考虑 STN→ GPi→TC→PY 的前向投射路径. 结果显示, 当 STN 的自突触强度从 $v_{ss} = 0.075$mV·s 进一步增加时, 增强的 STN 自突触作用会通过前向投射路径 STN→ GPi → TC →PY [L_0] 和后向投射路径 STN→GPe→PY[L_1] 对皮质产生充分抑制作用, 最终驱动皮质系统进入低放电状态 (区域 III).

6.2.6 后向投射路径对 SWD 控制的强化效果

在本节中, 我们定量研究过强的 STN 自突触强度 (如 $v_{ss} > 0.075$mV·s) 通过前向和后向两种投射路径 (由 [L_0] 和 [L_1] 表示) 对 SWD 的控制效果. 对照公式 (6-14) 的说明, 我们用 10×10 网格点均匀分割二维参数平面 $(v_{tp}, \tau) \in$

[1.8mVs, 3.2mVs] × [20ms, 70ms] 区域, 然后分别计算 M (SWD) 和 N (SWD), 由公式 (6-14) 得到 SWD 的控制百分比. 如图 6.4(a) 所示, 在 (v_{tp}, τ)2-D 参数区域, 固定后向投射路径的 GPe→PY 通路的耦合强度 $v_{pg_2} = -0.05$mV·s, 当 $v_{ss} = 0.04$mV·s, 即 STN 自突触强度较弱时, 系统呈现三种类型的动力学状态 (上图) 即饱和态 (I), SWD (II) 和简单振荡 (IV). 所以 STN 的弱自突触作用不能驱动系统转迁到低放电状态. 但是当自突触强度较大时 (v_{ss}=0.1mV·s, 如图 6.4(a) 的下图所示), 通过两条投射路径的作用皮质能够被有效抑制, 致使其转迁到低放电状态.

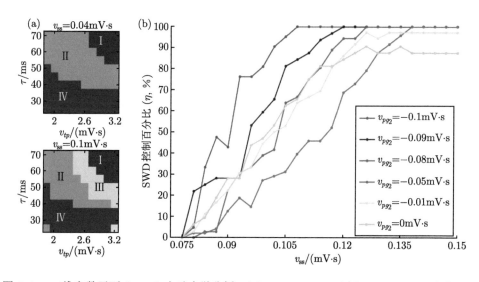

图 6.4　二维参数平面 (v_{tp}, τ) 上动力学分析. (a) v_{ss}=0.04mV·s(上),v_{ss}=0.1mV·s (下). (I) 饱和放电状态; (II) 棘慢波 (SWD); (III) 低放电状态; (IV) 简单振荡. (b) v_{tp} 调节下, 自突触 v_{ss} 对 SWD 的控制效果

在图 6.4(b) 中, 我们系统地给出随着 v_{ss} 从 0.075mV 持续增加到 0.15mV 时 SWD 的控制百分比的演化趋势, 其中公式 (6-14) 中 M (SWD) 是通过固定 $v_{ss} = 0.075$mV·s 来计算的. 如图 6.4(b) 中粉红色折线所示 (固定 $v_{pg_2} = -0.05$mV·s, 即维持后向投射作用有效), 可以清楚地看到, 随着 v_{ss} 逐渐增加, SWD 受到前向和后向投射路径的作用而逐渐得到控制. 特别是当 $v_{ss} = 0.138$mV·s 时, STN 的超强自突触作用可以完全驱使系统从 SWD 转迁到低放电状态, 即癫痫的失神发作得到完全控制. 为了验证后向投射路径是否可靠地对控制 SWD 起作用, 我们特别地设置 $v_{pg_2} = 0$mV·s(绿线), 即完全阻断了后向投射通路对皮质的抑制作用. 与粉红线相比, 绿线清楚地表明由于前向投射单一路径控制效应, 最终 SWD 不能完全得到控制 (约剩余 10%). 另一方面, 增强后向投射作用, SWD 可以相对更容易地得

到完全控制. 特别地, 当 $v_{pg_2} = -0.1$mV·s (如蓝色折线所示), 在 $v_{ss} = 0.108$mV·s 时 SWD 就可以得到完全控制.

6.2.7 高频和低频刺激对 SWD 振荡的双向调控

已经证实 STN 参与了失神发作的发生和终止, STN 神经元的膜兴奋性可以通过插入 STN 的电极施加刺激来改变. 在本小节我们主要研究 STN 自突触调节下由同心双极电极施加的电荷平衡的双相脉冲刺激 (CBBP) STN 对失神发作的控制效果. 与实验设置一致, 本节考虑具有相位间期的对称的电荷平衡双相脉冲刺激, 即 S-CBBP-IPGx ($x = T - 2\delta$). 注意, CBBP 刺激模式的正脉冲和负脉冲之间的周期性切换可导致 STN 神经元的膜兴奋性的反复振荡. 大多数临床和实验的 DBS 使用可调幅度 (1~10V)、持续时间 (0.06~0.45ms) 和脉冲率 (每秒 2~250 个脉冲) 的矩形电压脉冲. 这里为了减少过强电流对大脑的副作用, 作为折中方案, 我们增加脉冲持续时间 (即 1.2~2ms) 以减小刺激幅度来达到类似效果.

如图 6.5(a_1), (a_2) 所示, 0.1~1.25V 的相对较弱的刺激振幅就可对 SWD 产生显著影响. 另外, 我们将脉冲频率固定在 10~230Hz 之内. 在数值计算过程中, 刺激序列由方程 (6-11)~(6-13) 来确定. 基于这些参数设置, 我们分别评估了 STN 刺激强度 (图 6.5(a_1), (a_2)), 脉宽 (图 6.5(b_1), (b_2)) 和刺激频率 (图 6.5(c_1),(c_2)) 对癫痫失神发作的控制效果. 相应地, STN 的自突触和 S-CBBP 刺激对 SWD 的联合效果分别在二维参数区域 (v_{ss}, A), (v_{ss}, δ) 和 (v_{ss}, f) 上进行.

从图 6.5(a_1), (a_2) 中可以看出, 对于弱自突触强度, SWD 对应的参数格点数为 50 左右, 只有高刺激振幅 (A) 才能最终减少 SWD 发生. 当自突触作用增加, 例如 $v_{ss} = 0.05$mV·s 时, 随着刺激振幅增加可以逐渐减少 SWD 的数量. 特别地, 1V 的刺激幅度可以完全控制 SWD. 在图 6.5(b_1), (b_2) 中可以观察到类似的结果, 其中我们分别用脉宽为 1.2~2ms 的刺激脉冲 (δ) 以及 1V 和 100Hz 的刺激振幅和刺激频率来刺激 STN. 结果显示, 在较弱的自突触调节下, 随着刺激脉宽的增加, SWD 的数量有明显减少的趋势.

此外, 之前的研究表明 DBS 效果特定地依赖于所采用的刺激频率. 在本节中, 从图 6.5(c_1), (c_2) 可以清楚地看到, 在适中的自突触调节下, 低频 (如 <50Hz) 和高频 (如 >150Hz) 刺激都显著增强了 SWD 发生的数量. 而适中的刺激频率 (如约 100Hz) 能够很大程度地控制 SWD 发生的数量. 该结果表明频率依赖的刺激模式可以双向调制 SWD 发生. 究其本质, 这是因为低频刺激不会影响 STN 神经元的内在活动. 随着刺激频率的增加, 刺激效果被叠加以增强 STN 神经元的内在活动和神经活动的传递效率, 进而通过 STN 的前向和后向投射路径来抑制 SWD 的发生. 尽管如此, 随着刺激频率越来越大, 高频刺激可以掩盖 STN 的内在活动, 导致信息损失并削弱 DBS 的控制效果, SWD 的数量逐渐增加.

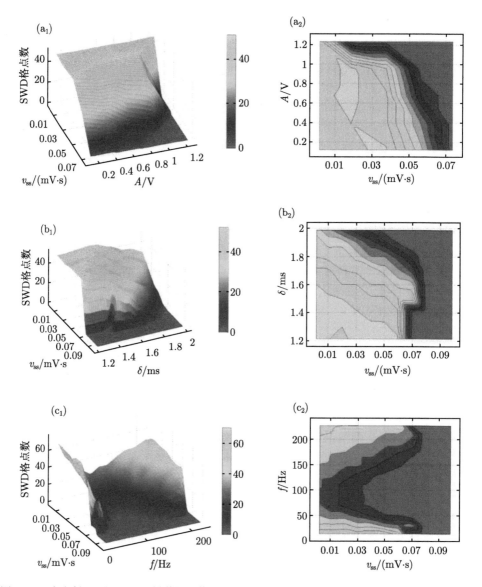

图 6.5　自突触 v_{ss} 和 CBBP 刺激共同作用对 SWD 的控制效果, 其中固定刺激参数 (a_1), (a_2): $f = 100Hz, \delta = 2ms$; (b_1), (b_2): $A = 1V$, $f = 100Hz$ 和 (c_1), (c_2): $\delta = 2ms$, $A = 1V$. 同时分别增加刺激振幅 (a_1), (a_2), 刺激脉冲时长 (b_1), (b_2) 和刺激频率 (c_1), (c_2)

为了进一步评估特定刺激频率对 SWD 控制的增强效果, 如图 6.6(a) 所示, 我们首先以固定脉宽为 2ms 的刺激脉冲刺激 STN, 同时逐渐增加刺激幅度 (SA = 0.7V, 0.75V, 0.8V, 0.85V, 0.9V) 和刺激频率 (SF = 40Hz, 70Hz, 100Hz, 130Hz).

统计结果表明, 当 SA 从 0.7V 增加到 0.9V 时, SWD 的发生逐渐被抑制. 特别地, 我们还可以清楚地看到, 在适中的频率刺激 (即 70Hz 和 100Hz) 下 SWD 数量明显小于低频 (40Hz) 和高频 (130Hz) 对 SWD 的控制数量. 类似地, 在图 6.6(b) 我们以 100Hz 的固定频率刺激 STN, 同时逐渐增加刺激脉冲的脉宽 (SD = 1.1ms, 1.5ms, 1.8ms, 2ms, 2.2ms) 和刺激幅度 (SA = 0.8V, 1V, 1.2V). 统计表明, 当 SD 从 1.1ms 增加到 2.2ms 时, SWD 的发生数量逐渐被减小. 另外值得注意的是, 较大的 SA 更容易抑制 SWD 的发生. 接着, 在图 6.6(c) 中, 我们用 0.8V 的固定 SA 刺激 STN, 以及逐渐增加脉冲持续时间 (SD = 1.8ms, 2ms 和 2.2ms) 和刺激频率 (SF = 40Hz, 70Hz, 100Hz, 130Hz 和 160Hz). 结果显示, 随着 SF 增加, SWD 数量先减少再增加. 特别地, 在 70Hz 和 100Hz 频率刺激下获得了最小数量的 SWD. 这意味着刺激频率可以双向调制 SWD 发生. 特别是随着 SD 的递增可以进一步提高频率的双向调制效果. 最后, 我们检验 STN 自突触作用对频率双向调控效果的贡献. 图 6.6(d) 中 v_{ss} = 0.05mV·s(红线) 对应图 6.6(c) 中 δ = 2ms 的情形. 为了观察 STN 自突触的效果, 在图 6.6(d) 中我们固定 δ = 2ms, 然后逐渐增加 v_{ss}(0.01mV·s, 0.03mV·s, 0.05mV·s, 0.07mV·s). 结果显示, 在 v_{ss} = 0.07mV·s 时, 频率的双向调节效果得到显著增强, 在频率为 70Hz 和 100Hz 时, SWD 达到了最小值. 总之, 这些结果表明 STN 参与了 SWD 的节律活动.

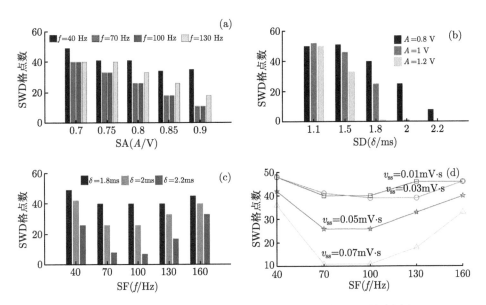

图 6.6 STN 的 S-CBBP-IPGx 刺激参数对 SWD 的控制效果, 其中固定 δ=2ms (a), f=100Hz (b), A=0.8V (c) 分别改变其他两个刺激参数. (d) 自突触作用调控下, 刺激频率对 SWD 的控制效果, 其中 δ=2ms, A=0.8V

6.2.8　双相脉冲相位间期对 SWD 的控制效果

很多实验研究调查了不同刺激脉冲模式的调控效果. 特别地, 研究证实在 CBBP 的双相脉冲之间适当增加 IPG 可以显著提高刺激的控制效果. 此外, 研究还发现具有 IPG 的对称 CBBP-DBS (S-CBBP-IPG$_x$) 比具有 IPG 的非对称 CBBP-DBS (AS-CBBP-IPG$_x$) 更有效. 因此, S-CBBP-IPG$_x$ 是临床比较感兴趣的 DBS 刺激模式之一. 为了探究这些刺激策略在控制失神发作中是否仍然有效, 在本节中我们比较了 AS-CBBP-IPG$_x$ 和 S-CBBP-IPG$_x$ 两种类型的刺激模式对 SWD 的控制效果.

特别地, 我们设定 IPG 的值即 x 从 0 ms 逐渐增加到 6ms, 再从 6ms 逐渐减少到 0ms. 图 6.7 中的统计分析清楚地表明 AS-CBBP-IPG$_x$ 和 S-CBBP-IPG$_x$ 的刺激效果在定性上是类似的. 即缺少或较大 IPG 的 CBBP-DBS 可以增强 SWD 发生, 而适中的 IPG (例如, IPG = 2 ms, 3 ms 和 4ms) 可以有效地抑制 SWD 发生. 特别地, STN 自突触动力学可以进一步改进 CBBP-IPG$_x$ 的刺激效果. 但是, 总的来说, AS-CBBP-IPG$_x$ 的效果远低于 S-CBBP-IPG$_x$. 这些结果与先前实验模型中采用的两种 AS-CBBP-IPG$_x$ 和 S-CBBP-IPG$_x$ 刺激的效果相一致.

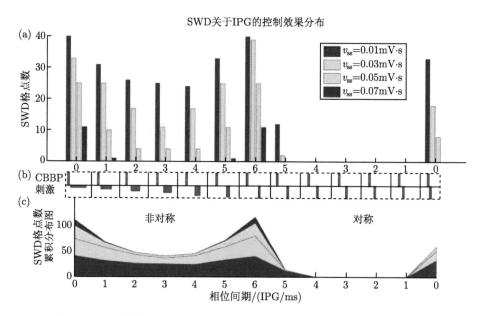

图 6.7　(a) CBBP 刺激的 IPG 对 SWD 数量的控制效果. 其中刺激振幅为 0.8V, 刺激频率 100Hz, 正相脉冲时长为 2ms. (b) AS-CBBP-IPG$_x$ 与 S-CBBP-IPG$_x$ 刺激模态, 其中 IPG 变化范围为 1∼6ms. (c) STN 四种不同自突触强度的 SWD 累积数量关于不同刺激模态的演化趋势图

6.3 基于基底节调节作用的失神发作的闭环控制

6.3.1 问题描述

SWD 与皮质–丘脑回路 (CT) 的反射活动所引起的异常同步振荡密切相关 [60,61], 这种振荡依赖于由相应的平均膜电位所决定的神经元群体的时空平均放电率 (Mean Firing Rate, MFR). 通过自主控制皮质–丘脑回路中关键核团的 MFR, 可以有效抑制 SWD 振荡, 从而削弱癫痫失神发作. 然而, 皮质–丘脑回路的自我调节并不总是成功的. 在这种情况下, 神经系统会借助其他核团的补偿或调节作用来间接调制皮质–丘脑环路行为至正常水平. 实际上, 解剖学研究表明, 大脑皮层和丘脑通过基底神经节 (BG) 这一关键的深部脑核进行间接交流 [62,63]. 特别地, 无论实验 [64,65] 还是理论 [31,32] 都证实 BG 参与癫痫失神发作的控制或调节. 因此, 皮质–基底节–丘脑 (BGCT) 回路已经作为一个有前途的研究框架被用来理解 SWD 的产生机制及其调控.

本节基于由 Chen 等 [31,32] 提出的 BGCT 模型 (图 6.8(a)), 根据基底节的调节原理, 视其为 2I : 3O 的输入–输出反馈调节器, 由此提出了一个具有反馈调节器的改进的皮质–丘脑环路平均场网络模型 SBGCT (图 6.8(b)). 这里 2I 代表 BG 接收来自皮质–丘脑环路两个不同核团的信息输入, 同时经过分析以后分别输出调控信号反馈到皮质–丘脑环路的三个不同核团. 为了便于探索 BG 的调节原理, 这里我们假定这三个反馈信号为 3 个特定的输入常数, 由此进一步提出了一个简化的皮质-丘脑环路模型 (RCT, 图 6.8(c)).

注意, 正常生理情况下, BG 是能够有效调节异常的 CT 环路至正常水平. 然而当 BG 抑制 CT 产生的失神发作失败时, 除了前面的方法来改善 BG 的调节作用外, 临床上如何等效地代替 BG 来行使对 CT 的调节功能是本节研究的重点. 事实上, 大多数神经系统疾病与改变的脑动力学有关. 原则上, 异常的大脑活动可以通过电刺激来恢复. 按照惯例, 高频刺激 (HFS, 如 >100Hz [66-70]) 已经被用于各种神经障碍的治疗, 通过抑制或调节靶向功能来控制病态行为. 同时低频刺激 (LFS, 如 0~10Hz [18,71-76]) 也已经被实验证实是一种有效的癫痫治疗方法.

另一方面, 尽管 DBS 是一种安全有效的神经介入治疗疾病的技术, 但是刺激靶点的选择、刺激参数和刺激的时空模式等都是影响刺激效果的关键因素. 目前比较公认的刺激靶点包括丘脑底核 [66,67]、丘脑 [68,70,77]、皮质 [71,72] 等. 然而, 由于癫痫发作机制的神经复杂性, 各个常用的刺激靶点并不总是有效的, 癫痫脑异常活动的调节机制仍然是一个值得深入研究的科学问题.

本节受 BG 对 CT 的调节机制的启发, 首先可以确定的是癫痫的刺激靶点控

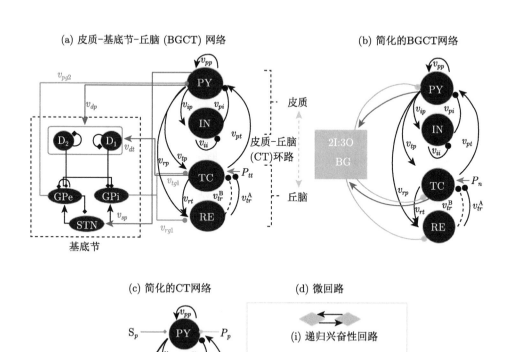

图 6.8　　(a) BGCT 环路示意图, 由①皮质兴奋性锥体神经元 (PY, p) 和抑制性中间神经元 (IN, i); ②丘脑中继核 (TC, t) 和网状核 (RE, r); ③基底节中纹状体 D_1 和 D_2 型神经元群、苍白球内侧部 (GPi, g_1) 和外侧部 (GPe, g_2)、丘脑底核 (STN, s) 组成. 箭头代表由谷氨酸介导的兴奋性突触, 圆圈代表 $GABA_A$(实线)/$GABA_B$(虚线) 介导的抑制性投射. 红色和蓝色线条分别表示 BG 接收来自皮质–丘脑环路的兴奋性输入和反馈回皮质–丘脑环路的抑制性输出. (b) 简化的 BGCT 模型 (SBGCT), 其中 BG 被看作一个 2I:3O 调制器, 即接收来自皮质–丘脑环路 2 个核团的兴奋性输入和反馈回皮质–丘脑环路 3 个核团的抑制性输出. (c) 简化的 CT 模型 (RCT), 这里将来自 BG 的 3 个反馈抑制信号 P_p, P_t, P_r 作为皮质–丘脑环路的特定输入常数. S_p, S_t, S_r 是用于神经调节的外部刺激输入. (d) CT 环路中形成的主要神经微回路: (i) 递归兴奋性[78]; (ii) 前馈抑制性[78]; (iii) 去抑制[79]

制在 CT 环路内. 另外为了增大刺激参数选择的灵活性和刺激的有效性水平, 本节将考虑不同时空模式下的多目标核团并行或协调重置刺激策略. 同时还将考虑刺激电量的消耗和能源节约问题来延长电池寿命, 还有持久或高强刺激引起的组织损伤及刺激副作用等问题. 因为癫痫发作紧密关联于脑的异常放电率, 我们将通过平均场网络模型计算不同神经核团的平均放电率 (MFR) 来阐释刺激调节癫痫失神发作的动力学机理.

6.3.2 网络结构及其动力学模型

皮质–基底节–丘脑 (BGCT) 环路结构图前面一节已经给出了详细介绍, 它是由皮质–丘脑 (CT) 致痫子环路和基底神经节 (BG) 调节子环路组成. CT 致痫子环路由皮质兴奋性锥体神经元群 (PY, p)、抑制性中间神经元群 (IN, i)、丘脑中继核 (TC, t) 和丘脑网状核 (RE, r) 组成; BG 调节子环路由纹状体 D_1 型和 D_2 型神经元群、苍白球内侧部 (GPi, g_1) 和外侧部 (GPe, g_2)、丘脑底核 (STN, s) 组成. BGCT 的连通性与 [31,32] 一致, 即箭头代表由谷氨酸介导的兴奋性突触, 圆圈代表 $GABA_A$(实线)/ $GABA_B$(虚线) 介导的抑制性投射. 红色和蓝色线条分别表示 BG 接收来自皮质–丘脑环路的兴奋性输入和反馈回皮质–丘脑环路的抑制性输出. P_n 为非特异性丘脑底核输入常数.

从图 6.8(a) 仔细观察发现, BG 实际上接收来自皮质–丘脑环路的 2 个核团 (PY, TC) 的兴奋性输入信息, 经过 BG 分析处理以后接着反馈给皮质–丘脑环路 3 个核团 (PY, TC, RE) 的抑制性信号, 以此来调节皮质–丘脑环路的振荡行为. 由此可见, BG 实际上作为一个 2 输入-3 输出的 2I:3O 反馈调节器存在. 所以图 6.8(b) 给出了一个具有 2I:3O 反馈调节器的改进的 BGCT 环路平均场网络模型 (SBGCT, 图 6.8(b)). 为了便于探索 BG 的调节原理, 这里我们假定这三个反馈信号为 3 个特定的输入常数, 由此进一步提出了一个简化的皮质–丘脑环路模型 (RCT, 图 6.8(c)). 值得注意的是, $P_p = P_t = P_r = 0$ 代表 BG 的异常反馈调节或调节失效. 这种情况下, 一般会引起 CT 的异常振荡活动, 如大脑皮质的癫痫样放电. RCT 模型也因此成为目前研究癫痫发生机理的常规模型. 上面的分析也提示我们, 当 BG 调节失效时, CT 环路的 PY, TC, RE 三个核团可作为目标核团来进行刺激调控. 此外, BGCT 环路也存在递归兴奋性、前馈抑制性和去抑制等神经微回路, 可依此来解释癫痫的发生机制和调控原理.

本节我们主要考虑简化的皮质–丘脑网络模型, 并分别讨论深脑刺激皮质、丘脑网状核和丘脑中继核对癫痫失神发作的控制效果. 这一刺激调控由于假定 BG 的反馈信号是恒定常数输入, 所以可称之为开环调控策略. 然而, 如果刺激调控策略是基于 BG 对从 CT 获取的输入信息的分析结果做出的, 这种调控方式称为反馈闭环调控策略.

具有多目标核团刺激的 BGCT 模型可由以下二阶微分方程组表示:

$$
\begin{cases}
\phi_p''(t) = -2\gamma_p\phi_p'(t) - \gamma_p^2\phi_p(t) + \gamma_p^2\Gamma(V_p(t)) \\[2mm]
V_P''(t) = ab\left[v_{pp}\phi_p + v_{pi}\Gamma(V_p) + v_{pt}\Gamma(V_t) + v_{pg_2}\Gamma(V_{g_2}) - V_p(t) + \boxed{S_p(t)}\right] \\[1mm]
\qquad\quad - (a+b)V_p'(t) \\[2mm]
V_{d_1}''(t) = ab\left[v_{d_1p}\phi_p + v_{d_1d_1}\Gamma(V_{d_1}) + v_{d_1t}\Gamma(V_t) - V_{d_1}(t)\right] - (a+b)V_{d_1}'(t) \\[2mm]
V_{d_2}''(t) = ab\left[v_{d_2p}\phi_p + v_{d_2d_2}\Gamma(V_{d_2}) + v_{d_2t}\Gamma(V_t) - V_{d_2}(t)\right] - (a+b)V_{d_2}'(t) \\[2mm]
V_{g_1}''(t) = ab\left[v_{g_1g_2}\Gamma(V_{g_2}) + v_{g_1s}\Gamma(V_s) - V_{g_1}(t)\right] - (a+b)V_{g_1}'(t) \\[2mm]
V_{g_2}''(t) = ab\left[v_{g_2d_2}\Gamma(V_{d_2}) + v_{g_2g_2}\Gamma(V_{g_2}) + v_{g_2s}\Gamma(V_s) - V_{g_2}(t)\right] - (a+b)V_{g_2}'(t) \\[2mm]
V_s''(t) = ab\left[v_{sp}\phi_p + v_{sg_2}\Gamma(V_{g_2}) - V_s(t)\right] - (a+b)V_s'(t) \\[2mm]
V_t''(t) = ab\left[v_{tp}\phi_p + v_{tg_1}\Gamma(V_{g_1}) + v_{tr}^A\Gamma(V_r) + v_{tr}^B\Gamma(V_r(t-\tau)) - V_t(t) + \underline{P_n}\right. \\[1mm]
\qquad\quad \left. + \boxed{S_t(t)}\right] - (a+b)V_t'(t) \\[2mm]
V_r''(t) = ab\left[v_{rp}\phi_p + \underbrace{v_{rg_1}}_{K\cdot v_{tg_1}}\Gamma(V_{g_1}) + v_{rt}\Gamma(V_t) - V_r(t) + \boxed{S_r(t)}\right] - (a+b)V_r'(t)
\end{cases}
$$

$$(6\text{-}15)$$

数值模拟期间, 除非另有说明, 基本参数默认值可参考表 6.1, 其他都在正常的生理范围内调节以确保发生稳定的 2~4 Hz SWD 振荡行为. 和前面不同的是, 苍白球内侧部 (黑质网状部) 对丘脑中继核和网状核的双重调控强度由尺度因子 K 来控制, 即 $v_{rg_1} = K \cdot v_{tg_1}$. 具有皮质和丘脑特定输入常数的 P_p、P_t、P_r 的简化的皮质–丘脑模型 (RCT) 动力学可以缩减到如下方程组:

$$
\begin{cases}
\phi_p''(t) = -2\gamma_p\phi_p'(t) - \gamma_p^2\phi_p(t) + \gamma_p^2\Gamma(V_p(t)) \\[2mm]
V_p''(t) = ab\left[v_{pp}\phi_p + v_{pi}\Gamma(V_i) + v_{pt}\Gamma(V_t) - V_p(t) + \underline{P_p} + \boxed{S_p(t)}\right] - (a+b)V_p'(t) \\[2mm]
V_t''(t) = ab\left[v_{tp}\phi_p + v_{tr}^A\Gamma(V_r) + v_{tr}^B\Gamma(V_r(t-\tau)) - V_t(t) + \underline{P_n + P_t} + \boxed{S_t(t)}\right] \\[1mm]
\qquad\quad - (a+b)V_t'(t) \\[2mm]
V_r''(t) = ab\left[v_{rp}\phi_p + v_{rt}\Gamma(V_t) - V_r(t) + \underline{P_r} + \boxed{S_r(t)}\right] - (a+b)V_r'(t)
\end{cases}
$$

$$(6\text{-}16)$$

6.3.3 $m:n$ 开–关协调重置深脑刺激

由于本节考虑的是多目标刺激调控问题[80-82], 考虑到 CRS(Coordinated Resetting Stimulation) 协调重置刺激模式可以交替调控多个核团, 且本身是一种弱刺激策略, 同时能够有效地降低网络振子的活动水平[80,83-87], 本节将基于 CRS 及其衍生调控方案, 来优化癫痫失神发作的调控效果. 协调重置深脑刺激协议可以由以下式子来表示:

$$S_{\mathrm{CRS}}(t) = \sum_{x=p,r,t} \xi_x(t) S_x(t) \tag{6-17}$$

$\xi_x(t)$ 是示性函数, 当对应 x 的电极在时刻 t 处于激活状态时, $\xi_x(t) = 1$; 反之, 当对应 x 的电极在时刻 t 处于失活状态时, $\xi_x(t) = 0$. $x = p, r, t$ 分别指示兴奋性锥体神经元集群 (p)、丘脑网状核 (r) 和中继核 (t). $S_x(t)$ 是矩形波刺激模式[88,89], 见第 1 章, 包括单相正脉冲和负脉冲刺激等.

如图 6.9(a) 所示, 具体应用时, 可以通过调制示性函数 $\xi_x(t)$ 来达到依次交替激活植入到 PY(p)、TC(t)、RE(r) 三个目标刺激核团的电极, 实现三个核团协调重置刺激的目的. 在一个完整的 CRS 刺激周期 T_{CRS} 内, p, r, t 三个目标刺激核团中每个只连续接收时长为 $T_{\mathrm{CRS}}/3$ 脉冲刺激 (见图 6.9(b)). 协调重置时滞, 即两个

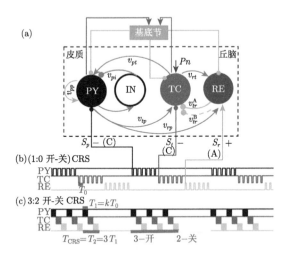

图 6.9　(a) 在 SBGCT 模型上对 PY(p), TC(t) 和 RE(r) 施加的协调重置刺激 (CRS), 其中 PY 和 TC 接收负相脉冲 (Cathodic, C) 刺激, RE 接收正相脉冲 (Anodic, A) 刺激; (b) (1:0 开–关)CCA-CRS 刺激模式, T_0 是在一个 CRS 刺激周期 T_{CRS} 内施加单个核团上的刺激脉冲的周期; (c) $m:n$=3:2 开–关 CCA-CRS: 每进行 3 个周期的 CRS 刺激 (3-开) 之后附带 2 个周期的刺激间歇期 (2-关), 其中每个周期的 CRS$(T_{\mathrm{CRS}} = T_2 = 3T_1)$ 刺激过程中每个核团平均接收 $T_1 = kT_0$ 时长的脉冲刺激

相邻刺激核团接收刺激的时间延迟为 $\tau = T_{\text{CRS}}/3$. 这种刺激模式能够避免连续刺激单一核团而造成组织损伤和减少能量损耗, 因此是一种弱刺激模式. 特别地, 在 CRS 刺激过程中, PY 和 TC 接收负脉冲刺激 (Cathodic, C), RE 接收正脉冲刺激 (Anodic, A), 所以这一协调重置刺激可称为 CCA-CRS 刺激模式.

　　事实上, CRS 刺激还可以进一步弱化成周期的 $m\!:\!n$ 开–关 CRS 刺激 (如图 6.9(c) 所示 $m\!:\!n = 3\!:\!2$ 时的情况), 即经历 m 个周期的 CRS 刺激之后 (刺激时长为 $m \cdot T_{\text{CRS}}$) 伴随着 n 个周期的刺激间歇期, 即 $\xi_{p,r,t}(\omega) \equiv 0, \omega \in [t, t + n \cdot T_{\text{CRS}}]$. 显然, $m\!:\!n$ 开–关 CRS 刺激的弱刺激特性主要是由 n 个周期的刺激间歇期决定的, 它可以影响 CRS 的平均刺激强度. n 越大, 刺激的间歇期越长, 周期的 $m\!:\!n$ 开–关 CRS 刺激的有效刺激时长 (占空比) 就会降低, 从而就会降低整体 CRS 刺激的有效频率. 特别地, 本节主要考虑 $m = 3$、$n = 2$ 的情形, 在 $3\!:\!2$ 开–关 CRS 刺激中, 平均每 3 个周期的有效刺激会伴随着 2 个周期的刺激间歇期, 正是这 2 个周期的刺激间歇期影响了间歇重置 CRS 刺激的平均刺激强度. 另外, 常规的 CRS 刺激可以看作是 $1\!:\!0$ 开–关 CRS 刺激.

　　下面给出 $m\!:\!n$ 开–关协调重置刺激的数值算法. 具体可以由以下公式来描述 [90,91]:

$$S_{\text{CRS}}(m, n, t) = \text{S}_\alpha(t)\, \text{sgn}\left(\prod_{i=0}^{n-1}[(m+n) - i - \beta]\right) \tag{6-18}$$

其中

$$\text{sgn}(x) = \begin{cases} 1, & x > 0 \\ 0, & x = 0 \\ -1, & x < 0 \end{cases} \tag{6-19}$$

而 α, β 计算公式为

$$\begin{cases} \alpha = \text{FIX}\left(\dfrac{t - \text{FIX}\left(\dfrac{t}{T_2}\right) \times T_2}{T_1}\right) + 1 \in \{1, 2, 3\} \\[4mm] \beta = \text{FIX}\left(\left(t - \text{FIX}\left(\dfrac{t}{T_2(m+n)}\right) \times T_2(m+n)\right)\Big/T_2\right) + 1 \in \{1, 2, \cdots, m+n\} \end{cases} \tag{6-20}$$

其中 α 决定刺激目标核团, β 决定开–关周期. $T_2 = 3 \times T_1$ 表示一个 CRS 刺激周期 T_{CRS}, $T_1 = kT_0$ 是在一个 CRS 周期内应用到每个目标核团的刺激时长, T_0 是一个单脉冲或双相脉冲刺激周期, $k \in \mathbf{Z}$ 表示每个 CRS 周期中每个目标核团共接收了 k 个周期的脉冲刺激. 这里我们应用 CRS 刺激到三个目标核团. FIX 是取整函数, 即将计算值近似到不超过它的最大整数.

为了便于数值模拟来验证本节的结果, 下面给出 $m{:}n$ 开–关协调重置刺激的 MATLAB 伪代码, 其中 $A_{\{p,t,r\}}, C_{\{p,t,r\}}, \delta_{\{p,t,r\}}, f_{\{p,t,r\}}$ 分别是正 (阳极) 脉冲和负 (阴极) 脉冲刺激振幅、有效刺激时长 (脉宽) 和刺激频率 ($1/T_{\{p,t,r\}}$); N 是总的计算时间点; $\mathrm{d}t$ 是计算步长; m, n 是一个 $m{:}n$ 开–关 CRS 刺激周期 $T_{m{:}n}^{\mathrm{CRS}} = (m+n) \times T_{\mathrm{CRS}}$ 中 CRS 的刺激周期数 m 和间歇周期数 n.

第一步: 计算持久性单 (双) 相脉冲刺激向量 $S_{\{p,t,r\}}$

$$\Phi_{\{p,t,r\}}^{+} = A_{\{p,t,r\}} * \mathrm{ones}\left(1, \mathrm{ROUND}\left(\frac{\delta_{\{p,t,r\}}}{\mathrm{d}t}\right)\right);$$

$$\Phi_{\{p,t,r\}}^{-} = -C_{\{p,t,r\}} * \mathrm{ones}\left(1, \mathrm{ROUND}\left(\frac{\delta_{\{p,t,r\}}}{\mathrm{d}t}\right)\right);$$

$$i = 1;$$

while $i < N$

$$S_{\{p,t,r\}}\left(1, i : i + \frac{\delta_{\{p,t,r\}}}{\mathrm{d}t} - 1\right) = \Phi_{\{p,t,r\}}^{+}(1, :);$$

$$T_{\{p,t,r\}} = 1/f_{\{p,t,r\}};$$

$$S_{\{p,t,r\}}\left(1, i + \mathrm{ROUND}\left(\frac{T_{\{p,t,r\}}}{\mathrm{d}t}\right) - \mathrm{ROUND}\left(\frac{\delta_{\{p,t,r\}}}{\mathrm{d}t}\right) : \right.$$

$$\left. i + \mathrm{ROUND}\left(\frac{T_{\{p,t,r\}}}{\mathrm{d}t}\right) - 1\right) = \Phi_{\{p,t,r\}}^{-}(1, :);$$

$$i = i + \frac{T_{\{p,t,r\}}}{\mathrm{d}t};$$

end

第二步: 构建 $m : n$ 开–关协调重置刺激模式

for $i = 1$ to N

$$nn = \text{FIX}\left(\left(\left(i - \text{FIX}\left(\frac{i}{TT*(m+n)}\right)\right) * TT * (m+n)\right)/TT\right) + 1$$

$$mm = \text{FIX}\left(\left(\left(i - \text{FIX}\left(\frac{i}{TT}\right) * TT\right)/(TT/3)\right)\right) + 1$$

if $nn \leqslant m$

　　if $mm = 1$　　then

　　　　$S_t(i) = S_r(i) = 0;$

　　　　elseif $mm = 2$　　then

　　　　　　$S_p(i) = S_r(i) = 0;$

　　　　　　elseif $mm = 3$　　then

　　　　　　　　$S_p(i) = S_t(i) = 0;$

　　　　　　　　endif

　　　　　　endif

　　　　endif

　　elseif $m < nn \leqslant m+n$

　　　　$S_p(i) = S_t(i) = S_r(i) = 0;$

　　endif

endfor

6.3.4 数值方法

数值方法基本与前一节类似. 另外本节还将利用 XPPAUT (一个软件包) 来进行动力学分岔分析.

平均放电率 (MFR) 是神经元集群活动的一个重要特征指标. 本节还将计算致痫 CT 环路和 BG 调节环路中几个关键神经元群或核团的平均放电率以动态地了解癫痫行为. 此外, 计算 MFR 对时间的均值 (Averaged MFR, AMFRs) 及其关于关键参数的分岔行为, 来研究其整体水平的演化机制. 特别地, 在 2-D 参数平面上通过计算 SWD 对应的 AMFRs 可以确定出 SWD 发生的临界 AMFRs, 即

SWD 触发 (Triggering) AMFRs (TAMFRs). 同时还可以得到低水平和高水平的 low/high-TAMFRs, 依此可以调查癫痫发作的动力学机理, 给予癫痫发生和终止的动力学解释, 并可以设计有效的开环或闭环控制策略.

除了刺激效果外, 如何延长电池寿命减少组织损伤, 也是评价刺激模式控制效果的重要指标. 关于电流消耗主要基于二维参数平面 (如 $(u,v)=(v_{tr},v_{pp})$) 与时间 $t(25s)$ 构成的三维空间来计算, 计算公式可以表示为

$$
Q(t) = \frac{1}{V} \iiint_\Omega |S_p(u,v,t)| + |S_t(u,v,t)| + |S_r(u,v,t)|\, \mathrm{d}u\mathrm{d}v\mathrm{d}t
$$

$$
= \frac{1}{V} \iint_S \mathrm{d}u\mathrm{d}v \int_0^{25s} |S_p(u,v,t)| + |S_t(u,v,t)| + |S_r(u,v,t)|\, \mathrm{d}t \quad (6\text{-}21)
$$

单位为 V·s.

6.3.5 皮质和丘脑自激励及其联合作用诱导的 SWD 动力学

我们首先考虑简化的 RCT 模型, 这里设置特异性输入 $P_p = P_t = P_r = 0$, 表示 BG 异常的反馈调制, 并观察 PY、TC 和 RE 对刺激的敏感性, 据此控制癫痫失神发作. 第 3、4 章研究皮质–丘脑环路时主要考察皮质–丘脑环路相互作用异常导致的癫痫失神发作, 本章主要考察皮质内神经元集群自激励和丘脑自激励及其联合作用诱导的癫痫失神发作.

丘脑内 RE 到 TC 的作用过程, $-v_{tr}$, 分别通过 GABA$_A$ 和 GABA$_B$ 受体双重介导[92,93], 其中 GABA$_B$ 比 GABA$_A$ 有更慢的活动过程, 具有显著的作用时滞 $\tau = 50\text{ms}$. 研究证实, 这种双重调节作用可以诱导典型 2~4Hz 的 SWD 振荡. 图 6.10(a) 给出了 ϕ_p 关于 $-v_{tr}$ 的状态分岔图. 首先, 当 $-v_{tr}$ 较小时, RE 对 TC 的抑制性较弱, 所以 TC 的兴奋性较强, 它和 PY 的递归兴奋性作用环路最终使得 PY 的活动达到饱和水平状态 (状态 I).

随着 $-v_{tr}$ 的增大, 来自 RE 的抑制性开始影响 TC 的放电率. 由于 TC 同时通过 GABA$_A$ 和 GABA$_B$ 受体介导的抑制性通路接收 RE 的输入信号, 并且它们具有不同的快慢时间尺度, 因此它们的双重作用可以塑造 TC 的放电状态. TC 又会进一步作用于皮质 PY 的动力学行为. 事实上, GABA$_A$ 和 GABA$_B$ 双重作用下对 TC 放电状态的重塑是受到两者时间尺度延迟 τ 决定的. 在一个振荡周期中, GABA$_A$ 介导的抑制性首先作用到 TC 降低其放电率, 继而通过与 PY 之间的递归兴奋性作用使其放电率逐渐恢复至上升状态. 这一恢复过程需要一定的时间. 理论上, 如果恢复时间小于 GABA$_A$ 相对于 GABA$_B$ 的时间延迟 τ, TC 神经元集群的放电率就会出现一个尖峰; 而后当 GABA$_B$ 介导的抑制性也作用到 TC 时, TC 受到两者双重抑制性作用, 放电率大幅降低, 且恢复时间更长, 形成了一个

明显的波动. 这样在一个振荡周期内出现了多对极大值和极小值, 模型就产生了一个棘慢波 SWD 振荡 (状态 II). 需要注意的是, 适当长的 $GABA_B$ 延迟 τ 是确保 SWDs 产生的必要条件.

尽管如此, 当 $-v_{tr}$ 较强时, TC 由于受到 $GABA_A$ 介导的更强的抑制性作用恢复上升的时间会延长, 当恢复延迟和 $GABA_B$ 相对 $GABA_A$ 的延迟 τ 相当时, 在一个振荡周期内只出现了一个慢波即只存在一对极大极小值, 也就是简单慢波振荡 (状态 III). 但是当耦合强度 $-v_{tr}$ 足够强时, TC 的放电率几乎全被 RE 抑制, 模型的输出会被压制到低放电状态区域 (状态 IV).

如图 6.10(b) 所示, 通过 XPPAUT 数值计算工具进行了 ϕ_p 关于 $-v_{tr}$ 动力学分岔分析. 结果显示, 从 RE 到 TC 的 GABA 能抑制性投射作用通过一系列的亚临界 Hopf 分岔 (SHBs) 和鞍结点分岔 (SNBs) 来改变 PY 的放电行为.

最近的实验结果表明, 新皮质锥体细胞的自突触 v_{pp} 可增强其簇放电行为[94]. 为了检验模型结果在一定参数范围内的普适性和稳定性, 我们进一步在 2-D 参数平面 $(-v_{tr}, v_{pp}) \in [0.2\text{mV·s}, 1.2\ \text{mV·s}] \times [0.5\ \text{mV·s}, 1.5\ \text{mV·s}]$ 上进行状态分岔分析. 同时, 通过频谱分析的方法计算了不同振荡状态下的主频率. 如图 6.10(c) 所示, 整个 $(-v_{tr}, v_{pp})$ 平面被划分为四个放电状态区域, 即 (A)SWD 振荡、(B) 饱和状态, (C) 低放电状态, (D) 简单振荡. 当抑制性 $GABA_{A/B}$ 投射强度 $-v_{tr}$ 太小时, 高达 $v_{pp} = 0.5\text{mV·s}$ 的自突触兴奋性足以在短时间内驱动皮质神经元群的放电率达到饱和状态 (B). 可以发现, 简单振荡和 SWD 振荡的主频率都受到 $-v_{tr}$ 和 v_{pp} 的影响, 并且增加它们的值都会抬升皮质神经振荡的主频率. 特别地, 太大的 v_{pp} 可导致 SWDs 的主频率超出典型的 2~4Hz 频率范围 (A_1), 出现大于 4Hz 的 SWD(A_2). 另外, 对应适当的 v_{pp}(如 $v_{pp} = 1$), 对于过强的 $-v_{tr}$, GABA 介导的抑制性也会很强, TC 神经元需要更长的时间来恢复它们的放电率, 模型输出分别为简单慢波振荡 (D) 和低水平放电状态 (C).

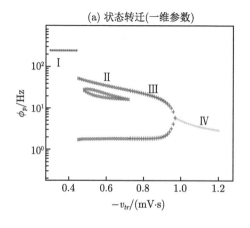

(a) 状态转迁(一维参数)

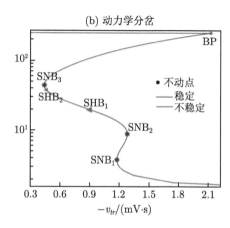

(b) 动力学分岔

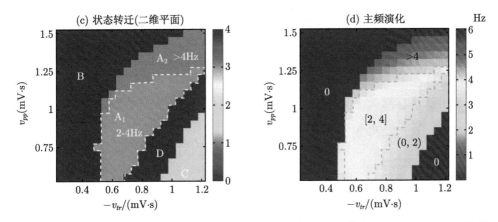

图 6.10 ϕ_p 关于 $-v_{tr}$ 的状态分岔图 (a) 和动力学分岔图 (b), 其中 $v_{pp} = 0.6\text{mV} \cdot \text{s}$. (a) 随着 $-v_{tr}$ 的增大, 系统呈现了四种状态即: (Ⅰ) 饱和态, (Ⅱ) SWD 振荡, (Ⅲ) 简单振荡和 (Ⅳ) 低放电状态; (b) 动力学分岔图涉及一系列的鞍结点分岔 (SNBs) 和 Hopf 分岔 (SHBs). (c, d)ϕ_p 在二维参数平面 $(-v_{tr}, v_{pp}) \in [0.2\text{mV} \cdot \text{s}, 1.2\text{mV} \cdot \text{s}] \times [0.5\text{mV} \cdot \text{s}, 1.5\text{mV} \cdot \text{s}]$ 上的状态分岔 (c) 及其对应主频分析 (d). 四种动力学状态为: (A)SWD 振荡, (B) 饱和状态, (C) 低放电状态, (D) 简单振荡. 对照主频 (d) 其中 SWD 振荡可以分为 2~4Hz 的 SWD(A_1) 和 >4Hz 的 SWD(A_2)

6.3.6 目标核团的最优刺激脉冲相位确定

接下来, 我们开始探索刺激对癫痫失神发作棘慢波 SWD 的控制效果. 类似于前面的统计方法, 我们把参数平面 $(-v_{tr}, v_{pp}) \in [0.2\text{mV·s}, 1.2 \text{ mV·s}] \times [0.5 \text{ mV·s}, 1.5 \text{ mV·s}]$ 均匀地分割成 10×10 个参数格点, 然后对不同参数点对应的模型输出进行动力学状态分析和主频分析. 特别地, 我们主要统计模型输出为 SWD 振荡的参数格点数. 为了方便起见, 我们先不区分 2~4Hz 和大于 4Hz 的 SWDs, 因为它们都具有生理意义.

我们已经知道, CT 环路的目标刺激核团应为 PY、TC 和 RE 三个. 但是, 我们还不清楚, 每个目标核团对不同刺激相位 (正相/负相) 的敏感性, 即每个核团在控制 SWD 方面, 单相正脉冲 (+, anodic(A) pulse)、单相负脉冲 (−, cathodic(C) pulse) 和双相脉冲 (±, CBBP, 这里考虑的是具有最大 IPG($=T - 2\delta$) 的对称情形) 哪一个具有最佳的控制效果. 图 6.11 给出了三个目标核团分别在三种不同刺激模式下对 SWD 的控制效果. 这里考虑使用低频刺激 (<100Hz), 因为低频刺激已经被证明可以有效地减少动物癫痫模型和临床患者的癫痫发作.

显然地, 从图 6.11(a) 和图 6.11(b) 可以看出, 对于 PY 和 TC, 单相负脉冲刺激在刺激频率约为 50Hz 时, 可以完全有效地控制 SWD 振荡 (N(SWD)=0), 即它们对负脉冲刺激更敏感. 比较来看, RE 对单相正脉冲更敏感, 在刺激频率达到 40Hz 时 SWD 已全部被控制. 整体来看 CBBP 刺激似乎对 SWD 没有影响. 这意味着 CBBP 可以作为一个临床刺激治疗方案, 但这种治疗可能只会产生安慰剂效应, 影响可靠的临床评估, 因为它并未提供发作控制的实际临床效果. 综上, 可以得到结论是, (PY, TC, RE) 的最佳刺激相位组合可能为 $(-, -, +)$ 或者 CCA, 后面需要进一步确认.

为了清楚显示刺激的控制效果, 图 6.12 给出了对 TC 施加频率为 30Hz 的

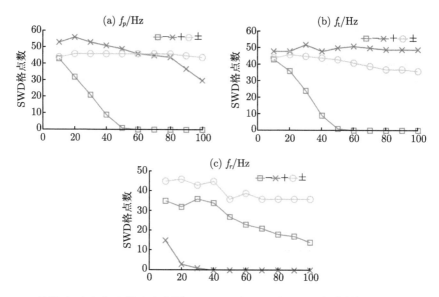

图 6.11　单相 $(-/+)$ 和双相 $(\pm)$ 刺激 PY, TC 和 RE 对 SWD 振荡的控制效果. 刺激模式参见 (1-14), 刺激参数固定为: $\delta = 1$ ms, $A_0 = C_0 = 150$ mV

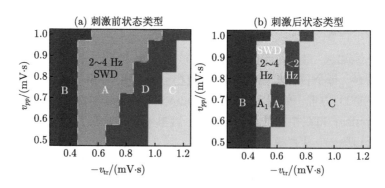

图 6.12　刺激前 (a) 和刺激后 (b)ϕ_p 在二维参数平面 $(-v_{tr}, v_{pp}) \in [0.3\text{mV} \cdot \text{s}, 1.2\text{mV} \cdot \text{s}] \times [0.5\text{mV} \cdot \text{s}, 1\text{mV} \cdot \text{s}]$ 上的状态分岔图. 刺激目标核团为 TC, 刺激脉冲为单相负脉冲刺激 $(-)$, 其他参数为 $\delta_0 = 1$ms, $C_0 = -150$mV, $f_0 = \dfrac{1}{T_0} = 30$Hz. (B) 饱和状态, $(A_1)2\sim4$Hz 的 SWD 振荡, $(A_2)<2$Hz SWD 振荡, (D) 简单振荡, (C) 低放电状态

单相负脉冲刺激前 (a) 和刺激后 (b) 的二维状态分布图. 可以发现, 施加刺激后 2~4Hz 的 SWD 振荡区域明显缩小了, 转化成了小于 2Hz 的 SWD 和低放电状态. 注意, 这里只展示 2~4Hz 的 SWD 的控制效果, 对照 6.10(c), 我们把参数平面缩小到 $(-v_{tr}, v_{pp}) \in [0.3\text{mV} \cdot \text{s}, 1.2\text{mV} \cdot \text{s}] \times [0.5\text{mV} \cdot \text{s}, 1\text{mV} \cdot \text{s}]$. 在后面讨论中, 除非特殊说明, 都是基于缩减平面进行分析. 我们之所以强调这一特定的频率范围, 是因为在失神癫痫患者的脑电上经常可以观测到这个典型频率范围的 SWDs.

6.3.7 多目标并行或随机重置刺激的时空模式

接下来, 我们分析多目标核团时空刺激模式对 SWD 的控制效果.

我们首先考虑一种三目标核团 (PY, TC, RE) 的 CCA 随机重置刺激模式 (Random Resset stimulation-RRS), 即在每一个刺激周期时间内, 刺激脉冲随机被施加到 (PY, TC, RE) 中的其中一个, 如图 6.13(a, 上) 所示. 注意, 在 CCA-RRS 随机刺激之前, N(SWD)=40. 但是, 如图 6.13(a, 下) 显示, 在施加刺激之后, N(SWD) 平均在 45 个左右. 这意味着 RRS 刺激不但没有有效控制 SWD, 反而产生了不利效果, 增大了 SWD 振荡可能性.

尽管如此, 这一刺激模式主要是基于弱刺激和避免持续刺激单一核团造成组织损伤等方面的考虑. 特别地, RRS 多目标刺激和单目标 DBS 刺激具有等量的电量消耗. 所以多目标刺激仍具有自身独特的优势.

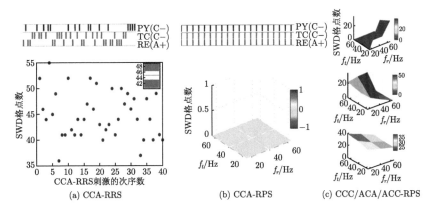

(a) CCA-RRS (b) CCA-RPS (c) CCC/ACA/ACC-RPS

图 6.13   (a) CCA($p-$, $t-$, $r+$) 随机重置刺激 (Random Resset Stimulation-RRS, 上图); 下图: CCA –RRS 刺激对 SWD 的控制效果, 横坐标是模拟序数. 没有刺激调控时, SWD 对应的参数格点数为 40, 散点代表独立重复进行 40 次 CCA-RRS 刺激对 SWD 的调控效果, 其中均值为 45, 其他参数为 $\delta_0 = 1\text{ms}$, $A_0 = C_0 = 150\text{mV}$, $f_p = f_t = f_r = 50\text{Hz}$. (b) CCA 规则并行刺激 (Regular Parallel Stimulation-RPS, 上图); 下图: CCA-RPS 刺激对 SWD 的控制效果 $\delta_0 = 1\text{ms}$, $A_0 = C_0 = 150\text{mV}$, $f_p = 50\text{Hz}$, $f_t \in [15\text{Hz}, 65\text{Hz}]$, $f_r \in [15\text{Hz}, 65\text{Hz}]$. (c) CCC($p-$, $t-$, $r-$)-RPS 刺激 (上), ACA($p+$, $t-$, $r+$)-RPS 刺激 (中), ACC($p+$, $t-$, $r-$)-RPS 刺激 (下) 对 SWD 的控制效果

我们接着考虑一种极端形式, (PY, TC, RE) 的三目标规则并行刺激 (Regular Parallel Stimulation-RPS), 即每一个刺激周期, 三个目标核团分别同时受到负脉冲 (C, $p-$)、负脉冲 (C, $t-$) 和正脉冲 (A, $r+$) 刺激. 如图 6.13(b, 上) 所示, 称为 CCA-RPS 刺激模式. 刺激效果如图 6.13(b, 下) 所示, 此时 N(SWD)=0, SWD 被完全控制. 缺点是消耗更多的电流, 即 3 倍于 RRS 消耗的电流.

为了验证 (PY, TC, RE) 的 CCA-RPS 刺激优于其他相位组合的 RPS 刺激模式, 图 6.13(c) 给出了 CCC-RPS、ACA-RPS 和 ACC-RPS 另外三种刺激模式对 SWD 的控制效果. 显然它们的效果不如 CCA-RPS, 这也进一步证实 (PY, TC, RE) 的 CCA 是相对更佳的刺激相位组合.

6.3.8　$m:n$ 开–关 CRS $(-, -, +)$ 相位脉冲刺激作用于 (PY,TC,RE)

我们接下来讨论如何在保障有效控制 SWD 的前提下, 降低电流的消耗, 同时避免持续刺激单一核团造成物理损伤产生副作用. 注意到 RRS 的电流消耗较少, 为此我们把 RRS 改进成三目标核团协调重置刺激 (CRS) 模式来尝试改善对 SWD 的控制效果.

CRS 刺激消耗的电流实际上和 RRS 相等, 但是在每个 CRS 刺激周期中, 施加在 PY, TC 和 RE 三个目标核团的三个电极依次交替而不是随机被激活. 不失一般性, 在公式 (6-20) 中, 令 $T_{\mathrm{CRS}} = T_2 = 3 \times T_1 = 60\mathrm{ms}$, 即在每个 CRS 刺激周期每个核团平均刺激周期为 $\dfrac{T_{\mathrm{CRS}}}{3} = T_1 = kT_0 = 20\mathrm{ms}$, $k = 1$. 具体协调重置刺激脉冲序列如图 6.14(a) 所示, 其中在每个 CRS 刺激周期内每个目标核团只接收一个刺激脉冲. 同时在图 6.14(b) 还给出了 $m:n$=3:2 开–关 CRS 刺激, 具体分析时我们考虑了整个 $m, n \in \{1, 2, 3, 4, 5\}$ 的不同 (m, n) 组合. 由于 $m:n$=3:2 开–关 CRS 中间歇期 n 的存在, 它可以进一步减少电流消耗和组织损伤. 所以我们期望 $m:n$=3:2 开–关 CRS 的某个 (m, n) 组合能够有效控制 SWD.

首先可以肯定的是, 数值实验已经证实 CCA-CRS 和 CCA-RPS 刺激可以完全控制 SWD(未显示), 电流消耗利用公式 (6-21), 其中 $(u, v, t) = (v_{tr}, v_{pp}, t) \in [0.3, 1.2] \times [0.5, 1] \times [0, 25]$. 图 6.14(d) 给出了两者的电量消耗即 $Q_{\mathrm{CRS}} = 0.875 = \dfrac{1}{3} Q_{\mathrm{RPS}} = \dfrac{1}{3} \times 2.625$. 从图 6.14(c) 可以看出, 有超过一半的 (m, n) 组合如 $(m, n) \in \{(1, 1), (1, 2), (1, 3), (2, 1), (2, 2), (3, 1), (3, 2), (4, 1), (4, 2), (4, 5), (5, 1), (5, 2), (5, 4), (5, 5)\}$ 等能够完全控制 SWD, 为临床刺激参数的选择提供了更多的灵活性. 尤其和 CRS 或者 RPS 相比, 这些组合的电流消耗也是相对比较少的. 另外不可忽略的是, 对于组合 $(m, n) \in \{(1, 5), (2, 5), (3, 5)\}$, 刺激在一定程度上增大了 SWD 振荡的风险 ($\eta < 0$), 产生了副作用, 也是理论指导临床应用时应考虑的方面.

为了研究 $m:n$ 开–关 CRS 刺激频率 $(1/T_{m:n})$ 与 2~4Hz 的 SWD 振荡频率之间的对应关系是否与 SWD 的控制效果相关联, 图 6.14(e) 按照 2~4Hz 的频率把整个 (m, n) 组合划分成了 $\frac{1}{T_{m:n}} < 2\text{Hz}$、$\frac{1}{T_{m:n}} \in (2 \sim 4)\text{Hz}$ 和 $\frac{1}{T_{m:n}} > 4\text{Hz}$ 三部分. 有趣的是, 控制 2~4Hz 的 SWD 最有效的 (m, n) 组合位于 $\frac{1}{T_{m:n}} \in (2\text{Hz}, 4\text{Hz})$ 之外, 这可能是因为刺激频率与 SWD 振荡频率一致时, 由于共振现象造成的控制效果减弱或失效.

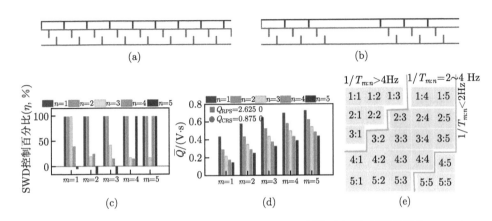

图 6.14　(a)CCA-CRS 刺激和 (b)3:2 开–关 CCA-CRS 刺激示意图, 刺激参数为 $f_0 = 50$ Hz, $\delta_0 = 1$ ms, $A_0 = C_0 = 150\text{mV}$, $T_2 = 60\text{ms}$, $k = 1$. (c) 基于图 6.12 的二维参数平面计算的不同 $m:n(m, n \in \{1, 2, \cdots, 5\})$ 组合的开–关 CCA-CRS 刺激下, SWD 的控制比例 (c) 和电流消耗 (d) 的柱状图. (e)SWD 控制效果的另一种形式的展示, 其中黄色表示 SWD 被完全控制住, 而灰色表示刺激调控效果微弱 (包括微量控制旧的 SWD 和诱导新的 SWD), 绿线是根据典型 2-4Hz SWD 振荡频率和通过计算 $m:n$ 开–关 CCA-CRS 刺激的频率 $(f_{m:n} = 1/T_{m:n})$ 把整个区域划分为 <2Hz, 2~4Hz 和 >4 Hz 三个区域

6.3.9　定向刺激调控的改善效果

从本质上来讲, $m:n$ 开关 CRS 较经典 DBS 的优势主要在于等效调节 (严格讲是降低) 刺激频率, 而刺激强度和脉宽相对不变. 图 6.15(a) 为 (RE, TC, PY) 张成的相空间中的 SWD 吸引子, 显然控制 SWD 与改变 SWD 的形态密切有关. 这说明可以通过微调 SWD 吸引子的形状来进一步优化刺激方案. 这就要求分别指向 RE、TC 和 PY 的刺激强度和脉冲宽度可能存在差异, 但具体差异需要数值实验进行统计意义上的分析.

这里数值计算时, RE, TC, PY 接收到的刺激强度和脉冲宽度分别由特定方向单位向量 $\boldsymbol{M}$ 的方向余弦进行计算调节, 特别是在 (RE, TC, PY) 的相空间中,每个核团接收到刺激强度和脉冲宽度近似成定向刺激强度乘以方向余弦值. 设方向角分别为 θ_r、θ_t 和 θ_p, 满足 $\cos^2\theta_p + \cos^2\theta_t + \cos^2\theta_r = 1$. 这种刺激方式称为定向刺激策略.

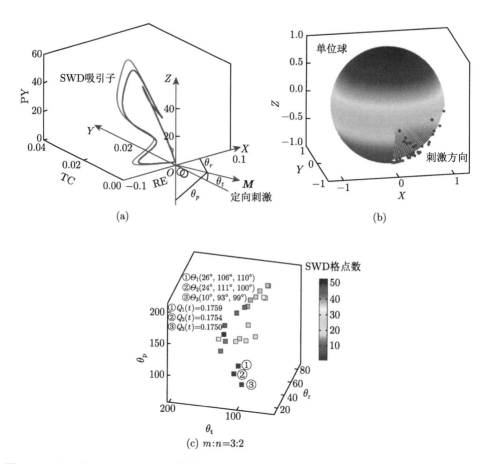

图 6.15　(a) 由 (RE,TC,PY) 生成的三维空间中, 给出了 SWD 振荡的吸引子, 并建立了一个原点 $(0,0,0)$ 的笛卡儿坐标系 O_{XYZ}, M 表示有向刺激 (directional stimulation-DS) 的方向, θ_p, θ_t, θ_r 分别是有向刺激与三个坐标轴正向的夹角. (b) 笛卡儿 3-D 空间直角坐标系中的单位球面, 球面上的散点是随机选取的并满足 $\theta_p \in (90°,180°)$, $\theta_t \in (90°,180°)$, $\theta_r \in (0°,90°)$. (c) 有向 3:2 开-关 CCA 有向刺激 (CCA-DS) 对 SWD 的控制效果, 其中标记①, ②, ③表示取得最好控制效果的刺激方向角、SWD 参数格点数和相应的电流消耗

接下来为了更好地分析定向刺激的优势, 我们仍然以 3:2 开-关 CRS 刺激为例进行比较. 时空刺激相位组合还是 CCA, 所以 $\theta_r \in (0°, 90°)$,$\theta_t \in (90°,180°)$ 和 $\theta_p \in (90°,180°)$, 满足 $\cos\theta_r > 0$, $\cos\theta_p < 0$ 和 $\cos\theta_t < 0$. 这样, 在原点为 $(0,0,0)$

的单位球面上 (图 6.15(b)) 随机选取一些点 (x, y, z), 则满足 $x^2 + y^2 + z^2 = 1$, $x = \cos\theta_r > 0$, $y = \cos\theta_t < 0$ 和 $z = \cos\theta_p < 0$. 所以在定向时空刺激模式下, 三个核团接收的刺激强度分别为 $(V_r, V_t, V_p) = S_0(\cos\theta_r, \cos\theta_t, \cos\theta_p)$ 和脉冲宽度分别为 $(\delta_r, \delta_t, \delta_p) = \delta_0(|\cos\theta_r|, |\cos\theta_t|, |\cos\theta_p|)$, 其中 $S_0 = 200$ mV, $\delta_0 = 3.5$ms 与前面一致.

图 6.15(c) 显示了 20 多次的模拟数据. 结果显示, 在一些特定的方向例如 $(\theta_r, \theta_t, \theta_p) \approx (26°, 106°, 110°), (24°, 111°, 100°)$ 和 $(10°, 93°, 99°)$, 和 3:2 开–关 CRS 刺激一样都能完全控制 SWD. 但是定向刺激策略消耗电流只有 3:2 开–关 CRS 的三分之一, 在电流消耗上有明显的优越性.

6.3.10 刺激终止 SWD 发作的动力学解释

这一节, 我们分析刺激控制 SWD 的动力学机理. 神经系统的一种重要编码方式是集群编码, 而集群平均放电率 (MFR) 是其重要的特征之一. 因此接下来, 我们需要计算 CT 环路特别是模型输出为 SWD 时各个核团的 MFRs 随关键参数的演化效果图. 特别地, 我们计算 MFR 在一定时长内的平均值 (Averaged MFR, AMFR) 作为对应不同状态时的神经元集群系统的平均活动水平. 为了解释 SWD 的控制效果, 我们特别要计算 AMFRs 随着关键参数演化时对应 SWD 振荡的临界或触发平均放电率 (Triggering AMFRs, TAMFRs). 图 6.16(a) 给出了 PY, TC 和 RE 的 AMFRs 随着参数 $-v_{tr}$ 的演化图, 即随着 $-v_{tr}$ 的增大而逐渐单调递减. 与图 6.10(a) 对照可见, $-v_{tr} \in (0.5, 0.8)$ 正好对应 2~4Hz SWD 发作参数区间, 于是可以确定出 2~4Hz 的 SWD 对应的高 TAMFR 和低 TAMFR(图 6.16(a) 中虚线). 所以 2~4Hz SWD 有其特定的 AMFRs 区间, 这提示我们对于 SWD 的控制可以从改变其 AMFRs 水平入手. 从图 6.12(a) 可以看到, 随着自突触 v_{pp} 增大时, SWD 状态参数区间也变得越来越大. 对照地, 在图 6.16(b), (c), (d) 中分别可看出随着 v_{pp} 增大时, 由 $-v_{tr}$ 改变确定的高低触发平均放电率 TAMFRs 距离也变得越来越大, 这样就构成了一个开口越来越大的喇叭状区域.

基于以上内容, 接下来可以从 AMFRs 和 TAMFRs 角度给出电刺激控制 SWD 的动力学解释. 显然从图 6.16(b)~(d) 可以看到, 在没有刺激调控时 (控制组), 模型输出对应的平均放电率位于阴影区域内, 系统状态为 2~4Hz 的 SWD 振荡. 但是当我们施加刺激时 (这里特别考虑了 CRS 及其衍生形式的刺激模式如 3:2 开关 CRS 和定向 3:2 开关 CRS 刺激), 可以明显观察到, 刺激系统的 AMFRs 被降低或提高, 以至于超出了 TAMFRs 确定的范围. 所以系统状态也在刺激的作用下转迁到了其他状态或静息态, SWD 振荡得到控制. 这进一步证实 SWD 振荡与特定的平均放电率相关联. 同时也提示我们, 通过降低或提高 SWD 的 AMFRs 可以双向调控癫痫的失神发作.

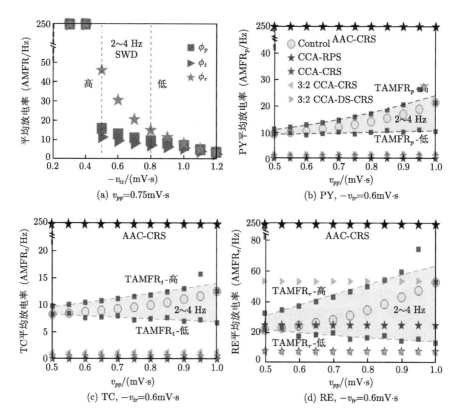

图 6.16 (a) PY, TC 和 RE 的对时间平均化的 MFR 记为 AMFR, 固定 $v_{pp} = 0.75$mV·s. PY(■), TC(▶), RE(★) 的 AMFR 随着 $-v_{tr}$ 的增大而降低. 两条虚线之间的区域表示的是典型的 2~4 Hz 的 SWD 振荡区域, 两条虚线分别对应着 $-v_{tr}$ 高和低的 2~4Hz SWD 的触发平均放电率 (TAMFR); (b,c,d) 在 AAC-CRS(黑色 ★), CCA-CRS(红色 ★),CCA-RPS(紫色 ★), 3:2 开-关 CCA-CRS(◀), 3:2 开-关 CCA-DS-CRS (▶) 以及控制组 (○) 下, PY, TC, RE 的 AMFR 与对应 $-v_{tr}$ 的高 (红色 ■) 和低 (蓝色 ■)TAMFR 随着 v_{pp} 的增大的演化图. 图 (b) 到图 (d) 中灰色区域表示由 $-v_{tr}$ 确定的典型的 2~4 Hz 的 SWD 振荡区域

类似地, 图 6.17(a) 给出了 PY、TC 和 RE 的 AMFRs 随着参数 v_{pp} 的演化图, 即随着 v_{pp} 的增大而单调增大. 与图 6.10(c) 对照可见, $v_{pp} \in (0.6, 1.1)$ 和 $v_{pp} \in (1.1, 1.3)$ 正好对应 2~4Hz 和 >4Hz 的 SWD 发作参数区间, 于是可以确定出 2~4Hz 的 SWD 对应的高 TAMFR 和低 TAMFR(图 6.16(a) 中虚线), 以及对应 >4Hz 的 SWD 的 TAMFRs.

从图 6.17(b) 可见, 随着 $-v_{tr}$ 增大时, 由 v_{pp} 确定的 2~4Hz 的 SWD 对应的高低触发平均放电率距离变得越来越小, 而 >4Hz 的 SWD 对应的高低触发平均放电率距离变得越来越大. 这样就塑造出了 2~4Hz 和 >4Hz 的 SWD 平均放电率区域. 另外, 依据前面的分析, 蓝色区域即 2~4Hz 的 SWD 的平均放电率区域对应癫痫患者的放电率水平, 而粉色区域即 >4Hz 的 SWD 的平均放电率区域对应癫痫动物模型的放电率水平.

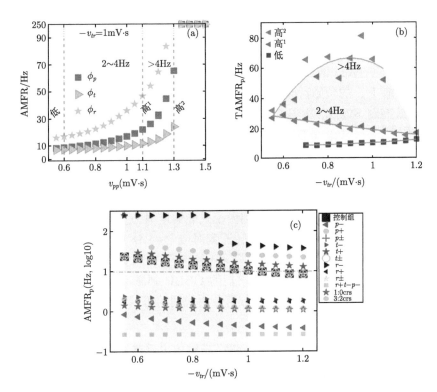

图 6.17　(a) PY, TC 和 RE 的 AMFR, 固定 $-v_{tr} = 1\text{mVs}$. PY (□), TC(△) 和 RE(⋆) 的 AMFR 随着 v_{pp} 的增大而升高. 三条虚线之间的区域分别表示的是典型的 2~4Hz 和 >4Hz 的 SWD 振荡区域, 三条虚线分别对应着 v_{pp} 低和高的 2~4Hz 的 SWD 和 >4Hz 的 SWD 的触发平均放电率 (TAMFRs); (b) 三条灰色曲线为 PY 的对应 v_{pp} 的高 (绿色 ◄ 和红色 ◄) 和低 (■)TAMFR 随着 $-v_{tr}$ 增大的演化曲线, 阴影区域分别表示由 v_{pp} 确定的典型的 2~4Hz 的 SWD 和 >4Hz 的 SWD 振荡的 TAMFR 随着 $-v_{tr}$ 的演化图. (c) 固定 $v_{pp} = 1\text{mVs}$, 在 PY, TC, RE 单相刺激和它们的时空 CCA-RPS, CCA-CRS, 3 : 2 开–关 CCA-CRS 刺激, 以及控制组等条件下, PY 的 AMFR 关于 $-v_{tr}$ 的演化图. 灰色区域是无刺激干扰时 2~4Hz SWD 振荡的参数区间

同样地, 上述结果也提示, 通过适当增加或减少 PY、TC 或 RE 的 AMFRs, 使其脱离稳定的 SWD 区域, 从而可以控制或减轻 SWD 振荡. 因为电刺激调制可以有效恢复异常的脑电活动, 所以类似地我们仍然可以通过电刺激扰动来解释电刺激控制癫痫发作的动力学机理. 但是要注意, 这里 SWD 振荡是否能够终止

取决于特定刺激策略能否使得对应目标核团的平均放电率超出由高低触发平均放电率确定的区域范围.

不失一般性, 图 6.17(c) 给出了对照组和 12 种不同刺激模式下 PY 平均放电率随着 $-v_{tr}$ 增大的演化情况. 灰色区域表示没有刺激调控时 2~4Hz SWD 的参数区间. 从中可见, 没有刺激时 (对照情形), PY 的对数平均放电率 $\log_{10}(\phi_p)$ 几乎从 1.4 ($10^{1.4} \approx 25$Hz) 线性减少到 1($10^1 = 10$Hz), 从而落入了图 6.17(b) 对应的 2~4Hz 的 SWD 的浅蓝色区域, 系统呈现 2~4Hz 的 SWD 振荡. 前面已经说明 CCA 即 PY 的负脉冲 ($p-$)、TC 的负脉冲 ($t-$) 和 RE 的正脉冲 ($r+$) 刺激可以有效控制 SWD. 从图 6.17(c) 可以看出, 这三种刺激把 $\log_{10}(\phi_p)$ 降低到了 0.4($10^{0.4} \approx 2.5$Hz) 左右, 显然超出了图 6.17(b) 对应的 2~4Hz 的 SWD 的浅蓝色区域, 从而得以控制. 类似地, 与前面的数值实验结果一致, 我们可以看到, CCA-RPS, (3:2 开关) CCA-CRS 都能有效降低 ϕ_p 的放电率水平从而控制 SWD.

相比之下, PY 的正脉冲 ($p+$)、TC 的正脉冲 ($t+$) 和 RE 的负脉冲 ($r-$) 刺激不能有效控制 SWD, 原因是这些刺激模式能够增强 ϕ_p, 首先增大到 6.17(b) 对应的 >4Hz SWD 的粉色区域, 继而转迁到对应 2~4Hz 的 SWD 的浅蓝色区域, 所以系统在这些刺激模式下只是发生了不同频率 SWD 振荡的转迁, 并未有效改变 SWD 振荡的平均放电率. 另外, 它们的 CBBP 刺激 ($p\pm, t\pm, r\pm$) 对大脑皮质的 AMFR 几乎没有影响, 正如前面数值分析说明的可以被认为是假刺激协议[95], 起到安慰剂作用.

6.3.11　皮质--基底节传入通路和基底节--丘脑传出通路诱导的失神癫痫发作

前面针对 CT 环路的结果, 基本是在受到 BG 调控作用的启发下, 假设 BG 调控异常的前提下, 进行的一系列开环调控策略设计和分析研究. 但实际上, BG 首先是接收到 CT 环路的输入信息, 进行综合分析后才反馈给 CT 环路的调控信号, 所以本质上 BG 起到的是反馈闭环调控作用. 所以接下来我们继续分析 BGCT 环路的 SWD 闭环调控策略研究.

如图 6.8 所示, 在 BGCT 中 STN 是主要的输入核之一, GPi 是主要的输出核, GPe 是第二个输出核. 实验表明[96,97], 输入核 STN 主要接收来自 CT 网络 PY 的激励, 而输出核通过向 CT 网络 (如 PY, TC, RE) 施加抑制来抵消激励. 因此, 有必要弄清楚调控失神发作的输入和输出通路之间的关系. 已有研究表明, 增加对 GPe-PY 的抑制, 同时调节 GPi-TC 与 GPi-RE 之间的抑制平衡, 可以有效控制 SWD 振荡. 在这里, 我们将 GPe-PY 通路的抑制作用固定到一个适当的值, 即 $v_{pg_2} = 0.08$mV·s, 同时引入比例因子 K 来灵活控制 GPi-TC 和 GPi-RE 通路的平衡, 即 $v_{rg_1} = Kv_{tg_1}$, 其中 $0<K<1$, 这是因为 RE 的 AMFR 远大于 TC. 基于上述考虑, 在图 6.18(a) 和图 6.18(b) 中, 我们在 (K, v_{sp}) 二维参数平面上进行状态分

岔分析和主频分析, 以研究 PY-STN 输入通路和输出 GPi-TC/RE 通路对 SWD 振荡的控制效果. 具体仿真过程中, 将参数空间 $(K, v_{sp}) = [0.2, 1] \times [0.01, 0.8]$ 均匀分割成了 21×21 参数格点.

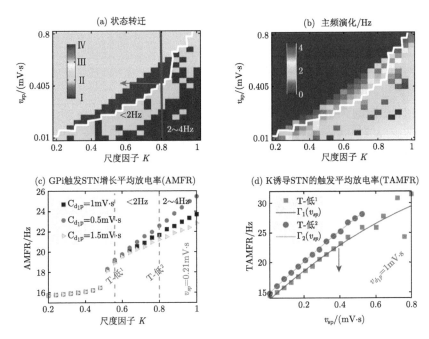

图 6.18 (a), (b) 皮质–基底节传入通路作用 v_{sp} 和基底节–丘脑传出通路作用 (尺度因子 K) 联合诱导的 SWD 振荡及其状态转迁图. (I) 简单振荡, (II) <2Hz SWD 振荡, (III) 低放电状态, (IV) 2~4Hz 的 SWD 振荡. (c) GPi 诱导的即随着 K 的增大的 STN 的 AMFR 的演化图, 其中 $v_{sp} = 0.21$mV·s. (d) GPi 作用下确定的低 (□, ∘) 触发 TAMFR 随着 v_{sp} 的增大的演化图

从图 6.18(a) 和图 6.18(b) 可以看出, 系统只呈现了三种状态类型, 即 (I) 简单振荡, (II/IV)< 2Hz/2~4Hz 的 SWD 振荡和 (III) 低放电状态. 这里饱和状态的缺失主要是由于 STN-GPe-PY、STN-GPi-TC、STN-GPi-RE 等通路的多重前馈抑制作用以及 GPi-RE-TC 通路的去抑制作用. 另外, 对于相对较弱的 K 和较强的 v_{sp}, 系统的 SWD 振荡更容易被抑制, 这主要是由前馈抑制介导的 GPi-TC 和 GPi-RE 通路之间的有效合作与竞争机制决定的. 对于适当的强度 v_{sp}, 当尺度因子 K 较弱时, 它们的协同作用可以使模型进入低放电状态. 随着 K 的增加, GPi-RE 通路的增强打破了原有的竞争平衡, 逐渐主导了模型动力学. 然后, RE-TC 的抑制作用通过抑制性回路而得到释放, 继而通过 TC-PY 的递归兴奋性回路恢复平均放电率水平, 最终诱发皮质的 <2Hz 的 SWD. 随着 K 的进一步增大, 系统进一步转迁到 2~4Hz 的 SWD 振荡. 同样, 对于固定的 K, 当 C_{sp} 较弱时, GPi-RE

通路起主导作用, 系统显示 SWD 放电. 随着 v_{sp} 的增加, STN 的活动水平逐渐增加, 而 GPi-RE 通路的主导作用被削弱. 与此同时, 皮质活动以越来越慢的速度增加, 因此, STN 的 AMFR 增长也越来越慢. 该模型也相应地从 2~4Hz SWD 振荡转迁到 <2Hz 的 SWD 振荡. 因此, 应该存在一个临界 AMFRs 来表征这种转变.

不失一般性, 如图 6.18(c) 显示, STN 的 AMFR 随着尺度因子 K 增长单调增加. 对照图 6.18(a), 可以找到稳定 <2Hz 的 SWD 和 2~4Hz 的 SWD 的参数区间, 因此也就可以确定两个 TAMFR, $(T\text{-low}_1, T\text{-low}_2)$, 当 STN 的 AMFR 超过它们时, 稳定的 <2Hz 的 SWD 和 2~4Hz 的 SWD 依次被触发. 随着 v_{sp} 从 0.01mV·s 增大到 0.8mV·s, K 确定的两个 TAMFRs 呈线性增长, 并且距离也越来越大 (6.18(d)), 即意味着 SWD 可以通过输入通路 v_{sp} 和输出通路 K 双重控制.

6.3.12　基于基底神经节调节的失神发作的反馈闭环控制

以上结果表明, BG 调制器的输入和输出通路的联合效应可以模拟包括 SWD 在内的不同类型的大脑动力学状态. 这说明 BGCT 环路中 2I:3O 的 BG 调节器在接收到 PY 和 TC 异常过度的刺激时, 可能会根据需求进行调节, 具体通过 GPe-PY、GPi-TC 和 GPi-RE 通路对 CT 网络进行适当的抑制. 因此, 当 BG 出现异常时, 根据大脑电信号设计一种基于需求的闭环反馈控制 [98], 及时进行调节是有意义的. 然而, 如图 6.18(c) 所示, 纹状体作为次级输入核团似乎对 CT 的兴奋投射几乎没有影响. 此外, GPe 并不能定性地改变图 6.18(a) 中的系统状态和频率分布. 特别是前一大节已经证实了 STN 有效参与了 SWD 的发生和终止过程. 因此, 这里我们采用 STN 的 TAMFR 和 K 对 CT 网络进行闭环神经刺激调控 SWD 振荡. 特别地, 我们期望当 STN 的 AMFR 超过 TAMFR 时, 闭环神经刺激器开始工作, 将其 AMFR 推出 TAMFR 确定的 SWD 区域外, 从而消除 SWD 振荡. 为此, 闭环控制律设计如下 (图 6.19(a)):

$$S_{\text{CRS-DBS}}^{\text{CL}}(\lambda) = H(\lambda) \cdot (1+\lambda) \cdot \begin{bmatrix} K_r S_r \\ S_t \\ S_p \end{bmatrix} \qquad (6\text{-}22)$$

其中,

$$\lambda = \frac{\text{Mean}\left(\text{MFR}^{\text{STN}}(K, v_{sp}, \Delta t)\right) - \Gamma_1(v_{sp})}{\Gamma_1(v_{sp})} \qquad (6\text{-}23)$$

H 是 Heaviside 函数, $\Gamma_1(v_{sp})$ 表示对应 <2Hz 的 SWD 的 TAMFR. 我们主要考虑 2~4Hz 的 SWD, 因为它在临床上更有意义. 然而, 这里我们用 $\Gamma_1(v_{sp})$ 而不是 $\Gamma_2(v_{sp})$ 来保证 2~4Hz 的 SWD 振荡产生之前及时触发神经刺激器. 具体

模拟过程中, 我们利用滑窗技术[99-102], 通过窗口长度 $\Delta = 60\text{ms}$ 的时间窗来实时计算 STN 的 AMFR. 同时实时评估闭环刺激器的打开时间. 刺激强度因子 $K_r(K_r = K)$ 的引入是基于 GPi 输出通道激发 SWD 概率的考虑. $1 + \lambda$ 是依赖于时空的控制增益.

图 6.19(b) 分别给出了开环和闭环策略下, DBS、CRS 和 3:2 开–关 CRS 刺激的 SWD 控制效果和电流消耗情况. 我们可以观察到, 在这些刺激下, 2~4Hz 的 SWD 几乎完全被控制, 且闭环刺激的总电流消耗明显小于开环刺激. 特别地, 闭环 3:2 开关 CRS 平均电流消耗为 $Q_{3:2\text{CRS}}^{\text{CL}} = 0.054\text{V·s}$, 几乎是图 6.15 中最优方向定向刺激的三分之一. 这是因为基于需求的闭环刺激脉冲波的时间序列比开环情况下更稀疏, 如图 6.19(c) 所示.

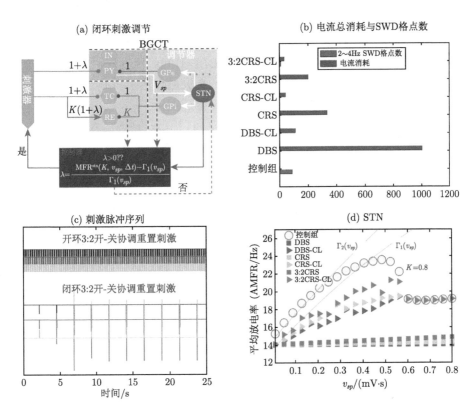

图 6.19　(a) 基于 STN 的 TAMFR 设计的闭环刺激策略, 其中包括了调节器 (基底节), 控制器和刺激器; (b) 不同刺激模式对 SWD 的控制效果和电流消耗柱状图. (c) 开环和闭环 3:2 开–关 CRS 刺激脉冲序列图; (d) 六种不同刺激模式以及无刺激时 (控制组)STN 的 AMFR 随着 v_{sp} 的变化趋势, Γ_1 和 Γ_2 为 GPi 作用下确定的低 (□, ◦) 触发 TAMFR 随着 v_{sp} 增大的演化图

对于刺激调控 SWD 的动力学解释可以参见图 6.19(d), 具体的分析过程和前面类似, 这里不再赘述. 但是需要注意的是, 从图 6.19(d) 可以看出, 尽管闭环刺激也能成功将 STN 的 AMFR 推离 TAMFR 确定的 2~4Hz SWD 振荡范围外, 但是相比开环来讲, 闭环对应的 AMFR 离 TAMFR 更近些. 因此, 闭环控制的效果和控制的持久性与稳定性还需进一步讨论和分析.

6.4　本章小结

深脑刺激 (DBS) 基底神经节 (BG) 中丘脑底核 (STN) 已经成为难治性或抗药物性癫痫患者的主要临床治疗手段之一, 然而对其动力学机制研究还较少. 本章通过增加 STN 自突触作用来改进已有的皮质–基底节–丘脑 (BGCT) 神经场环路模型, 在此基础上研究 STN 自突触调节下 DBS-STN 对癫痫失神发作的控制效果. 具体地, 我们分别对 STN 施以恒定的具有脉冲间期的对称和非对称电荷平衡的双相脉冲刺激, 即 S-CBBP-IPGx 和 AS-CBBP-IPGx. 研究表明, STN 较强的自突触作用可以有效地控制癫痫失神发作, 而弱自突触作用可以有效地调节 CBBP 刺激的控制效果. 特别地, 这种调节与 CBBP 的刺激模式相关, 即 S-CBBP 效果明显优于 AS-CBBP; CBBP 通过刺激频率双向调节癫痫失神发作; 适当的 IPG 效果明显优于较小或较大的 IPG. 这些结果从计算的角度支持了 STN 参与了癫痫失神发作的调控机制.

事实上, 基底神经节 (BG) 已被证实对皮质–丘脑 (CT) 回路产生的失神发作起调节作用. 但当 BG 不能抑制失神发作时, 如何改善其调节机制尚不清楚. 另外, 虽然神经刺激已被外科手术用于改善癫痫患者的临床症状, 但神经刺激调节的动力学机理尚存争议. 此外, 目前还不清楚何种时空模式的刺激方案能够有效地减轻失神发作, 同时减少副作用和能量消耗. 在此, 我们针对之前提出的 BGCT 模型, 基于基底节的调节原理, 把基底节视为 2I:3O 的输入–输出反馈调节器, 由此提出了一个具有闭环反馈调节功能的简化的皮质–丘脑环路平均场模型. 研究发现, 在基底节调节器失效的情况下, 可以通过闭环控制模式的非全同的三相 $m:n$ 开–关协同重置刺激皮质-丘脑环路来抑制失神癫痫发作. 提出的这种协同重置控制方法可以交替刺激环路核团结构, 有效减弱了由于持久刺激单一部位所产生的物理损伤. 同时设计了皮质–丘脑多靶点方向可调控的刺激策略, 可以在控制刺激效果的条件下进一步节约电流消耗. 我们的方法表明了多靶点和重置神经刺激在控制癫痫发作中的有效性. 特别地, 通过计算环路神经核团平均激发率, 发现癫痫失神发作可以通过神经刺激提高或降低皮质神经元集群的激发率 (使其远离癫痫发作的临界激发率边界曲线) 来得到控制. 这也是从一种新颖的角度给出了临床深脑电刺激调控癫痫发作的理论解释.

参 考 文 献

[1] Theodore W H, Fisher R S. Brain stimulation for epilepsy[J]. The Lancet Neurology, 2004, 3(2): 111-118.

[2] Valentin A, Garcia Navarrete E, Chelvarajah R, et al. Deep brain stimulation of the centromedian thalamic nucleus for the treatment of generalized and frontal epilepsies[J]. Epilepsia, 2013, 54(10): 1823-1833.

[3] Heck C N, King-Stephens D, Massey A D, et al. Two-year seizure reduction in adults with medically intractable partial onset epilepsy treated with responsive neurostimulation: final results of the RNS System Pivotal trial[J]. Epilepsia, 2014, 55(3): 432-441.

[4] Usui N, Maesawa S, Kajita Y, et al. Suppression of secondary generalization of limbic seizures by stimulation of subthalamic nucleus in rats[J]. Journal of Neurosurgery, 2005, 102(6): 1122-1129.

[5] Ahn S, Jo S, Jun S B, et al. Prediction of the seizure suppression effect by electrical stimulation via a computational modeling approach[J]. Frontiers in Computational Neuroscience, 2017, 11: 39.

[6] Wang Z, Wang Q. Eliminating absence seizures through the deep brain stimulation to thalamus reticular nucleus[J]. Frontiers in Computational Neuroscience, 2017, 11: 22.

[7] Rosin B, Slovik M, Mitelman R, et al. Closed-loop deep brain stimulation is superior in ameliorating parkinsonism[J]. Neuron, 2011, 72(2): 370-384.

[8] Fan D, Wang Z, Wang Q. Optimal control of directional deep brain stimulation in the parkinsonian neuronal network[J]. Communications in Nonlinear Science and Numerical Simulation, 2016, 36: 219-237.

[9] Merrill D R, Bikson M, Jefferys J G R. Electrical stimulation of excitable tissue: design of efficacious and safe protocols[J]. Journal of Neuroscience Methods, 2005, 141(2): 171-198.

[10] Hardesty D E, Sackeim H A. Deep brain stimulation in movement and psychiatric disorders[J]. Biological Psychiatry, 2007, 61(7): 831-835.

[11] Jayakar P. Physiological principles of electrical stimulation[J]. Advances in Neurology, 1993, 63: 17-27.

[12] Miocinovic S, Lempka S F, Russo G S, et al. Experimental and theoretical characterization of the voltage distribution generated by deep brain stimulation[J]. Experimental Neurology, 2009, 216(1): 166-176.

[13] Lopes Da Silva F, Blanes W, Kalitzin S, et al. Dynamical diseases of brain systems: different routes to epileptic seizures[J]. IEEE Transactions on Biomedical Engineering, 2003, 50(5): 540-548.

[14] Kim J W, Robinson P A. Controlling limit-cycle behaviors of brain activity[J]. Physical Review E, 2008, 77(5): 051914.

[15] Suffczynski P, Kalitzin S, Lopes Da Silva F, et al. Active paradigms of seizure anticipation: computer model evidence for necessity of stimulation[J]. Physical Review E, 2008, 78(5): 051917.

[16] Taylor P N, Wang Y, Goodfellow M, et al. A computational study of stimulus driven epileptic seizure abatement[J]. PLoS ONE, 2014b, 9(12):114316.

[17] Cukiert A. and Lehtimaki K. Deep brain stimulation targeting in refractory epilepsy[J]. Epilepsia, 2017, 58(1): 80-84.

[18] Kile K B, Tian N, Durand D M. Low frequency stimulation decreases seizure activity in a mutation model of epilepsy[J]. Epilepsia, 2010, 51(9): 1745-1753.

[19] Bikson M, Lian J, Hahn P J, et al. Suppression of epileptiform activity by high frequency sinusoidal fields in rat hippocampal slices[J]. Journal of Neurophysiology, 2001, 531(1): 181-191.

[20] Chiang C C, Lin C C, Ju M S, et al. High frequency stimulation can suppress globally seizures induced by 4-AP in the rat hippocampus: an acute in vivo study[J]. Brain Stimulation, 2013, 6(2): 180-189.

[21] Yamamoto J, Ikeda A, Satow T, et al. Low-frequency Electric Cortical Stimulation Has an Inhibitory Effect on Epileptic Focus in Mesial Temporal Lobe Epilepsy[J]. Epilepsia, 2010, 43(5): 491-495.

[22] Yu T, Wang X, Li Y, et al. High-frequency stimulation of anterior nucleus of thalamus desynchronizes epileptic network in humans.[J]. Brain, 2018.

[23] Luttjohann A, van Luijtelaar G. Thalamic stimulation in absence epilepsy[J]. Epilepsy Research, 2013, 106(1-2): 136-145.

[24] Paz J T, Davidson T J, Frechette E S, et al. Closed-loop optogenetic control of thalamus as a tool for interrupting seizures after cortical injury[J]. Nature Neuroscience, 2013, 16(1): 64.

[25] Xiang H B, Liu T T, Tian X B, Zhu W Z. Therapeutic mechanism of subthalamic nucleus stimulation for refractory epilepsy involved in melanocortin-4 receptor signaling[J]. Molecular & Cellular Epilepsy, 2014, 1: 13-18.

[26] Sitnikova E, Hramov A E, Grubov V, et al. Time-frequency characteristics and dynamics of sleep spindles in WAG/Rij rats with absence epilepsy[J]. Brain Research, 2014, 1543: 290-299.

[27] Kandel A, Buzsaki G. Cellular–synaptic generation of sleep spindles, spike-and-wave discharges, and evoked thalamocortical responses in the neocortex of the rat[J]. Journal of Neuroscience, 1997, 17(17): 6783-6797.

[28] Meeren H K M, Veening J G, Möderscheim T A E, et al. Thalamic lesions in a genetic rat model of absence epilepsy: dissociation between spike-wave discharges and sleep spindles[J]. Experimental Neurology, 2009, 217(1): 25-37.

[29] Sitnikova E, Hramov A E, Grubov V, et al. Rhythmic activity in EEG and sleep in rats with absence epilepsy[J]. Brain Research Bulletin, 2016, 120: 106-116.

[30] Deransart C, Vercueil L, Marescaux C, et al. The role of basal ganglia in the control of generalized absence seizures[J]. Epilepsy Research, 1998, 32(1-2): 213-223.

[31] Chen M, Guo D, Wang T, et al. Bidirectional control of absence seizures by the basal ganglia: a computational evidence[J]. PLoS Computational Biology, 2014, 10(3):

e1003495.

[32] Chen M, Guo D, Min L, et al. Critical roles of the direct GABAergic pallido-cortical pathway in controlling absence seizures[J]. PLoS Computational Biology, 2015, 11(10): e1004539.

[33] Hu B, Chen S, Chi H, et al. Controlling absence seizures by tuning activation level of the thalamus and striatum[J]. Chaos, Solitons & Fractals, 2017, 95: 65-76.

[34] Kase D, Inoue T, Imoto K. Roles of the subthalamic nucleus and subthalamic HCN channels in absence seizures[J]. Journal of Neurophysiology, 2012, 107(1): 393-406.

[35] Kim Y. Autaptic effects on synchrony of neurons coupled by electrical synapses[J]. Journal of the Korean Physical Society, 2017, 71(1): 63-69.

[36] Wiles L, Gu S, Pasqualetti F, et al. Autaptic connections shift network excitability and bursting[J]. Scientific Reports, 2017, 7(1): 1-15.

[37] Xu Y, Ying H, Jia Y, et al. Autaptic regulation of electrical activities in neuron under electromagnetic induction[J]. Scientific Reports, 2017, 7: 43452.

[38] Tamas G, Buhl E H, Somogyi P. Massive autaptic self-innervation of GABAergic neurons in cat visual cortex[J]. Journal of Neuroscience, 1997, 17(16): 6352-6364.

[39] Lubke J, Markram H, Frotscher M, et al. Frequency and dendritic distribution of autapses established by layer 5 pyramidal neurons in the developing rat neocortex: comparison with synaptic innervation of adjacent neurons of the same class[J]. Journal of Neuroscience, 1996, 16(10): 3209-3218.

[40] Cobb S R, Halasy K, Vida I, et al. Synaptic effects of identified interneurons innervating both interneurons and pyramidal cells in the rat hippocampus[J]. Neuroscience, 1997, 79(3): 629-648.

[41] Bacci A, Rudolph U, Huguenard J R, et al. Major differences in inhibitory synaptic transmission onto two neocortical interneuron subclasses[J]. Journal of Neuroscience, 2003, 23(29): 9664-9674.

[42] Pantoja-Jimenez C R, Magdaleno-Madrigal V M, Almazan-Alvarado S, et al. Anti-epileptogenic effect of high-frequency stimulation in the thalamic reticular nucleus on PTZ-induced seizures[J]. Brain Stimulation, 2014, 7(4): 587-594.

[43] Vesper J, Steinhoff B, Rona S, et al. Chronic high-frequency deep brain stimulation of the STN/SNr for progressive myoclonic epilepsy[J]. Epilepsia, 2007, 48(10): 1984-1989.

[44] Osorio I, Overman J, Giftakis J, et al. High frequency thalamic stimulation for inoperable mesial temporal epilepsy[J]. Epilepsia, 2007, 48(8): 1561-1571.

[45] Kahane P, Chabardes S, Minotti L, et al. The role of the temporal pole in the genesis of temporal lobe seizures[J]. Epileptic Disorders, 2002, 4(1): 51-58.

[46] Hu B, Guo Y, Zou X, et al. Controlling mechanism of absence seizures by deep brain stimulus applied on subthalamic nucleus[J]. Cognitive Neurodynamics, 2018, 12(1): 103-119.

[47] Vercueil L, Benazzouz A, Deransart C, et al. High-frequency stimulation of the subthalamic nucleus suppresses absence seizures in the rat: comparison with neurotoxic

lesions[J]. Epilepsy Research, 1998, 31(1): 39-46.

[48] Ching S N, Brown E N, Kramer M A. Distributed control in a mean-field cortical network model: implications for seizure suppression[J]. Physical Review E, 2012, 86(2): 021920.

[49] Breuer D, Timme M, Memmesheimer R M. Statistical physics of neural systems with nonadditive dendritic coupling[J]. Physical Review X, 2014, 4(1): 011053.

[50] Farkhooi F, Stannat W. Complete mean-field theory for dynamics of binary recurrent networks[J]. Physical Review Letters, 2017, 119(20): 208301.

[51] di Volo M, Burioni R, Casartelli M, et al. Neural networks with excitatory and inhibitory components: Direct and inverse problems by a mean-field approach[J]. Physical Review E, 2016, 93(1): 012305.

[52] Zierenberg J, Wilting J, Priesemann V. Homeostatic plasticity and external input shape neural network dynamics[J]. Physical Review X, 2018, 8(3): 031018.

[53] Fan D, Wang Q. Improved control effect of absence seizures by autaptic connections to the subthalamic nucleus[J]. Physical Review E, 2018, 98(5).

[54] Cappaert N L M, Ramekers D, Martens H C F, et al. Efficacy of a new charge-balanced biphasic electrical stimulus in the isolated sciatic nerve and the hippocampal slice[J]. International Journal of Neural Systems, 2013, 23(01): 1250031.

[55] Holmes M D, Brown M, Tucker D M. Are "Generalized" Seizures Truly Generalized? Evidence of Localized Mesial Frontal and Frontopolar Discharges in Absence[J]. Epilepsia, 2004, 45(12).

[56] Robinson P A, Rennie C J, Wright J J, et al. Steady states and global dynamics of electrical activity in the cerebral cortex[J]. Physical Review E, 1998, 58(3): 3557-3571.

[57] Wright J J, Liley D. Dynamics of the brain at global and microscopic scales: Neural networks and the EEG[J]. Behavioral & Brain Sciences, 1996, 19(2): 285-295.

[58] Robinson P A, Rennie C J, Rowe D L. Dynamics of large-scale brain activity in normal arousal states and epileptic seizures[J]. Physical Review E, 2002, 65(4): 041924.

[59] Cappaert N L M, Ramekers D, Martens H C F, et al. Efficacy of a new charge-balanced biphasic electrical stimulus in the isolated sciatic nerve and the hippocampal slice[J]. International Journal of Neural Systems, 2013, 23(01): 1250031.

[60] Luttjohann A, Schoffelen J M, Luijtelaar G V. Termination of ongoing spike-wave discharges investigated by cortico-thalamic network analyses[J]. Neurobiology of Disease, 2014, 70:127-137.

[61] Paz J T, Davidson T J, Frechette E S, et al. Closed-loop optogenetic control of thalamus as a tool for interrupting seizures after cortical injury[J]. Nature Neuroscience, 2013, 16(1): 64-70.

[62] Albin R L, et al. The functional anatomy of basal ganglia disorders[J]. Trends in Neurosciences, 1989, 12(10):366-375.

[63] Parent A, Hazrati L N. Functional anatomy of the basal ganglia. I. The cortico-basal ganglia-thalamo-cortical loop[J]. Brain Research Reviews, 1995, 20(1): 91-127.

[64] Deransart C, Vercueil L, Marescaux C, et al. The role of basal ganglia in the control of generalized absence seizures[J]. Epilepsy Research, 1998, 32(1-2): 213-223.

[65] Cheng L, Li Q, Xia Y, et al. Resting state basal ganglia network in idiopathic generalized epilepsy[J]. Human Brain Mapping, 2012, 33(6): 1279-1294.

[66] Benazzouz A, Piallat B, Pollak P, et al. Responses of substantia nigra pars reticulata and globus pallidus complex to high frequency stimulation of the subthalamic nucleus in rats: electrophysiological data[J]. Neuroscience Letters, 1995, 189(2): 77-80.

[67] Vercueil L, Benazzouz A, Deransart C, et al. High-frequency stimulation of the sub-thalamic nucleus suppresses absence seizures in the rat: comparison with neurotoxic lesions[J]. Epilepsy Research, 1998, 31(1): 39-46.

[68] Osorio I, Overman J, Giftakis J, et al. High frequency thalamic stimulation for inoper-able mesial temporal epilepsy[J]. Epilepsia, 2010, 48(8): 1561-1571.

[69] Nelson T S, Suhr C L, Freestone D R, et al. Closed-loop seizure control with very high frequency electrical stimulation at seizure onset in the GAERS model of absence epilepsy[J]. International Journal of Neural Systems, 2011, 21(2): 163-173.

[70] Salanova V, et al. Electrical stimulation of the anterior nucleus of thalamus for treat-ment of refractory epilepsy[J]. Epilepsia, 2010, 51(5): 899-908.

[71] Schiller Y, Bankirer Y. Cellular mechanisms underlying antiepileptic effects of low- and high-frequency electrical stimulation in acute epilepsy in neocortical brain slices in vitro[J]. Journal of Neurophysiology, 2007, 97(3): 1887-1902.

[72] Yamamoto J, Ikeda A, Satow T, et al. Low-frequency electric cortical stimulation has an inhibitory effect on epileptic focus in mesial temporal lobe epilepsy[J]. Epilepsia, 2002, 43(5): 491-495.

[73] Jones J C. The Electrophysiological effect of low-frequency sensory stimulation in med-ically refractory epilepsy[D]. Case Western Reserve University, 2019.

[74] Toprani S, Durand D M. Long-lasting hyperpolarization underlies seizure reduction by low frequency deep brain electrical stimulation[J]. The Journal of Physiology, 2013, 591(22): 5765-5790.

[75] Koubeissi M Z, Kahriman E, Syed T U, et al. Low-frequency electrical stimulation of a fiber tract in temporal lobe epilepsy[J]. Annals of Neurology, 2013, 74(2): 223-231.

[76] Yamamoto J, Ikeda A, Kinoshita M, et al. Low-frequency electric cortical stimulation decreases interictal and ictal activity in human epilepsy[J]. Seizure, 2006, 15(7): 520-527.

[77] Zangiabadi N, Ladino L D, Sina F, et al. Deep brain stimulation and drug-resistant epilepsy: a review of the literature[J]. Frontiers in Neurology, 2019, 10: 601.

[78] Paz J T, Huguenard J R. Microcircuits and their interactions in epilepsy: is the focus out of focus[J]. Nature Neuroscience, 2015, 18(3): 351.

[79] Pi H J, Hangya B, Kvitsiani D, et al. Cortical interneurons that specialize in disin-hibitory control[J]. Nature, 2013, 503(7477): 521.

[80] Tass P A, Qin L, Hauptmann C, et al. Coordinated reset has sustained aftereffects in

Parkinsonian monkeys[J]. Annals of Neurology, 2013, 72(5): 816-820.

[81] Guo Y, Rubin J E. Multi-site stimulation of subthalamic nucleus diminishes thalamocortical relay errors in a biophysical network model[J]. Neural Netw, 2011, 24(6): 602-616.

[82] Popovych O V, Tass P A. Multisite delayed feedback for electrical brain stimulation[J]. Frontiers in Physiology, 2018, 9: 46.

[83] Bjerknes S, Toft M, Konglund A E, et al. Multiple microelectrode recordings in STN-DBS surgery for Parkinson's disease: a randomized study[J]. Movement Disorders Clinical Practice, 2018, 5(3).

[84] Cif L, Gonzalez-Martinez V, Vasques X, et al. Staged implantation of multiple electrodes in the internal globus pallidus in the treatment of primary generalized dystonia[J]. Journal of Neurosurgery, 2012, 8(5): 1144-1152.

[85] Tass P A. A model of desynchronizing deep brain stimulation with a demand-controlled coordinated reset of neural subpopulations[J]. Biological Cybernetics, 2003, 89(2): 81-88.

[86] Hauptmann C, Popovych O, Tass P A. Effectively desynchronizing deep brain stimulation based on a coordinated delayed feedback stimulation via several sites: a computational study[J]. Biological Cybernetics, 2005, 93(6): 463-470.

[87] Tass P A, Silchenko A N, Hauptmann C, et al. Long-lasting desynchronization in rat hippocampal slice induced by coordinated reset stimulation[J]. Physical Review E, 2009, 80(1): 11902-11902.

[88] Rubin J E, Terman D. High frequency stimulation of the subthalamic nucleus eliminates pathological thalamic rhythmicity in a computational model[J]. Journal of Computational Neuroscience, 2004, 16(3): 211-235.

[89] Guo Y, Rubin J E, Mcintyre C C, et al. Thalamocortical relay fidelity varies across subthalamic nucleus deep brain stimulation protocols in a data-driven computational model[J]. Journal of Neurophysiology, 2008, 99(3): 1477-1492.

[90] Fan D, Zheng Y, Yang Z, et al. Improving control effects of absence seizures using single-pulse alternately resetting stimulation (SARS) of corticothalamic circuit[J]. Applied Mathematics and Mechanics, 2020, 41(9): 1287-1302.

[91] Fan D, Wang Q. Closed-loop control of absence seizures inspired by feedback modulation of basal ganglia to the corticothalamic circuit[J]. IEEE Transactions on Neural Systems and Rehabilitation Engineering, 2020, 28(3): 581-590.

[92] Fan D, Wang Q, Su J, et al. Stimulus-induced transitions between spike-wave discharges and spindles with the modulation of thalamic reticular nucleus[J]. Journal of Computational Neuroscience, 2017, 43(3): 1-23.

[93] Fan D, Liao F, Wang Q. The pacemaker role of thalamic reticular nucleus in controlling spike-wave discharges and spindles[J]. Chaos: An Interdisciplinary Journal of Nonlinear Science, 2017, 27(7): 073103.

[94] Yin L, Zheng R, Ke W, et al. Autapses enhance bursting and coincidence detection in

neocortical pyramidal cells[J]. Nature Communications, 2018, 9: 4890.

[95] Magteld Z, Tass P. Computationally developed sham stimulation protocol for multi-channel desynchronizing stimulation[J]. Frontiers in Physiology, 2018, 9: 512.

[96] Chen M C, Ferrari L, Sacchet M D, et al. Identification of a direct GABAergic pallido-cortical pathway in rodents[J]. European Journal of Neuroscience, 2015, 41(6): 748-759.

[97] Saunders A, Oldenburg I A, Berezovskii V K, et al. A direct GABAergic output from the basal ganglia to frontal cortex[J]. Nature, 2015, 521(7550): 85.

[98] Dümpelmann M. Early seizure detection for closed loop direct neurostimulation devices in epilepsy[J]. Journal of Neural Engineering, 2019, 16(4): 041001.

[99] Schindler K, Elger C E, Lehnertz K. Increasing synchronization may promote seizure termination: Evidence from status epilepticus[J]. Clinical Neurophysiology Official Journal of the International Federation of Clinical Neurophysiology, 2007, 118(9): 1955-1968.

[100] Luckett P, Pavelescu E, McDonald T, et al. Predicting state transitions in brain dynamics through spectral difference of phase-space graphs[J]. Journal of Computational Neuroscience, 2019, 46(1): 91-106.

[101] Li X, Ouyang G. Estimating coupling direction between neuronal populations with permutation conditional mutual information[J]. Neuroimage, 2010, 52(2): 497-507.

[102] Li Z, Ouyang G, Li D, et al. Characterization of the causality between spike trains with permutation conditional mutual information[J]. Physical Review E, 2011, 84(2): 021929.

附录 A　算 法 代 码

　　本书用到的代码主要包括相空间图分析 (2.2.2 节)、神经元耦合模型 (公式 (2-10)) 和事件同步及因果分析 2.4.2 节这三个部分的代码. 这里给出这三部分代码中最主要的类函数, 本附录中所有代码均为 Python 脚本, 运行环境为 Python3.7 以上. 需要说明的是, 文章中所用的数值结果都在 MATLAB 环境下进行的, 这里用 Python 脚本对本书的部分结果进行了验证.

A.1　相空间图分析

```python
import numpy as np
import matplotlib.pyplot as plt
import time

class SpectralAnalysis():
    '''
    对单条时间序列raw作谱分析, raw的类型为np.array, shape=(length,)
    '''

    def __init__(self,flag=1,dim=3,cs=20676,sym=3,lag=50,mu=46):
        '''
        flag : 为1时, 使用拉普拉斯矩阵分析秩; 否则使用邻接矩阵分析秩.
        dim  : 表示相空间重构的维度
        cs   : 时间窗的大小
        sym  : 符号化的个数
        lag  : 时滞嵌入时滞
        mu   : 状态转迁延迟
        '''
        self.flag  = flag
        self.dim   = dim
        self.cs  = cs
        self.sym   = sym
        self.lag = lag
        self.mu    = mu
```

```python
def window_data(self,raw):
    '''
    对原始数据raw进行窗口切分，返回np.array类型, shape=(CS,window_num)
    '''
    windowed_data = []
    window_num = int(len(raw)/self.cs)

    for i in range(window_num):
        windowed_data.append(raw[i*self.cs:(i+1)*self.cs])

    return windowed_data

def symbolization(self,windowed_data):
    '''
    对windowed_data作符号化处理，返回np.array, shape=(CS,window_num)
    '''
    mx = max(windowed_data[0])
    mn = min(windowed_data[0])
    scale = self.sym/(mx-mn)
    for i in range(len(windowed_data)):
        window = windowed_data[i]
        window = window - mn
        for j in range(self.cs):
            window[j]=max(0,min(self.sym-1,int(window[j]*scale)))
        windowed_data[i] = window

    return windowed_data

def embedding(self,window):
    '''
    对单个window作时滞嵌入,返回np.array, shape=(nps,), 值表示状态
    '''
    nps = self.cs-((self.dim-1)*self.lag)
    state_data = []
    for i in range(nps):
        state_array = window[i:(i+self.lag*self.dim-1):self.lag]
        state = 0
    for j in range(self.dim):
        var = int(state_array[j])
        state += var<<j
```

```
                    state_data.append(state)

        mark = np.unique(state_data)
        dic = {}
        for i in range(len(mark)):
                    dic[mark[i]] = i
        for state in state_data:
                    state = dic.get(state)
        return state_data

def link(self,state_data):
        '''
        建立连接，返回网络的邻接矩阵，类型np.array, shape=(sym**dim,sym
        **dim)
        '''
        s = self.sym**self.dim
        adj_matrix = np.zeros((s,s))
        for i in range(len(state_data)-self.mu):
                    state1 = state_data[i]
                    state2 = state_data[i+self.mu]
                    if adj_matrix[state1,state2]==1:
                                continue
                    adj_matrix[state1,state2] = 1
                    adj_matrix[state2,state1] = 1

        return adj_matrix

def rank_analysis(self,raw):

        t1 = time.time()

        rank_series = []
        windowed_data = self.window_data(raw)
        symbolized_data = self.symbolization(windowed_data)
        for window in symbolized_data:
                    state_data = self.embedding(window)
                    adj_matrix = self.link(state_data)
                    if self.flag:
                                spectrum = self.lap(adj_matrix)
                    else:
```

```
                    spectrum = adj_matrix
              rank_series.append(np.linalg.matrix_rank(spectrum))

       t2 = time.time()
       print("计算完成，耗时%ss"%(t2-t1))

       plt.plot(rank_series)
       plt.show()


   def lap(self,adj_matrix):
       diag = np.diag(sum(adj_matrix))
       return diag-adj_matrix
```

A.2 神经元耦合模型

```
import numpy as np

#模型固有参数
A = 3.25
B = 35
a = 100
b = 50
Ad = 33
C1 = 135
C2 = 0.8*C1
C3 = 0.25*C1
C4 = 0.25*C1
mu = 75
std = 25
v0 = 6
e0 = 2.5
r = 0.56


class CoupleNeuronModel():

   def__init__(self,dt=1/512,start=0,endtime=68,n=10,A=None,K=None):
       '''
```
类定义函数，dt为时间步长，start开始时间，endtime结束时间，n模拟的神经元
集群个数

A：神经元集群的突触增益系数，shape=(n,L)

K: 神经元集群之间的耦合参数, K[x,y,t]表示x节点对y节点在t时刻的耦合强度, shape=(n,n,L),K[x,x,t]=0.
    '''

```
        L = int((endtime-start)/dt)
        self.L = L
        self.dt = dt
        self.start = start
        self.end = endtime
        self.n = n
        self.A = A
        self.K = K
        self.init()

    def init(self):
        '''
        模型开始计算前的初始化过程
        '''
        self.p_t= np.random.normal(mu,std,self.L)
        self.DBS= np.zeros((self.n,self.L))

    def coupling(self,K,t,x):
        copl_item = sum(K[:,:,t]*np.tile(x,(self.n,1)).transpose())
        return copl_item

    def forword(self,xm,t):
        '''
        每调用一次, 就向前计算一个时刻
        xm: 上一时刻的数值解
        x: 当前时刻的数值解
        '''
        dt = self.dt
        DBS = self.DBS
        p_t = self.p_t
        K = self.K
        n = self.n
        A = self.A
        x = np.zeros((8*n,))

#####k1
```

```
S_1 = 2*e0/(1+np.exp(r*(v0-(xm[2:8*n:8]-xm[4:8*n:8])))))
S_2 = 2*e0/(1+np.exp(r*(v0-C1*xm[0:8*n:8])))
S_3 = 2*e0/(1+np.exp(r*(v0-C3*xm[0:8*n:8])))


k01 = dt*xm[1:8*n:8]
k11 = dt*(A[:,t]*a*S_1-2*a*xm[1:8*n:8]-a*a*xm[0:8*n:8])
k21 = dt*xm[3:8*n:8]
k31 = dt*(A[:,t]*a*(p_t[t]+DBS[:,t]+C2*S_2+self.coupling(K,t,xm[6:8*n:8]))
-2*a*xm[3:8*n:8]-a*a*xm[2:8*n:8])
k41 = dt*xm[5:8*n:8]
k51 = dt*(B*b*C4*S_3-2*b*xm[5:8*n:8]-b*b*xm[4:8*n:8])
k61 = dt*xm[7:8*n:8]
k71 = dt*(A[:,t]*Ad*S_1-2*Ad*xm[7:8*n:8]-Ad*Ad*xm[6:8*n:8])


#####k2
S_1_1 = 2*e0/(1+np.exp(r*(v0-((xm[2:8*n:8]+k21/2)-(xm[4:8*n:8]+k41/2)))))
S_2_1 = 2*e0/(1+np.exp(r*(v0-C1*(xm[0:8*n:8]+k01/2))))
S_3_1 = 2*e0/(1+np.exp(r*(v0-C3*(xm[0:8*n:8]+k01/2))))


k02 = dt*(xm[1:8*n:8]+k11/2)
k12 = dt*(A[:,t]*a*S_1_1-2*a*(xm[1:8*n:8]+k11/2)-a*a*(xm[0:8*n:8]+k01/2))
k22 = dt*(xm[3:8*n:8]+k31/2)
k32 = dt*(A[:,t]*a*(p_t[t]+DBS[:,t]+C2*S_2_1+self.coupling(K,t,xm[6:8*n:8]
+k61/2))-2*a*(xm[3:8*n:8]+k31/2)-a*a*(xm[2:8*n:8]+k21/2))
k42 = dt*(xm[5:8*n:8]+k51/2)
k52 = dt*(B*b*C4*S_3_1-2*b*(xm[5:8*n:8]+k51/2)-b*b*(xm[4:8*n:8]+k41/2))
k62 = dt*(xm[7:8*n:8]+k71/2)
k72 = dt*(A[:,t]*Ad*S_1_1-2*Ad*(xm[7:8*n:8]+k71/2)-Ad*Ad*(xm[6:8*n:8]+
k61/2))


######k3
S_1_2 = 2*e0/(1+np.exp(r*(v0-((xm[2:8*n:8]+k22/2)-(xm[4:8*n:8]+k42/2)))))
S_2_2 = 2*e0/(1+np.exp(r*(v0-C1*(xm[0:8*n:8]+k02/2))))
S_3_2 = 2*e0/(1+np.exp(r*(v0-C3*(xm[0:8*n:8]+k02/2))))


k03 = dt*(xm[1:8*n:8]+k12/2)
k13 = dt*(A[:,t]*a*S_1_2-2*a*(xm[1:8*n:8]+k12/2)-a*a*(xm[0:8*n:8]+k02/2))
k23 = dt*(xm[3:8*n:8]+k32/2)
k33 = dt*(A[:,t]*a*(p_t[t]+DBS[:,t]+C2*S_2_2+self.coupling(K,t,xm[6:8*n:8]
+k62/2))-2*a*(xm[3:8*n:8]+k32/2)-a*a*(xm[2:8*n:8]+k22/2))
```

```
        k43 = dt*(xm[5:8*n:8]+k52/2)
        k53 = dt*(B*b*C4*S_3_2-2*b*(xm[5:8*n:8]+k52/2)-b*b*(xm[4:8*n:8]+k42/2))
        k63 = dt*(xm[7:8*n:8]+k72/2)
        k73 = dt*(A[:,t]*Ad*S_1-2*Ad*(xm[7:8*n:8]+k72/2)-Ad*Ad*(xm[6:8*n:8]+
    k62/2))


        #####k4
        S_1_3 = 2*e0/(1+np.exp(r*(v0-((xm[2:8*n:8]+k23)-(xm[4:8*n:8]+k43)))))
        S_2_3 = 2*e0/(1+np.exp(r*(v0-C1*(xm[0:8*n:8]+k03))))
        S_3_3 = 2*e0/(1+np.exp(r*(v0-C3*(xm[0:8*n:8]+k03))))


        k04 = dt*(xm[1:8*n:8]+k13)
        k14 = dt*(A[:,t]*a*S_1_3-2*a*(xm[1:8*n:8]+k13)-a*a*(xm[0:8*n:8]+k03))
        k24 = dt*(xm[3:8*n:8]+k33)
        k34 = dt*(A[:,t]*a*(p_t[t]+DBS[:,t]+C2*S_2_3+self.coupling(K,t,xm[6:8*n:8]
    +k63))-2*a*(xm[3:8*n:8]+k33)-a*a*(xm[2:8*n:8]+k22/2))
        k44 = dt*(xm[5:8*n:8]+k53)
        k54 = dt*(B*b*C4*S_3_3-2*b*(xm[5:8*n:8]+k53)-b*b*(xm[4:8*n:8]+k43))
        k64 = dt*(xm[7:8*n:8]+k73)
        k74 = dt*(A[:,t]*Ad*S_1-2*Ad*(xm[7:8*n:8]+k73)-Ad*Ad*(xm[6:8*n:8]+k63))


        x[0:8*n:8] = xm[0:8*n:8]+(k01+2*k02+2*k03+k04)/6
        x[1:8*n:8] = xm[1:8*n:8]+(k11+2*k12+2*k13+k14)/6
        x[2:8*n:8] = xm[2:8*n:8]+(k21+2*k22+2*k23+k24)/6
        x[3:8*n:8] = xm[3:8*n:8]+(k31+2*k32+2*k33+k34)/6
        x[4:8*n:8] = xm[4:8*n:8]+(k41+2*k42+2*k43+k44)/6
        x[5:8*n:8] = xm[5:8*n:8]+(k51+2*k52+2*k53+k54)/6
        x[6:8*n:8] = xm[6:8*n:8]+(k61+2*k62+2*k63+k64)/6
        x[7:8*n:8] = xm[7:8*n:8]+(k71+2*k72+2*k73+k74)/6


        return x

    def time_series(self):
        XX = np.zeros((self.n,self.L))
        x  = np.zeros((8*self.n,))

        for t in range(0,self.L):
            x = self.forword(x,t)
            XX[:,t] = x[0:8*self.n:8]
```

```
        return XX
```

A.3 事件同步及因果分析

```
import numpy as np
import matplotlib.pyplot as plt


class EventSyncAnalysis():

    def __init__(self,K=10,h=30,dn=5120):
        self.K    = K
        self.h    = h
        self.N = 0
        self.dn = dn

    def get_event(self,x):
        '''
        获取时间序列x的事件发生时刻
        '''
        event_time_list = []
        K = self.K
        h = self.h
        N = self.N
        t = K-1
        while t<N-K+1:
            xm = max(x[(t-K+1):(t+K-1)])
            if x[t]>=xm and xm>x[t+K]+h and xm>x[t-K]+h:
                event_time_list.append(t)
                t += K
            else:
                t += 1

        return event_time_list
    def get_th(self,time_list_x,time_list_y):
        '''
        计算因果性阈值th
        '''
        x = np.array(time_list_x)
        y = np.array(time_list_y)
        dx = x[1:]-x[:-1]
        dy = y[1:]-y[:-1]
```

```python
        th = min(min(dx),min(dy))/2
        return th

    def get_J_xy(self,tx,ty,th):
        '''
        针对两个事件x和y，计算y对x的因果作用J_xy，th为计算因果性的阈值
        '''
        if tx>ty and tx-ty<th:
            J_xy = 1
        elif tx==ty:
            J_xy = 0.5
        else:
            J_xy = 0

        return J_xy

    def get_c_xy(self,time_list_x,time_list_y,th):
        '''
        对两条时间序列x和y，计算y对x的因果性c(x|y)，随n变化
        '''
        c_xy = np.zeros((self.N,))
        tx_before = 0
        for n in range(len(time_list_x)):
            tx = time_list_x[n]
            for ty in time_list_y:
                temp_J = self.get_J_xy(tx,ty,th)
                if temp_J:
                    c_xy[tx:] = c_xy[tx_before]+temp_J
                    tx_before = tx

        return c_xy

    def get_dmx(self,time_list_x,Len,dn):
        mx = np.zeros((Len,))
        len_tx = len(time_list_x)
        for i in range(len_tx-1):
            s = time_list_x[i]
            t = time_list_x[i+1]
            mx[s:t] = mx[s-1]+1
        mx[t:] = len_tx
```

```
        return mx[dn:]-mx[:(Len-dn)]

#对外的调用的四个接口
def get_sync(self,x,y):
    '''
    使用时调用这个函数即可，输入时间序列x和y，计算所有内容
    '''
    dn = self.dn
    Len = len(x)
    self.N = Len
    time_list_x = self.get_event(x)
    time_list_y = self.get_event(y)
    mx = len(time_list_x)
    my = len(time_list_y)

    th = self.get_th(time_list_x,time_list_y)
    c_xy = self.get_c_xy(time_list_x,time_list_y,th)
    c_yx = self.get_c_xy(time_list_y,time_list_x,th)

    normaized_para = np.sqrt(mx*my)
    Q_n = c_xy+c_yx
    q_n = c_yx-c_xy
    Q_xy = Q_n[-1]/normaized_para
    q_xy = q_n[-1]/normaized_para

    dmx = self.get_dmx(time_list_x,Len,dn)
    dmy = self.get_dmx(time_list_y,Len,dn)

    dQ_n = (Q_n[dn:]-Q_n[:(Len-dn)])/np.sqrt(dmx*dmy)
    dq_n = (q_n[dn:]-q_n[:(Len-dn)])/np.sqrt(dmx*dmy)

    return (Q_xy,q_xy,Q_n,q_n,dQ_n,dq_n)

def get_Qq_xy(self,x,y):
    truple = self.get_sync(x,y)
    return (truple[0],truple[1])

def get_Qq_n(self,x,y):
    truple = self.get_sync(x,y)
```

```
        return (truple[2],truple[3])

    def get_Qq_n_net(self,X):
        n,L = X.shape
        A = np.zeros((n,n,L))

        for i in range(n-1):
            for j in range(i+1,n):
                x = X[i,:]
                y = X[j,:]
                _,q_n = self.get_Qq_n(x,y)
                A[i,j,:] = q_n
                A[j,i,:] = -q_n

        return A

    def get_dQq_n(self,x,y):
        truple = self.get_sync(x,y)
        return (truple[4],truple[5])

    def form_net(self,X,r=1000):
        n,L = X.shape
        A = np.zeros((n,n,L-self.dn))

        for i in range(n-1):
            for j in range(i+1,n):
                x = X[i,:]
                y = X[j,:]
                dQ_n,dq_n = self.get_dQq_n(x,y)
                M = r*dQ_n*dq_n
                abs_M = abs(M)
                A[i,j,:] = (M+abs_M)/2
                A[j,i,:] = (abs_M-M)/2

        return A
```